Für Marie und Moritz

Christoph Sieper

Sprache formt Realität

Ein neuer Wegweiser zur
Kommunikationspsychologie im Krankenhaus

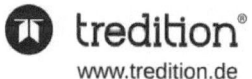

www.tredition.de

Bibliografische Information der Deutschen Nationalbibliothek:
Die Deutsche Nationalbibliothek verzeichnet diese Publikation in der Deutschen Nationalbibliografie; detaillierte bibliografische Daten sind im Internet über http://dnb.d-nb.de abrufbar.

© 2021 Christoph Sieper
Umschlag: Christoph Sieper, André Kolodzeike
Illustrationen: Christoph Sieper, Martin Barth
Lektorat, Korrektorat: Marie Sieper, Wilma Lang, Thorben Loeppke

Verlag & Druck: tredition GmbH, Halenreie 40-44, 22359 Hamburg

ISBN
Paperback   978-3-347-23580-9
Hardcover   978-3-347-23581-6
e-Book   978-3-347-23582-3

Inhaltsverzeichnis

Bonuskapitel - Entfallene Szenen

Nur mal angenommen …

… es gäbe ein unterhaltsames Buch, das Ihnen in der täglichen Arbeit mit Patienten, Angehörigen sowie mit Kolleginnen und Kollegen hilft, miteinander in einen besseren Kontakt zu kommen und selbst in schwierigen Situationen reibungsloser zu arbeiten. Und weiterhin angenommen, die in diesem Buch vorgestellten Methoden hätten einen positiven Effekt auf den Umgang mit Ihren Kindern, Ihrem Partner und die alltäglichen Begegnungen mit anderen Menschen. Macht Sie das neugierig?

Dann möchte ich Sie einladen weiterzulesen.

Vorwort

Bei meiner Tätigkeit als Referent für mittlerweile 100 Krankenhäuser deutschlandweit wurde mir in den letzten Jahren von Seminarteilnehmern immer wieder berichtet, dass es unter anderem als sehr anstrengend und nervenaufreibend empfunden wird, wenn Angehörige bei Patientengesprächen anstelle des Patienten antworten. Dies sei teilweise sogar schon hart an der Grenze zur Arbeitsbehinderung. Der behandelnde Arzt stellt dem Patienten eine Frage. Bevor der Patient jedoch auch nur die geringste Chance zum Antworten hat, nimmt seine Begleitung bereits das Heft in die Hand und schildert die Symptome. Vielleicht haben Sie dieses Szenario schon einmal selbst erlebt? Dabei stellt sich jedoch die Frage: Waren Sie in dieser Situation Mediziner, Patient oder Angehöriger?

Hierzu eine kurze Geschichte: Im Sommer 2017 hat meine Frau unser erstes Kind zur Welt gebracht. Nachdem wir morgens den Blasensprung bemerkt hatten, packten wir in Windeseile unsere sieben Sachen und machten uns direkt auf den Weg in die Klinik.

Wir kommen also „leicht gestresst" auf die Geburtsstation des Klinikums. Die Hebamme tastet den Bauch meiner Frau ab und beginnt währenddessen mit der Voruntersuchung, der sog. Anamnese.[1] Die erste Frage an meine Frau lautet: „*Wann hatten Sie den Blasensprung?*" Die Antwort kommt wie aus der Pistole geschossen: „*Heute Nacht.*" Allerdings nicht etwa von meiner Frau, sondern von mir, ohne dass ich mir irgendetwas dabei gedacht hätte. Ich kann beobachten, wie die Hebamme mit den Augen rollt und tief durchatmet, ohne das Ganze jedoch weiter zu kommentieren. Sie tastet den Bauch weiter ab und fragt als Nächstes: „*Wann haben Sie das bemerkt?*" Postwendend kommt die Antwort: „*Heute Morgen um sieben Uhr direkt nach dem Aufstehen*", wieder von mir. Im gleichen Moment fällt es mir wie Schuppen von den Augen. Ich realisiere, dass ich genau das Gleiche tue, was seit Jahren in Schulungen immer wieder beklagt wird. Ich behindere die Hebamme bei Ihrer Arbeit und das sogar trotz besserem Wissen. Es handelt sich hierbei um ein exemplarisches Beispiel für Störun-

---

[1] Eine Anamnese ist der medizinische Fachbegriff für ein Gespräch zwischen einem Mediziner und einem Patienten, bei dem Symptome, Vorerkrankungen und Krankheitsverläufe erfasst werden.

gen in der Kommunikation, die ohne Not zu schwierigen Situationen führen können.

Hinter meinem Verhalten verbirgt sich eine positive Absicht, die wahrscheinlich jeder gut nachempfinden kann. Als angehender Vater möchte ich lediglich helfen und Teil des Prozesses sein. Wenn es der Hebamme gelingt, die beschriebene Situation aus dieser Brille zu betrachten, ist es für sie leichter, mein vermeintlich störendes Verhalten würdigen zu können. Durch ein paar einfache Worte kann sie dann die Situation schnell in die richtige Richtung lenken: *„Es ist gut, dass Sie hier sind. Ich kann nachempfinden, dass Sie gerne mithelfen möchten. Im Moment ist es wichtig, dass Ihre Frau meine Fragen selbst beantwortet, damit ich überprüfen kann, wie adäquat sie dazu in der Lage ist. Wenn ich eine Frage an Sie habe, wende ich mich durch direkte Ansprache an Sie, Herr Sieper. Ist dieses Vorgehen für Sie okay?“* Hierdurch wird der Grundstein für eine vertrauensvolle und harmonische Begegnung gelegt. Genau darum geht es in diesem Buch.

Als Kommunikationstrainer und Coach unterstütze ich seit vielen Jahren Menschen im Gesundheitswesen. Ich helfe Krankenhäusern weiter, wenn es im Bereich der Patientenkommunikation Optimierungsbedarf gibt. Optimierungsbedarf ist im Bereich der Personalentwicklung ein charmantes Wort für „es läuft nicht gut“ oder „es könnte noch besser laufen“. Durch die Beherzigung einfacher Daumenregeln und Kommunikationstechniken kann es jedoch gelingen, die Außenwirkung eines Klinikums nachhaltig zu verbessern. Sie können reibungsloser arbeiten, da Sie gezielter und reflektierter mit Patienten und Angehörigen umgehen. Darüber hinaus kommen Sie auch in einen besseren Kontakt mit Kollegen und anderen Berufsgruppen. Gute Beziehungen werden folglich auf allen Ebenen gefördert. Das ist ein wesentlicher Schlüsselfaktor für erfolgreiches und konfliktfreies Arbeiten im Krankenhaus. Für ein gutes Klima ist ein wertschätzender Umgang miteinander notwendig. Ein wertschätzender Umgang ist Ausdruck der persönlichen Haltung und erfordert Achtsamkeit sowie eine gewisse Methodenkompetenz im Bereich Kommunikation.

In diesem Buch werden Möglichkeiten erörtert, wie Sie angemessen auf ein schwierig empfundenes Verhalten von anderen Menschen reagieren können. Dabei werden Sie lernen, wie Sie schwierige Situationen gekonnt entschärfen, eine gastliche Atmosphäre aufbauen und dabei sogar Zeit sparen. Außerdem werden Sie erkennen, dass der Andere oft keine

„Schuld" hat. Möglicherweise hat Ihnen bisher einfach das passende Werkzeug für einen erfolgreichen Umgang gefehlt oder Sie sind einer von vielen – häufig versteckten – Stolperfallen der Kommunikationspsychologie zum Opfer gefallen. Es wird deutlich, dass viele vermeintlich schwierige Situationen mithilfe einfacher Tricks gelöst oder sogar bereits im Vorfeld vermieden werden können. Man kann mithilfe einzelner Worte, bzw. kleiner Veränderungen in der Wortwahl, die Gefühle, Einstellungen, das Verhalten als auch die Wahrnehmung von Patienten und Angehörigen positiv beeinflussen. Manchmal sogar mehr, als man jemals für möglich gehalten hätte.

Leider liegen bei vielen Fachthemen Theorie und Praxis weit auseinander. Aus diesem Grund ist dieses Buch nicht als reine Fachbuchlektüre zu verstehen. Die besten Theorien sind nur so gut wie ihre Anwendbarkeit und Relevanz für den alltäglichen Gebrauch. Wenn die Inhalte eines Seminars oder Buches wenig mit dem wahren Leben zu tun haben, erscheint eine Auseinandersetzung mit der Materie eher als Zeitverschwendung. Aus diesem Grund benutze ich bei Vorträgen und Seminaren den Ansatz des *Erlebnislernens*, d.h., dass ich zum Beispiel einzelne Teilnehmer direkt mit einer bestimmten Formulierung anspreche und anschließend erfrage, was dieser Satz im Hier und Jetzt bei ihnen auslöst. Auf diese Weise kann derjenige direkt „live" erleben, welche Wirkung bestimmte Worte auf ihn haben. Dieser Ansatz wird auch in diesem Buch verfolgt, indem ich Sie als Leser dazu einlade, sich auf sog. *Erlebnislesen*[2] einzulassen. Zur gedanklichen Einbindung wende ich mich in der Ansprache immer direkt an Sie. Sie werden hin und wieder zu kurzen Gedankenexperimenten und kleinen Übungen angeregt, um ein Modell besser verstehen – oder bestimmte Techniken direkt anwenden zu können. Die entsprechenden Anleitungen mit den dazugehörigen Übungen finden Sie in den jeweiligen Kapiteln, die aufeinander aufbauen. Ich verwende die herkömmliche, männlich geprägte Sprachform, um den Text leichter lesbar zu gestalten. Selbstverständlich sind grundsätzlich alle Geschlechter angesprochen.

Ich halte mich an die Vorgehensweise aus meiner täglichen Arbeit, in der Hoffnung zeigen zu können, dass sich komplexe Inhalte am besten lebendig und lebensnah vermitteln lassen. Der Leitgedanke stammt von meinem ehe-

---

[2] Dieser Begriff ist frei erfunden.

maligen Professor für Psychologie und sollte auch bei der täglichen Arbeit im Krankenhaus seine Anwendung finden: „So einfach wie möglich, so komplex wie nötig." Um die dargestellten Inhalte greifbar zu machen, sind sowohl Beispiele aus der Arbeit im Krankenhaus, als auch Geschichten aus alltäglichen Begegnungen mit anderen Menschen Bestandteil dieses Buches. Hierzu zählen sowohl schwierige als auch lustige Situationen mit Seminarteilnehmern, Selbsterfahrungen als Patient sowie Erlebnisse mit meiner Frau und unserem Sohn. Dabei wird hin und wieder auch auf liebevolle Art und Weise mit Klischees gespielt. Folglich können Sie dieses Buch als Fachliteratur verstehen, in dem spannende Themen und theoretische Hintergründe aus der Kommunikationspsychologie am Beispiel der Arbeit im Krankenhaus leicht verständlich aufbereitet und veranschaulicht werden. Es ist ebenso ein Übungsbuch, mit dessen Hilfe Sie die vorgestellten Themen direkt einüben und ausprobieren können. Und zu guter Letzt handelt es sich um eine unterhaltsame Lektüre mit Geschichten aus dem Alltag. Wenn Sie sich dabei das ein oder andere Mal selbst ertappt fühlen, schmunzeln oder sogar lachen müssen, ist das umso schöner. Dieses Buch soll zum Lachen und Nachdenken anregen, Sie in Ihrem eigenen Tun bestärken und darüber hinaus den ein oder anderen einfachen Kniff aufzeigen, mit dem Sie sich die eigene Arbeit, aber auch das alltägliche Leben erleichtern können.

Was soll das Ganze bringen?

Gebracht wird Ihnen nichts – stattdessen können Sie sich Dinge nehmen. Bei den hier vorgestellten Methoden und Ideen handelt es sich lediglich um Angebote. Entscheiden Sie selbst, welche Sie davon annehmen und ausprobieren möchten. Vielleicht haben Sie auch an der ein oder anderen Stelle die Erfahrung gemacht, dass ein anderer Weg für Sie persönlich besser funktioniert. In diesem Fall lautet meine Bitte: Bleiben Sie dabei und lassen Sie es mich wissen, damit ich diesen Tipp zukünftig an andere Menschen weitergeben kann.

Ich wünsche Ihnen viel Vergnügen beim Lesen!

Christoph Sieper

1 Problemstellung

Patienten und Angehörige sind im Krankenhaus mit einer für sie extrem ungewohnten Situation konfrontiert. Sie betreten unbekanntes Terrain, geben ihre Selbstbestimmung an der Eingangstür ab und fühlen sich dabei häufig ängstlich, hilflos, ausgeliefert und alleingelassen. Auf der anderen Seite geht die Arbeit im Krankenhaus oft mit Eile einher. Mediziner[3] sehen sich mit einer Kombination aus erhöhtem Arbeitsaufkommen und einer stetig wachsenden Anspruchshaltung konfrontiert. Jeder Wunsch soll Patienten direkt von den Lippen abgelesen, Arbeitsprozesse effizienter gestaltet und Anfragen von Angehörigen – besser gestern als heute – kompetent beantwortet werden. Überspitzt gesagt, fühlen sich Pflegekräfte dabei teilweise schon wie Angestellte einer Hotelkette. Patienten klingeln nach einer Krankenschwester, obwohl sie uneingeschränkt mobil sind. Man möge ihnen ein Glas Wasser reichen. Wenn das nicht auf der Stelle geschieht, wird direkt mit einer Beschwerde bei der Pflegedienstleitung gedroht.

Hierbei gilt es häufig sehr unterschiedlichen, teilweise gegensätzlichen, Anforderungen gerecht zu werden. Einerseits soll man sich geduldig Zeit nehmen, um die Anliegen von Patienten und Angehörigen zu bearbeiten. Andererseits sollen „noch ganz nebenbei" Verwaltungsarbeiten gewissenhaft und fehlerfrei ausgeführt werden. Der stetige Kostendruck sowie Personalknappheit machen diese Situation nicht gerade leichter. Laut einer Studie der Hans-Böckler-Stiftung liegt der sog. *Nurse-Patient-Ratio*, also das Verhältnis von Pflegepersonal zu Patienten, in Deutschland tagsüber bei eins zu 13, in der Nacht sogar nur bei eins zu 19,[4] d.h., dass eine Pflegekraft in Deutschland während der Nacht durchschnittlich 19 Patienten gleichzeitig betreut.

Aufgrund dieses Spannungsfeldes wird die Arbeit im Krankenhaus von vielen Medizinern auf zwischenmenschlicher Ebene als sehr herausfordernd erlebt. In diesem speziellen Kontext kommt neben der medizinischen

---

[3] Ich verwende diesen Begriff im weiteren Verlauf als Synonym für Ärzte und Pflegekräfte.
[4] Vgl. Simon & Mehmecke (2017). In Ländern wie der Schweiz oder Holland liegen diese Werte bei 1:8 bzw. 1:7. Im Bundesstaat Kalifornien sogar nur bei 1:5,3.

Versorgung einer gelungenen Kommunikation, insbesondere auch in schwierigen Situationen, eine ganz besondere Bedeutung zu.[5] Doch was sind überhaupt schwierige Situationen? Die einen empfinden den Kontakt mit kritischen Angehörigen als schwierig. Andere hingegen empfinden eher aggressive oder unzugängliche Menschen als problematisch. Dritte erachten es als problematisch, wenn Patienten sich unkooperativ verhalten und eine geringe Therapietreue zeigen. Somit scheint es kein einheitliches Bild von schwierigen Situationen bzw. Patienten und Angehörigen zu geben. Vielmehr bezeichnen wir jene als schwierig, zu denen wir noch keinen passenden Zugang haben.

Hieraus lässt sich eine Vielzahl von Fragestellungen ableiten:

- Welche kommunikationspsychologischen Stolperfallen führen dazu, dass Patienten nicht das tun, worum wir sie bitten?
- Warum befolgen manche Patienten ärztliche Anordnungen nicht?
- Wie kann man Patienten zu mehr Therapietreue motivieren?
- Patientenzufriedenheit erhöhen und gleichzeitig stressfreier arbeiten – geht das überhaupt?
- Kann man eine gastliche Atmosphäre aufbauen und dabei sogar Zeit sparen? Wann sind Patienten mit der Betreuung in einem Krankenhaus tatsächlich zufrieden?
- Warum verhalten sich gestandene Menschen als Patient in einem Krankenhaus plötzlich völlig anders als beim täglichen Einkauf im Supermarkt?
- Warum versteht mein Gesprächspartner eine Aussage ganz anders, als ich sie gemeint habe? Wie kann ich das vermeiden?
- Wie gehe ich mit unzufriedenen oder aggressiven Patienten um?
- Wie schafft man es, Aussagen von Angehörigen nicht persönlich zu nehmen?

---

[5] Vgl. Bartens (2013), vgl. Stahl & Nadj-Kittler (2016). Im Laufe ihres Berufslebens führen Ärzte Schätzungen zufolge durchschnittlich zwischen 150.000 und 200.000 Patientengespräche. Sie verbringen somit ca. 60 – 80% ihrer täglichen Arbeitszeit im Dialog mit Patienten.

- Wie kann man Ruhe bewahren und freundlich bleiben, selbst wenn der Andere unfair und übergriffig wird? Muss man sich alles gefallen lassen?
- Wie lassen sich schwierige Situation gekonnt entschärfen?
- Kann man Angehörigen tatsächlich ihre Angst nehmen, indem man ihnen versichert, sie bräuchten sich keine Sorgen zu machen?
- Wie kann man Beschwerden über lange Wartezeiten vermeiden?
- Welche Rolle spielt der erste Eindruck beim Kontakt mit Patienten und Angehörigen?
- Erschaffen wir uns schwierige Patienten manchmal selbst?
- Beeinflusst unsere Wortwahl unter Umständen sogar den Behandlungserfolg? Und wenn ja, wie und warum?

Und zu guter Letzt: Was hat all das mit Vivaldi, Waschpulver, Zirkuselefanten und der eigenen Schwiegermutter zu tun?

2 Meine Erwartungen als Patient

„People will forget what you said, People will forget what you did, ... but they will remember how you've made them feel."

(Maya Angelou)

Ich möchte Sie gerne zu einem kleinen Gedankenexperiment einladen. Nur mal angenommen – Sie haben seit knapp drei Wochen ein Drehschwindelgefühl. Dieses Gefühl wird begleitet von Übelkeit, Sehstörungen und teilweise extrem starken Kopfschmerzen. Es ist Freitagvormittag. Sie nehmen ihr Herz in die Hand und entschließen sich spontan, ihrem Hausarzt einen unangekündigten Besuch abzustatten. Sie möchten wissen, was los ist. Nach entsprechender Wartezeit kommen Sie tatsächlich noch dran. Der Arzt führt mit Ihnen ein Gespräch über die Symptome, er macht ein EKG und hört Sie ab. Er kann jedoch nichts feststellen. Bei der anschließenden Besprechung über das weitere Vorgehen wird Ihnen empfohlen, eine Spezialklinik aufzusuchen. Diese befindet sich allerdings 160 Kilometer von Ihrem Wohnort entfernt. Wenn Sie sich direkt auf den Weg machen, kämen Sie vermutlich erst am frühen Abend dort an. Außerdem steht das Wochenende bevor. Da Sie antizipieren, dass über das Wochenende weniger Untersuchungen durchgeführt werden, entscheiden Sie sich, erst am Montag in die Klinik zu fahren.

Jetzt ist Montagmorgen und Sie kommen dort an:

- Sie sind alleine
- Sie sind in einer fremden Stadt
- Sie kommen in ein fremdes Klinikum und Sie haben eine unklare Diagnose

Welches *Verhalten* des Klinikpersonals würde Ihnen persönlich in dieser Ausnahmesituation guttun? Was wünschen Sie sich?

Bei der Beantwortung dieser Frage geht es ausschließlich um Verhaltensweisen. Es ist irrelevant, ob die Patientenaufnahme nach den neuesten Erkenntnissen der Farbenlehre gestrichen ist und das Klinikpersonal die passende Kleidung dazu trägt. Vermeiden Sie auch Ideen, die sich auf eine überhöhte Anspruchshaltung von Patienten beziehen (*„Ich will einen großen Fernseher"* oder *„Ich möchte ein besonders bequemes Bett"*). Es geht einzig und alleine um die Frage, was Ihnen persönlich guttun würde. Was können die Angestellten des Klinikums tun, damit es Ihnen in dieser Ausnahmesituation besser geht und Sie sich gut aufgehoben fühlen?

Welches Verhalten tut mir gut? Was wünsche ich mir?

Mediziner bemängeln häufig, dass Patienten und Angehörige völlig über-
zogene Vorstellungen davon haben, mit welchen Leistungen sie während
eines Klinikaufenthaltes rechnen können. Die Erwartungen werden als
übertrieben, realitätsfern und stressfördernd empfunden. Wenn ich allerdings Seminarteilnehmern aus dem Gesundheitswesen das oben beschriebene Szenario vorstelle, werden immer die gleichen Punkte genannt:[6]

1. Freundlichkeit
2. Empathie & Verständnis
3. Ernstgenommen werden
4. Hilfsbereitschaft
5. Zeit nehmen/Ruhe ausstrahlen
6. Klare Aussagen
7. Verbindlichkeit
8. Informationen
   (Abläufe, Räumlichkeiten,
   Ansprechpartner, Wartezeiten)
9. Ehrlichkeit
10. Diskretion
11. Interesse an der Person
12. Zuhören
13. Transparenz
14. Verständlichkeit
15. Kompetenz/Gute Behandlung
16. Gute, freundliche
    Arbeitsatmosphäre

Die aufgeführten Punkte verdeutlichen, dass die eigene Anspruchshaltung
ebenfalls sehr hoch ist. Die Antworten decken sich mit verschiedenen
Studien zu den Einflussfaktoren auf die Patientenzufriedenheit in Krankenhäusern[7], ohne dabei Anspruch auf Vollständigkeit zu haben. Auf der vorherigen Seite haben Sie die Aspekte aufgezählt, die Ihnen persönlich wichtig sind. Sind diese deckungsgleich mit der o.g. Liste? Mit Sicherheit gibt
es einige Überschneidungen, doch woher kommt das?

Wenn man den „Ottonormalverbraucher" unmittelbar nach einem Krankenhausaufenthalt dazu befragt, wie er die Qualität des Aufenthaltes beurteilt, werden die folgenden drei Kriterien zumeist als Erstes genannt: Die
dritthäufigste Antwort auf die Frage lautet „*Die Zimmer waren sauber oder
dreckig*", also der Hygieneaspekt. Die zweithäufigste Antwort lautet „*Das
Essen war gut oder schlecht*", und das, obwohl es um die Bewertung eines
Krankenhauses und nicht eines Restaurantbesuches geht. Die Bedeutung
des Essens für die Patientenzufriedenheit nimmt allerdings bereits einige
Tage nach dem Krankenhausaufenthalt stark ab. Aus diesem Grund schi-

---

[6] Grundlage hierfür ist die Arbeit mit über 500 Seminargruppen.
[7] Vgl. Stahl & Nadj-Kittler (2016), vgl. Wachholz (2020)

cken die Krankenkassen ihren Kunden die Fragebögen zur Beurteilung des Krankenhausaufenthaltes auch erst nach drei bis vier Wochen zu.

Die absolute Topantwort auf die Frage, wie es dem Patienten in dem Krankenhaus gefallen hat, lautet jedoch *„Das Personal war freundlich oder unfreundlich."* Dieser Punkt wird auch bei der Arbeit mit Seminargruppen zu der Eingangsfrage (Welches Verhalten tut mir gut?) fast immer als Erstes genannt. Hierfür gibt es eine relativ banale Erklärung.

Nehmen wir wieder an, Sie sind Patient in einem Krankenhaus. In dieser Situation gehen Sie mit hoher Wahrscheinlichkeit davon aus, dass es Ihnen bei der Entlassung etwas besser geht als vorher, oder? Das gilt natürlich nicht bei einer unheilbaren Diagnose. Betrachten wir stattdessen das vereinfachte Beispiel eines gebrochenen Arms. Sie bekommen einen Gipsverband und ggf. ein Schmerzmittel, sodass es Ihnen beim Verlassen des Krankenhauses wieder ein wenig besser geht. Wenn wir diesen Gedanken weiterspinnen, bedeutet das zugleich, dass die medizinische Versorgung in einer Klinik die absolute Minimalleistung darstellt. Patienten gehen ohnehin davon aus, dass ihnen medizinisch geholfen wird. Folglich können die Angestellten eines Klinikums an dieser Stelle gar keine *„Pokale gewinnen".* Patienten erachten diese Leistung als selbstverständlich. Aus diesem Grund wird auch bei der Eingangsfrage (Was tut mir gut?) der Aspekt einer *guten Behandlung* bzw. *Kompetenz* in der Regel nachrangig – teilweise sogar gar nicht – genannt. Hohe medizinische Standards, effektive Therapien und medizinisches Fachwissen werden heute in jedem Krankenhaus vorausgesetzt. Doch inwiefern können Patienten die medizinische Versorgung objektiv beurteilen?

Patienten sind dazu kaum in der Lage, da sie in den meisten Fällen Laien auf diesem Gebiet sind. Sie verfügen über keinerlei oder nur sehr geringe Fachexpertise. Woher sollte ein Patient beispielsweise wissen, ob sein Röntgenbild aus Klinik A besser und genauer ist als die Röntgenaufnahme aus Klinik B? Ein Patient kann den radiologischen Scan in Bezug auf seine Qualität nicht beurteilen – er hat keine Ahnung davon. Patienten können den medizinischen Wert einer Behandlung oft nicht beurteilen, *„behandelt"* fühlt sich dagegen jeder. Da es für Patienten maßgeblich ist, ob sie sich in einer Klinik gut betreut und versorgt fühlen, machen sie Qualitätsunterschiede an anderen Dingen fest. Hierbei spielt die Form der Kommunikation eine entscheidende Rolle. Durch eine bedachte Wortwahl bzw. *die*

Kraft der Sprache kann man starken Einfluss darauf nehmen, wie Patienten den Aufenthalt in einem Krankenhaus erleben. Trotz aller wissenschaftlichen und technischen Möglichkeiten, die Medizinern heute zur Verfügung stehen, gilt Kommunikation noch immer als das A und O des klinischen Prozesses zur Diagnose, Behandlung und pflegerischen Versorgung von Patienten. Die Zufriedenheit von Patienten mit der Behandlung durch Ärzte und Pflegekräfte hängt sehr stark von der Qualität der Kommunikation ab, die zwischen ihnen abläuft. Untersuchungen zeigen eine stark ausgeprägte Zufriedenheit bei Patienten im Zusammenhang mit (1) *freundlichem* Verhalten von Medizinern gegenüber den Patienten, mit (2) *Einfühlungsvermögen*, mit (3) der Klärung und Zusammenfassung von erhaltenen *Informationen* sowie (4) der Weitergabe von Informationen an Patienten in einer ihnen *verständlichen Sprache*.[8] Einer der wesentlichen Hilfsparameter zur Beurteilung eines Krankenhaues ist folglich die wahrgenommene *Freundlichkeit* des Klinikpersonals. (Überprüfen Sie an dieser Stelle noch einmal Ihre eigene Liste, ob und an welcher Stelle *Freundlichkeit* und *Kompetenz* bei Ihnen auftauchen.)

Dieses Gedankenspiel lässt sich auf viele andere Alltagssituationen, wie beispielsweise die einer Autoreparatur übertragen. Wenn wir unser Auto im Schadensfall oder für eine Inspektion zur Werkstatt bringen, gehen wir davon aus, dass das Fahrzeug im Anschluss daran wieder einwandfrei fährt. Im Krankenhaus gehen wir davon aus, dass eine gesundheitliche Verbesserung eintritt. Hier besteht also eine gewisse Parallele. Stellen Sie sich nun folgendes Szenario vor: Sie bringen Ihr Auto in eine Werkstatt und bekommen es nach einem halben Tag mit dem Ergebnis zurück, dass der Wagen wieder 1A fährt. Der Servicemitarbeiter in der Werkstatt ist bei der Schlüsselübergabe allerdings extrem unfreundlich und gibt Ihnen das Gefühl, nicht willkommen zu sein. Er signalisiert durch sein Verhalten, dass Sie stören. Würden Sie Ihr Auto beim nächsten Mal wieder dorthin bringen? Die meisten Menschen beantworten diese Frage mit einem klaren *Nein*. Dieses Beispiel zeigt, wie wichtig ein freundliches Auftreten ist. Die eigentliche Leistung, also die Reparatur des Autos, wird tadellos erbracht. Wenn der Mitarbeiter der Werkstatt jedoch als unfreundlich empfunden wird, kann es durchaus passieren, dass der Kunde beim nächsten Mal zur Konkur-

---

[8] Vgl. Comstock et al. (1982), vgl. Korsch & Negrete (1972)

renz wechselt. Das gleiche Prinzip kann auf die Arbeit im Krankenhaus übertragen werden. Ein Patient erhält aus medizinischer Sicht die bestmögliche Versorgung, die man sich überhaupt vorstellen kann. Wenn dieser Patient die Angestellten des Krankenhauses jedoch als unfreundlich empfunden hat, besteht die Gefahr, dass er trotz einer guten Behandlung direkt im Anschluss an seinen Krankenhausaufenthalt auf sozialen Medien wie Facebook oder Google ein negatives Feedback hinterlässt und sich beim nächsten Mal für eine andere Klinik entscheidet.

3 Einfache Worte, große Wirkung – Die Kraft der Sprache

„Auch eine schwere Tür hat nur einen kleinen Schlüssel nötig. "

(Charles Dickens)

Ein *freundlicher* Umgang mit Patienten, Angehörigen und auch in der Zusammenarbeit mit anderen Berufsgruppen ist sehr wichtig. Dieser Punkt wird im Folgenden, insbesondere unter kommunikationspsychologischen Aspekten, genauer betrachtet. Wenn wir uns die *Kraft der Sprache* zunutze machen, können wir die Wahrnehmung von Patienten und Angehörigen in Bezug auf diesen Punkt positiv beeinflussen. Einfache Kommunikationstechniken und eine bedachte Wortwahl können dabei helfen, als freundlich, höflich und zuvorkommend wahrgenommen zu werden. Gezielte Formulierungen erhöhen die Motivation und Kooperationsbereitschaft der angesprochenen Person, sodass für alle Beteiligten eine bessere Atmosphäre entsteht. Gleichzeitig können Konflikte entschärft und sogar vermieden werden. Auf der anderen Seite gibt es Worte oder Sätze, die genau das Gegenteil bewirken. Unser Gegenüber hält uns für unverschämt und grob. Er empfindet uns als distanzlos und übergriffig. Solche Formulierungen wirken demotivierend, führen zu Streitigkeiten und verursachen Stress für beide Seiten.

3.1 „Sie müssen zum Röntgen"

Sie *müssen* jetzt sehr aufmerksam sein. Außerdem *müssen* Sie konzentriert weiterlesen. Anschließend *müssen* Sie eine Übung machen…
   Was haben diese Sätze gerade bei Ihnen ausgelöst? Gibt es etwas, das aus Ihrer Sicht an diesen Formulierungen nicht in Ordnung ist? Haben Sie unter Umständen *inneren Widerstand* verspürt?
   Wenn ich einen Seminarteilnehmer direkt anspreche und sage, er *müsse* jetzt nach vorne kommen, erlebe ich immer wieder das gleiche Reaktionsmuster. Die angesprochene Person verdreht die Augen, bleibt zögerlich sitzen und verschränkt im Extremfall sogar die Arme und antwortet: *„Ich muss gar nichts! Sie haben vorhin gesagt, dass hier alles freiwillig ist. "*

Dahinter verbirgt sich ein einfaches und dennoch nicht ganz triviales Prinzip. Menschen mögen es nicht, wenn sie gesagt bekommen, dass sie etwas tun *müssen*. Die Aussage *„Sie müssen jetzt ...“* ist ein Befehl und impliziert, dass die angesprochene Person auch dazu gezwungen werden kann, sofern sie nicht reagiert bzw. kooperiert. In diesem Zusammenhang wurde in einem Krankenhaus ein sehr spannendes Experiment durchgeführt. Die Pflegekräfte des Klinikums sind in die Patientenzimmer gegangen und haben vorgegeben, Patienten zu einer Untersuchung abholen zu wollen. Dabei wurden typische Formulierungen wie *„Sie müssen jetzt zum Röntgen“* oder *„Sie müssen zur Therapie“* verwendet. Was glauben Sie, waren typische Reaktionen der Patienten auf diese Aufforderung?

Eine Vielzahl der Patienten reagierte intuitiv mit Widerstand: *„Ich muss erst noch auf Toilette“* oder *„Ich muss noch zu Ende essen“*. Die Patienten stellten zuerst ihre Autonomie unter Beweis. Sie machten *„ihr eigenes Ding zu Ende“* bevor sie bereit waren, der Aufforderung zum Mitkommen nachzukommen. Außerdem erkundigten sich die Patienten regelmäßig, *warum* dies ausgerechnet jetzt passieren müsse.

Mithilfe von Stoppuhren wurde die Reaktionszeit der Patienten festgehalten, also die Zeit von der Aufforderung bis hin zu dem Zeitpunkt, wo sie zum Mitkommen bereit waren. Die durchschnittliche Reaktionszeit lag bei einer Minute und 16 Sekunden. So weit so gut. Alleine betrachtet ist dieses Ergebnis nichts Besonderes. In der Folgewoche wurde bei dem Versuch jedoch eine kleine Änderung vorgenommen. Die Pflegekräfte wurden darum gebeten, bei der Abholung der Patienten auf das Wort *müssen* zu verzichten. Bitte stellen Sie sich für einen kurzen Moment vor, dass es Ihre Aufgabe ist, einen Patienten zu einer Röntgenuntersuchung abzuholen, ohne dieses Wort zu verwenden. Wie würden Sie das formulieren? Bitte schreiben Sie zwei mögliche Alternativen auf, bevor Sie umblättern.

1.

2.

Mögliche Formulierungen lauten:

- Bitte kommen Sie jetzt zum Röntgen.
- Ich hole Sie zum Röntgen ab.
- Die Röntgenabteilung hat angerufen. Sie können jetzt kommen.
- Sie haben jetzt einen Termin beim Röntgen. Die warten schon auf Sie...
- Sie dürfen jetzt zum Röntgen.
- Sie können jetzt zum Röntgen.
- Würden Sie jetzt zum Röntgen mitkommen?
- Könnten Sie jetzt mitkommen?
- Wären Sie so freundlich und ...?

Finden sich Ihre Antworten hier wieder? Es wird schnell deutlich, dass es eine große Bandbreite möglicher Alternativen gibt. Um die Vergleichbarkeit in dem Experiment gewährleisten zu können, einigten sich die Pflegekräfte darauf, die Patienten mit der ersten Alternative abzuholen (*„Bitte kommen Sie jetzt zum Röntgen"*). Glauben Sie, dass es hierdurch eine Veränderung in der Reaktionszeit der Patienten gab?

Die Ergebnisse sind sehr beeindruckend. Die Patienten reagierten durchschnittlich schon nach 28 Sekunden, also nahezu dreimal schneller! Die neue Formulierung hat dabei zwei Effekte:

1. Es klingt schlichtweg freundlicher, wenn wir einen Patienten darum bitten mitzukommen, anstatt ihm einen Befehl zu erteilen.
2. Es beschleunigt Prozesse und erleichtert die Arbeit, da es nicht mehr so schnell zu unnötigen Diskussionen kommt.

In den vorgestellten Alternativen stecken allerdings noch weitere Stolperfallen, die es zu berücksichtigen gilt. Einige der Alternativen sind deutlich zielführender als andere, wie Sie im Folgenden erkennen werden.

3.2 Klare Aussagen treffen & Weichmacher vermeiden

An dieser Stelle möchte ich auf einen Unterschied zwischen Männern und Frauen hinweisen, der häufig in Seminaren deutlich wird. Eine vielfach genannte Alternative zu *„Sie müssen zum Röntgen"* lautet *„Könnten Sie jetzt mitkommen?"* oder *„Würden Sie jetzt zum Röntgen kommen?"*. Vielleicht haben Sie diese Formulierung auch benutzt? Bei genauerer Betrachtung fällt auf, dass aus der Aufforderung plötzlich eine Frage wird.

Es wird Frauen häufig unterstellt, dass sie geschwätziger als Männer sind und mehr Wörter benötigen, um den gleichen Sachverhalt zu beschreiben. Das ist allerdings nur ein Klischee. Forschungsergebnisse deuten sogar auf das komplette Gegenteil hin. In Untersuchungen konnte gezeigt werden, dass Männer je nach Kontext deutlich häufiger und länger reden.[9] Frauen sprechen lediglich anders und haben eine Tendenz zur sog. *indirekten Ansprache.* Sie nutzen bis zu sechs Mal häufiger Wörter wie *könnte, würde, sollte, eigentlich, vielleicht, eventuell* [10] und neigen eher dazu, Aufforderungen als Fragen zu formulieren.[11] Männer verstehen Fragen jedoch häufig nur als Fragen. Das führt regelmäßig zu Diskussionen, aber nicht zur Umsetzung. Dieses Phänomen kennen die meisten sicherlich aus Ihrem Alltag. Hierzu ein einfaches Beispiel:

Sie:	*„Schatz, kannst du mal den Müll rausbringen?"*
Er (Variante 1):	*„Nein, ich habe gerade keine Zeit."*
Er (Variante 2):	*„Ja, kann ich."* (Er tut es aber nicht)

Bei Variante zwei wird schlichtweg die Frage beantwortet. Natürlich kann er den Müll rausbringen. Das heißt aber noch lange nicht, dass er es auch tatsächlich tut. Die meisten Männer, mich eingeschlossen, kennen dieses Spielchen nur allzu gut. Wenn ich abends mit meiner Frau Marie vor dem Fernseher sitze und Lust auf Chips bekomme, frage ich sie: *„Schatz, sind noch Chips da?"* Wissen Sie, was meine Frau jetzt macht? Sie steht auf und sagt: *„Ich gehe mal gucken."* Wenn sie mich allerdings 20 Minuten später fragt, ob wir noch Schokolade haben, antworte ich: *„Keine Ahnung, du kannst ja mal nachschauen."* Man könnte diese Antwort durchaus als machomäßig empfinden. Letztendlich beantworte ich jedoch einfach nur ihre Frage.[12]

---

9 Vgl. Eakins & Eakins (1987), vgl. Swacker (1976)
10 Vgl. Pease & Pease (2017), vgl. Goodwin & Goodwin (1987)
11 Vgl. Tannen (1993)
12 Meine Frau weiß, dass ich diesen Satz mit einem Augenzwinkern sage.

Was bedeuten diese Überlegungen, übertragen auf die Arbeit im Kranken-haus? Angenommen, Sie fragen einen Patienten, ob er so nett ist, mal eben ein Formular auszufüllen. Die meisten werden dieser Bitte nachkommen. Es bleibt jedoch dieses große Fragezeichen: *„Warum soll ich das jetzt aus-füllen? Benötigen Sie das auf der Stelle von mir? Oder kann ich Ihnen das auch später ausgefüllt wiedergeben?"* Es ist in unserer Kultur und in der Art miteinander zu sprechen ein Irrglaube, dass eine ganz besondere Form von *Freundlichkeit* darin bestünde, Aufforderungen in sog. *Zuckerwatte-formulierungen* zu verpacken (*„Wären Sie so nett und könnten Sie viel-leicht, wenn das mal irgendwie zwischendurch passt..."*). In diesem Zusam-menhang kommen weitere Faktoren zum Tragen. In der einschlägigen Literatur zur Kommunikationspsychologie wird darauf hingewiesen, dass ungefähr 58% des Gesagten ausschließlich über unsere Körpersprache transportiert wird. Weitere 34% werden durch die Mimik übertragen, wo-hingegen lediglich 8% über den tatsächlich ausgesprochenen Inhalt vermit-telt wird.[13] Stellen Sie sich zur Verdeutlichung einen Redner vor, der mit runterhängenden Schultern, betrübtem Blick und stark gedämpfter Stimme vor sein Publikum tritt und sagt: *„Ich freue mich wirklich sehr darüber, hier zu sein."* Würden Sie ihm das abkaufen? Mit hoher Wahrscheinlichkeit eher nicht. Er spricht zwar davon Spaß zu haben, jedoch schreiben wir seiner Mimik und Körperhaltung in dieser Situation mehr Bedeutung zu. Diese signalisiert das komplette Gegenteil. Es kommt also neben der richtigen Wortwahl auch immer auf die Art und Weise an, wie eine Aussage vermit-telt wird

Für eine sinnvolle und effektive Kommunikation ist es entscheidend, dass alle drei Kommunikationskanäle (Körpersprache, Mimik, Inhalt) *deckungsgleich* sind. Freundlichkeit und Klarheit stehen dabei in keinem Widerspruch zueinander. Wir können anderen Menschen gegenüber klar und deutlich unsere Wünsche und Erwartungen äußern, ohne dabei un-freundlich oder gar forsch zu wirken. Und das untergräbt nicht unsere Auto-rität. Im Gegenteil – es unterstreicht sogar Souveränität. Eindeutige und klare Aussagen helfen gegenseitiges Verständnis aufzubauen. Formulieren Sie daher Aufforderungen nicht als Fragen, sondern als Bitten. Vermeiden Sie sog. *Weichmacher* in der Sprache. Beispiele hierfür sind:

---

[13] Vgl. Mehrabian (1972)

könnte   würde   sollte   mal
vielleicht   eigentlich   eventuell   man

Weichmacher werden natürlich auch von Männern benutzt, allerdings lassen sie sich tendenziell eher bei Frauen beobachten. Es ist wichtig zu erkennen, dass man bei der Verwendung dieser Wörter jedes Mal ein Stück Klarheit einbüßt und Raum für Interpretationen öffnet. Dadurch können Missverständnisse und schwierige Situationen entstehen. Bezogen auf das Röntgenbeispiel könnte durch einen *Weichmacher* folgender Dialog entstehen:

Mediziner: *„Frau Fröhlich, <u>würden</u> Sie jetzt zum Röntgen kommen?"*
Frau Fröhlich: *„Nein, jetzt gerade nicht."*
Mediziner: *„Aber Sie haben jetzt einen Termin.*
                    Dort wird bereits auf Sie gewartet." (siehe Seite 28)
Frau Fröhlich: *„Warum fragen Sie mich denn dann überhaupt?!"*

Merken Sie, wer jetzt gerade den Raum betreten hat? Der Konflikt!

Weichmacher sind immer dann problematisch, wenn sich die Frage nach JA oder NEIN bzw. A oder B gar nicht stellt. Die Röntgenabteilung hat ein vorgegebenes Zeitfenster für die Untersuchung. Der behandelnde Arzt wartet bereits auf die Untersuchungsergebnisse. Es spielt keine Rolle, ob der Patient Lust zum Mitkommen hat oder nicht. Wenn Sie möchten, dass er mitkommt, ist eine klare und unmissverständliche Ansprache zielführender. Suggerieren Sie keine Wahlmöglichkeiten, wenn es gar keine gibt.
    Ein weiterer Klassiker in diesem Zusammenhang ist die Kommunikation am Telefon. Ein Angehöriger ruft auf Station an mit der Bitte, den Oberarzt sprechen zu dürfen. Daraufhin wird er gefragt, ob er in 15 Minuten noch einmal anrufen könne. Die Antwort lautet: *„Nein, ich will den Arzt sofort sprechen!"* Diese unangenehme Situation wird umgangen, wenn wir dem Anrufer kurz erklären, dass der Arzt derzeit beschäftigt ist: *„Bitte rufen Sie in 15 Minuten noch einmal an."* Er wird dieser Aufforderung eher nachkommen, weil wir ihm gar keine Möglichkeit zur Verneinung einräumen. Wir öffnen keine Tür für Diskussionen.
    Grundsätzlich ist es im Umgang mit Patienten und Angehörigen sehr hilfreich, wenn sie in Entscheidungsprozesse mit einbezogen und ihnen so-

mit Wahlmöglichkeiten eingeräumt werden.[14] Patienten erwarten sogar von Medizinern in Hinblick auf ihre Behandlung und Betreuung eine Beteiligung an Entscheidungsprozessen.[15] Das ist jedoch nur dann sinnvoll, wenn das Gegenüber tatsächlich eine Wahlmöglichkeit hat. Ein einfaches Beispiel hierzu ist die Frage während der Menüerfassung, ob der Patient lieber Kartoffeln oder Reis essen möchte. Man kann diese Frage nur stellen, wenn man auch tatsächlich Reis und Kartoffeln im Angebot hat. Wenn man ihm beides anbieten kann (und möchte), ist die Frage legitim. Wenn sich die Frage nach JA oder NEIN bzw. A oder B aber eben nicht stellt, ist es besser eine Aufforderung als Bitte zu formulieren. Auf diese Weise können unangenehme Situationen wie in den nachfolgenden Erfahrungsberichten vermieden werden.

Bei der Gruppentherapie in einer Rehaklinik sollten sich die Patienten für eine Gymnastikübung im Raum verteilen. Ein Physiotherapeut wandte sich an einen Patienten und fragte ihn: *„Könnten Sie noch ein bisschen rücken?"* Daraufhin antwortete dieser: *„Nee, ich stehe hier gut."* Hierdurch entstand für alle Beteiligten eine schwierige Situation. Der Patient hatte seinen Widerwillen bereits verbal zum Ausdruck gebracht. Versuchen Sie jetzt einmal, ihn vor den Augen der ganzen Gruppe davon zu überzeugen, seine Position zu wechseln. Ein Praxisanleiter der gleichen Rehaklinik war mit einem Pflegeschüler zum Blutabnehmen im Patientenzimmer. Der Schüler fragte den Patienten, ob er ihm Blut abnehmen dürfte. Der Patient verneinte die Frage, da er jeden Moment Besuch bekäme. Der Schüler war daraufhin irritiert und wollte eine Diskussion mit dem Patienten eingehen. Der Praxisanleiter intervenierte und verließ gemeinsam mit dem Schüler das Zimmer. Anschließend erklärte er ihm, dass die Reaktion des Patienten in der Art der Kommunikation begründet war. Schließlich habe er den Patienten soeben gefragt, ob er einverstanden sei. In diesem Fall ist es nicht verwunderlich, wenn ein Patient sein Einverständnis unter Umständen verweigert. Dementsprechend ist es ebenfalls unklug, Angehörige bei einer bevorstehenden Untersuchung zu fragen, ob sie vor der Tür warten können. Es kann schnell passieren, dass Angehörige auf diese Frage mit Unverständnis reagieren, da sie gerne im Zimmer bleiben möchten. Zur Vermeidung unnötiger Diskussionen ist es besser, Angehörige mit einer klaren

---

[14] Der Aspekt der Selbstbestimmung wird in Kapitel 4 beschrieben und diskutiert.
[15] Vgl. Braun & Marstedt (2014)

Bitte aufzufordern, den Raum während der Untersuchung zu verlassen oder alternativ den Ablauf kurz zu erklären: *„Nach der Untersuchung können Sie wieder reinkommen."*

Diese Überlegungen beschränken sich nicht nur auf die Arbeit im Krankenhaus. Bei der Vorbesprechung für eine Schulung saß ich gemeinsam mit einem Personalentwickler und dem Geschäftsführer in einem Besprechungsraum. Während wir noch ein wenig Small-Talk halten, bereitet eine junge Frau die Unterlagen vor und baut die Technik auf. Als sie fertig ist und sich beim Hinausgehen der Tür zuwendet, richtet der Geschäftsführer das Wort an sie und fragt: *„Könnten Sie uns noch einen Kaffee machen?"*, woraufhin sie lediglich antwortet: *„Nein, das ist nicht meine Aufgabe."* Auch in diesem Beispiel handelt es sich um ein klassisches Missverständnis. Hinter der Aussage des Geschäftsführers verbirgt sich in Wahrheit keine Frage, sondern ein Arbeitsauftrag (siehe Kapitel 5). Der Geschäftsführer wirkte aufgrund ihrer Antwort mindestens irritiert und war sichtlich verärgert über die Unverfrorenheit seiner Mitarbeiterin. Die junge Frau hingegen verstand die Frage lediglich als Frage und beantwortete sie nach bestem Wissen und Gewissen. Sie hat sich vermutlich nichts Böses dabei gedacht.

Bei der Vergabe von Arbeitsaufträgen sind Sätze wie: *„Man sollte mal wieder ..."* oder *„Eigentlich wäre es gut, wenn ..."* ebenfalls völlig diffus. Wer ist *„man"*? Außerdem stellt sich durch die Verwendung des Wortes *„mal"* die Frage, zu welchem Zeitpunkt das Ganze überhaupt passieren soll. Durch diese *Weichmacher* wird sowohl die personelle Verantwortung als auch die zeitliche Komponente unklar kommuniziert. Das gleiche Prinzip kann auf viele Alltagssituationen übertragen werden. Der Ehemann sagt zur Ehefrau: *„Schatz, eigentlich sollte man mal den Rasen mähen?!"* Es mögen die Diskussionen beginnen. Klare Aussagen führen hingegen zur Umsetzung und signalisieren dem Gesprächspartner unsere Wertschätzung. In einer Schulung vor ein paar Jahren fiel einer Teilnehmerin auf, dass sie Kollegen regelmäßig zum Mitkommen auffordert, indem sie fragt *„Magst du vielleicht mal eben mitkommen?"* Sie gab mir die Rückmeldung, dass sich diese Formulierung anhöre, als spreche sie mit einem sechsjährigen Kind. Eine klare Kommunikation auf Augenhöhe sieht anders aus bzw. hört sich anders an.

Im Rahmen der Kindererziehung kommen diese Gedanken ebenfalls zum Tragen. Im Umgang mit unserem Sohn habe ich bei mir und meiner Frau ein neues, sehr interessantes Kommunikationsmuster festgestellt. Wer selbst Kinder hat, ist sich sicherlich der Tatsache bewusst, dass man mit dem Nachwuchs eine etwas andere Art des Sprechens entwickelt – Sie wissen, was ich meine?! Hierzu folgende Situation: Um 18 Uhr gibt es bei uns Abendessen. Zu dieser Zeit sitzt unser Sohn oft im Wohnzimmer und ist mit seinen Spielsachen beschäftigt. Es ist uns schon häufiger passiert, dass wir ihn gefragt haben, ob er jetzt zum Abendessen kommen möchte. Postwendend kam seine unmissverständliche Antwort: *„Nein, ich will weiterspielen!"* Diese Situation ist ziemlich verrückt, da es überhaupt nicht die Entscheidungskompetenz unseres dreijährigen Kindes ist, ob um 18 Uhr gegessen wird oder nicht. Durch die Frageform machen wir es jedoch (unbewusst) zu seiner Entscheidung. Vergleichbare Situationen setzen sich im Verlauf des Größerwerdens natürlich fort, wenn unter anderem Fragen aufkommen wie: *„Könntest du mal endlich dein Zimmer aufräumen?"* oder *„Möchtest Du nicht mal langsam mit deinen Hausaufgaben anfangen?"* Durch diese Fragestellungen rennen wir als Eltern direkt in eine Sackgasse. Mittlerweile sind wir zumindest hinsichtlich des Essens dazu übergegangen unserem Kind einfach zu erklären: *„Komm bitte, es gibt jetzt Essen."*

Praxistransfer

Klare Aussagen machen – Weichmacher vermeiden

Passiert es Ihnen, dass Sie Aufforderungen als Fragen formulieren?

*„Würde es Ihnen (vielleicht) etwas ausmachen,
morgen eventuell ein bisschen früher zu kommen?"*

Vermeiden Sie folgende Weichmacher:
würde, könnte, sollte, man, eventuell, vielleicht, mal, eigentlich

Sagen Sie stattdessen, was Sie tatsächlich wollen. Dann werden Ihre Aufforderungen eher befolgt. Sie sparen Zeit und vermeiden Missverständnisse.

Menschen agieren häufig implizit, weich und zurückhaltend, weil man fälschlicherweise annimmt, dies sei besonders höflich. Es gilt jedoch immer: *Der Ton macht die Musik.* Insofern möchte ich noch einmal hervorheben, dass Freundlichkeit und Klarheit in keinem Widerspruch zueinander stehen. Das Motto lautet *„Bitten statt Fragen".* Probieren Sie es aus, Aufforderungen als Bitten zu formulieren und sie werden an der Körpersprache Ihres Gegenübers merken, dass er sich deutlich entspannt. Klare Aussagen vermitteln Kompetenz und Selbstbewusstsein.

Das war jedoch nur der erste Streich, der zweite folgt sogleich. Es existieren noch weitere Möglichkeiten für mehr Motivation und Kooperationsbereitschaft. In vielen Kliniken erhalten Patienten beispielsweise zur Kennung ein Patientenarmband. Die Frage *„Darf ich Ihnen das Armband anlegen?"* kann dazu führen, dass der Patient die Frage verneint. Eine bessere Methode besteht darin, ihm eine kurze Erklärung zu geben, welchen Zweck das Armband hat, um es anschließend einfach anzulegen. Neben der Vermeidung einer Frage steckt dahinter eine weitere, sehr wirkungsvolle Gesprächstechnik.

3.3 Wieso, weshalb, warum? Überzeugen statt Überreden

Angenommen, wir sind von der Frage *„Könnten Sie morgen vielleicht ein bisschen früher kommen?"* abgerückt und formulieren stattdessen eine klare Bitte: *„Bitte kommen Sie morgen pünktlich um acht Uhr."* Diese Aussage ist zwar weniger missverständlich, aber noch nicht verbindlich genug.

Ein bekanntes Prinzip menschlichen Verhaltens besagt, dass wir bei der Bitte um einen Gefallen mehr Aussicht auf Erfolg haben, wenn wir unsere Bitte begründen.[16] Wir möchten gerne einen Grund haben, für das, was wir tun. Diese wenig überraschende Tatsache demonstrierte die Psychologin Ellen Langer in einem sehr interessanten Experiment in der Bibliothek einer Universität.[17] Eine Versuchsperson trat in die Warteschlage vor einem Kopiergerät. Sie sprach willkürlich eine der wartenden Personen in der Schlange vor ihr an und fragte: *„Darf ich bitte vor?"*

---

[16] Vgl. Cialdini (2002)
[17] Vgl. Langer, Blank & Chanowitz (1978)

Die Beobachtungen zeigten, dass knapp 26% die Frage mit Ja beantworteten. In einer zweiten Versuchsbedingung am Folgetag wurde eine Kleinigkeit verändert. Die gleiche Versuchsperson ging wieder zu einer willkürlich ausgewählten Person in der Warteschlange. Dieses Mal fragte sie allerdings: *„Darf ich bitte vor? Ich habe lediglich fünf Kopien. "* Sie lieferte also eine Begründung dafür, *warum* sie vorgelassen werden wollte. Glauben Sie, dass dies Auswirkungen auf das Verhalten der angesprochenen Personen hatte? Aber hallo. Die Versuchsperson wurde plötzlich in 60% der Fälle vorgelassen. In einem weiteren Versuch wurde die Begründung noch einmal verstärkt, indem zusätzlich gesagt wurde: *„Entschuldigung, ich habe lediglich fünf Kopien. Lassen Sie mich bitte vor, weil ich es sehr eilig habe. "* Bei dieser Formulierung wurde die Versuchsperson sogar in 94% der Fälle vorgelassen! Dieses Ergebnis mag auf den ersten Blick wenig verwunderlich sein. Wenn ein anderer in Eile ist, steigt die Bereitschaft ihn vorzulassen. Zunächst scheint das der einzige Unterschied zwischen den beiden Szenarien zu sein. Dem ist aber nicht so. Der entscheidende Unterschied ist das Wörtchen *weil*.

Am Folgetag wurde der Versuch mit dem Kopiergerät ein viertes Mal mit einer weiteren Abänderung durchgeführt. Die Versuchsperson sagte diesmal: *„Entschuldigung, können Sie mich bitte vorlassen, weil ich etwas kopieren möchte? "* Sie werden wahrscheinlich sofort denken, dass die Person in dieser Versuchsbedingung unter keinen Umständen vorgelassen wurde. Schließlich liefert diese Aussage keinen inhaltlichen Mehrwert, da alle Wartenden kopieren möchten.

Es sei jedoch darauf hingewiesen, dass die Aussage *„ ... weil ich etwas kopieren möchte"* nach wie vor eine Begründung darstellt. Im Endergebnis wurden bei dieser Formulierung weiterhin 93% vorgelassen. Dieser Befund zeigt, dass der Inhalt der Begründung – überspitzt formuliert – gar nicht so wichtig ist. Entscheidend ist in erster Linie, dass wir dem Anderen überhaupt eine Begründung liefern, da diese zumeist eine automatische Einwilligungsreaktion auslöst. Es kommt alleine auf das Wort *weil* an. Das ist der *Begründungseffekt.*[18]

Menschen lieben Begründungen. Es ist ein menschliches Bedürfnis, den Grund für einen Sachverhalt zu erfahren. Dies wird auch bei der Beobach-

---

[18] Vgl. Cialdini (2002)

36

tung von Kindern deutlich. Unser Wunsch nach Erklärungen entwickelt sich bereits im Kleinkindalter. Die aktuelle Lieblingsfrage unseres Sohnes lautet: *„Warum ist das so? "*

Praxistransfer

> **Warum denn nur? Überzeugen mithilfe von Begründungen**
>
> Wenn Sie Bitten/Aufforderungen begründen, ist es deutlich wahrscheinlicher, dass andere sie Ihnen auch erfüllen. (93% statt 26% Zustimmung)
>
> *„Bitte unterschreiben Sie hier, damit ich Ihren Antrag fertigstellen kann. "*
>
> In Studien wird außerdem deutlich, dass der Inhalt der Begründung zweitrangig ist:
>
> Am Kopierer: *„Darf ich vor? Ich möchte kopieren. "*

Ich möchte Sie an dieser Stelle gerne zu einem Selbstversuch einladen. Nehmen Sie sich bei Ihrem nächsten Einkauf eine Dose Cola. Gehen Sie anschließend zur Kasse und fragen Sie Ihren Vordermann, ob Sie vorbeigehen dürfen, *weil* Sie lediglich diesen einen Artikel haben. Ich verspreche Ihnen, dass Sie in mindestens neun von zehn Fällen vorgelassen werden.

Diese Forschungsergebnisse sind auf den ersten Blick schier unglaublich. Andererseits wird der soeben beschriebene Sachverhalt umso deutlicher, wenn wir die folgenden Alternativformulierungen zu dem Satz *„Sie müssen zum Röntgen "* von Seite 28 noch einmal betrachten: *„Die Röntgenabteilung hat angerufen. Sie können jetzt endlich kommen "* und *„Sie haben jetzt einen Termin beim Röntgen. Die warten schon auf Sie. "* Beide Formulierungen werden in Schulungen regelmäßig von Seminarteilnehmern in den Raum geworfen, ohne dass diese von anderen Teilnehmern kommentiert, geschweige denn infrage gestellt werden. Ferner gehe ich davon aus, dass Sie diese Sätze beim Durchlesen ebenfalls als sinnvoll erachtet haben? Hätten Sie mich auch zum Röntgen abgeholt, wenn dort niemand auf mich wartet? Bei genauerer Betrachtung fällt auf, dass die Aussage „... *Die warten schon auf Sie*" auf der inhaltlichen Ebene genauso unsinnig erscheint wie die Aussage „*Ich möchte etwas kopieren.*" Der Clou besteht jedoch darin, dass durch den Zusatz „*Die warten da auf Sie*" niemand mehr danach fragt, *warum* er jetzt abgeholt wird. In diesem Fall haben wir unserem Gegenüber das „*Warum*" nämlich bereits geliefert.

An dieser Stelle wird nun ein Schuh daraus. Unsere Aufforderungen werden eher befolgt, wenn wir das Wort „*müssen*" vermeiden und unsere Aufforderung als Bitte anstatt als Frage formulieren. Außerdem erhöhen wir die Kooperationsbereitschaft unseres Gegenübers, wenn wir zudem begründen, *warum* wir ein bestimmtes Verhalten von ihm erwarten („*Sie müssen zum Röntgen*" versus „*Bitte kommen Sie zum Röntgen. Sie haben dort jetzt einen Termin*").

Die Wirkungsweise von Begründungen lässt sich bei der Arbeit mit Seminargruppen ebenfalls sehr gut beobachten. Viele Schulungen beginnen mit der Bearbeitung einer bestimmten Fragestellung in Kleingruppen von drei bis vier Personen. In diesem Fall nehme ich die Aufteilung der Teilnehmer vor, indem ich sie abzähle. Diesen Vorgang leite ich in der Regel mit folgenden Worten ein:

„*Ich zähle Sie jetzt ab und möchte Sie bitten, dass Sie sich Ihre Nummer merken, <u>damit</u> Sie gleich wissen, mit wem Sie in einer Gruppe sind.*"

Vor einigen Jahren hatte ich noch eine andere Vorgehensweise. Ich leitete die Gruppenübung mit den Worten ein: „*Ich zähle Sie jetzt mal ab.*" Anschließend zählte ich von eins bis drei. Jedes Mal mit dem gleichen Ergebnis:

Es ist Montagmorgen um zehn Uhr. Ich sitze mit zwölf erwachsenen Menschen in einem Seminarraum. Alle Teilnehmer sind hochgradig motiviert und wollen sich beteiligen. Mindestens ein bis zwei Teilnehmer erkundigten sich jedes Mal nach dem Abzählen noch einmal nach ihrer Nummer. Seitdem ich die Begründung hinzufüge („*... damit Sie wissen ...*"), wird nicht mehr nachgefragt. Die Begründung führt zu mehr *Transparenz* über den Prozess der Gruppenbildung und erhöht die *Verbindlichkeit* meiner Aussage und damit auch die Aufmerksamkeit der Teilnehmer.

3.3.1 Bereits Einstein wusste: Weniger ist mehr

Es kann trotz einer Begründung hin und wieder zu unnötigen und nervenaufreibenden Diskussionen kommen, wenn eine Mitteilung für unseren Gesprächspartner unerwünscht und mit negativen Konsequenzen verbunden ist. Um etwaige Diskussionen zu vermeiden, können wir uns eines einfachen Tricks bedienen, der auf den ersten Blick kontraintuitiv erscheint.

Wenn Menschen mit einer Aussage nicht einverstanden sind, neigen sie in den meisten Fällen dazu, ihren Widerstand durch ein *„Ja, aber ... "* zum Ausdruck zu bringen. Dies gilt sowohl, wenn ein Angehöriger bspw. zum Aufsetzen einer FFP2-Maske gebeten-, das Ende der Besuchszeit angekündigt oder auch eine kurzfristige Änderung des Dienstplans bekanntgegeben wird. Eine spontane Reaktion besteht in diesen Fällen häufig darin, dass wir einen zweiten und ggf. sogar noch einen dritten Grund hinterherschieben, warum das Betreten des Gebäudes ohne Atemschutzmaske nicht möglich-, bzw. warum die Besuchszeit jetzt beendet und die Dienstplanänderung notwendig ist. Machen Sie jedoch genau das nicht.

Durch die Aufzählung weiterer Gründe entwerten wir unser erstes Argument. Wir bestätigen hierdurch unserem Gesprächspartner indirekt, dass unser erstes Argument anscheinend nicht wichtig bzw. überzeugend genug gewesen ist. Außerdem signalisieren wir damit, dass wir scheinbar bereit sind, das Ganze zu diskutieren, im Sinne von: *Aha, mein erstes Argument war also nicht gut genug. Dann probiere ich es einmal mit etwas anderem. Und solltest Du mir einen Grund nennen, der besser ist als meiner, werde ich meine Meinung ändern.* Bleiben Sie stattdessen besser bei Ihrem ersten Grund.

Das nachfolgende Beispiel soll dies illustrieren: Ein Angehöriger betritt während der Corona-Pandemie das Klinikgebäude ohne Atemschutzmaske. Dementsprechend geht ein Mediziner direkt auf die betreffende Person zu und bittet sie um das sofortige Aufsetzen einer FFP2-Maske in Kombination mit einer plausiblen Begründung. Der entsprechende Dialog könnte wie folgt aussehen:

Mediziner: *„Guten Tag, bitte ziehen Sie eine Atemschutzmaske an. Es gibt derzeit eine gesetzliche Vorschrift, dass in Krankenhäusern & öffentlichen Gebäuden jederzeit eine Maske zu tragen ist. "*

Besucher: *„Ja, aber dann bekomme ich keine Luft."*
Mediziner: *„Das tut mir sehr leid, wenn Sie damit schlecht atmen können. Dennoch handelt es sich um eine gesetzliche Bestimmung, die für jeden Besucher ausnahmslos gilt."*

Diskutieren Sie keine Dinge, die Sie nicht ändern können. Wenn Sie einen guten Grund haben, bleiben Sie dabei. Hier ist weniger (meistens) mehr. Wir glauben, insbesondere dann eine besonders große Überzeugungskraft zu haben, wenn wir möglichst viele Gründe für oder gegen einen Tatbestand vorbringen können. Genau das Gegenteil ist jedoch der Fall.

Klare Entscheidungen *brauchen* nicht mehr als einen einzigen Grund.[19] In der französischen Armee galt bspw. die Regel, Entschuldigungen für das Nichterscheinen zurückzuweisen, wenn mehr als eine Begründung (Tod der Großmutter, Grippe, Wildschweinbiss) gegeben wurde. Wenn jemand ein Buch oder eine Idee mit Hilfe von mehr als einem Argument angreift, dann wissen Sie, dass Sie das nicht mehr ernstnehmen müssen. Als Reaktion auf die 1931 veröffentliche Schrift *Hundert Autoren gegen Einstein*, welche verschiedene Kritiken an seiner Relativitätstheorie sammelt, äußerte sich *Albert Einstein* schlichtweg mit den Worten: *„Hätte ich unrecht, würde ein einziger Autor genügen, um mich zu widerlegen."* Ebenso benötigen wir keine Megatonnen von Papier voller wissenschaftlicher Statistiken um eine Meinung zu widerlegen, die bereits durch ein einziges, triftiges Argument bzw. mithilfe gesunden Menschenverstandes entkräftet werden kann.

Einen weiteren Beleg für die Gültigkeit der Weniger-ist-mehr-Regel liefert folgendes Experiment. *Christopher Chabris* und *Daniel Simons* haben in ihrem Buch *Der unsichtbare Gorilla* gezeigt, dass jemand, der sich die Videoaufzeichnung eines Basketballspiels anschaut und aufgefordert wird, dabei auf so aufmerksamkeitsabsorbierende Details wie die Anzahl der Pässe zu achten, unter Umständen völlig übersieht, dass in der Mitte des Spielfelds ein Gorilla herumläuft.[20] Durch den Fokus auf Nebensächlichkeiten geht hierbei völlig der Blick für das Wesentliche verloren.

---

[19] Vgl. Taleb (2018)
[20] Vgl. Chabris & Simons (2011) Das entsprechende Video findet man auf allen gängigen Videoseiten im Internet. Machen Sie den Selbsttest mit Freunden, indem Sie jemanden bitten, die Anzahl der Pässe zu zählen und anschließend nach dem Gorilla fragen.

3.3.2 Begründungen können wie Küsse schmecken

Im Zusammenhang mit Begründungen gibt es eine Königsdisziplin, die in den meisten Fällen ebenfalls anwendbar ist. Machen Sie nach Möglichkeit aus der Begründung ein *Geschenk* für Ihr Gegenüber. Diese Idee hört sich im ersten Moment vielleicht etwas merkwürdig an. Schauen wir daher noch einmal auf das Beispiel aus der Röntgenuntersuchung. Sie können den Patienten abholen, indem Sie beispielsweise sagen: *„Bitte kommen Sie mit zum Röntgen, dann sind Sie für heute auch schon fertig."* Hiermit wird der Vorteil für den Patienten hervorgehoben. Das erhöht noch einmal die Wahrscheinlichkeit, dass er schneller mitkommt. Es gilt natürlich zu beachten, diese Begründung nur dann zu benutzen, wenn sie inhaltlich tatsächlich der Wahrheit entspricht. Andernfalls ist dieses Vorgehen nicht zu empfehlen.

Ein sehr eingängiges Beispiel dazu findet sich in unserem Alltag: *„Sie müssen noch hier unterschreiben."* Dieser Satz wird in Deutschland sehr häufig angewandt und entspricht dem Klischee des klassischen *Beamtendeutsch*. Eine Alternative dazu besteht darin, den Privatpatienten (also Selbstzahler) aufzufordern: *„Ich benötige hier noch eine Unterschrift, dann können wir den Antrag noch heute an die Krankenkasse verschicken."* Hieraus kann der Patient schlussfolgern, dass er durch die zeitnahe Versendung des Antrags sein Geld schneller zurückerhält – es entsteht ein Vorteil für ihn.

Ein weit verbreitetes Problem in Krankenhäusern besteht darin, dass mehrere Angehörige gleichzeitig einen Patienten besuchen möchten. Insbesondere in Mehrbettzimmern fühlen sich andere Patienten dadurch gestört. Die daraus resultierenden Diskussionen kosten alle Beteiligten Zeit und Nerven. Ein Krankenhaus in Baden-Württemberg hat sich zur Lösung dieses Problems der Wirkungsmechanismen von Begründungen bedient. Am Eingang wurde ein gut sichtbares Schild mit folgender Aufschrift platziert:

Um die bestmögliche Genesung und ausreichend Ruhe für die Patienten zu gewährleisten, bitten wir Sie, Besuche auf maximal zwei Angehörige zur gleichen Zeit zu beschränken.

Dieser Ansatz ist sehr elegant. Zum einen wird das *Geschenk* bzw. der Vorteil einer Besucherbeschränkung deutlich – eine bessere Genesung. Zum anderen wird indirekt an das Selbstbild der Angehörigen appelliert. Eine Nichtbeachtung der Regel führt dazu, dass der Patient nicht so schnell gesund wird, wie er eigentlich könnte. Es wundert demzufolge nicht, dass diese Klinik seit dem Aufhängen des Schildes über deutlich weniger Beschwerden wegen zu hoher Besucherzahlen klagt. Es ist einleuchtend, dass kein Angehöriger dafür verantwortlich sein möchte, dass die eigene Mutter oder Schwester länger als notwendig stationär behandelt wird. Das Schild wird selbstverständlich nicht von allen Angehörigen wahrgenommen. Außerdem gibt es weiterhin eine kleine Minderheit, die mit Unverständnis reagiert und versucht, sich darüber hinwegzusetzen. Entscheidend ist jedoch, dass sich insgesamt eine Verbesserung der Situation eingestellt hat. Eine weitere Lösungsmöglichkeit hinsichtlich der Problematik zu vieler Besucher besteht im Übrigen darin, Patienten in einem guten Gesundheitszustand anzubieten, gemeinsam mit ihrem Besuch in die Cafeteria zu gehen. Bei schlechtem Gesundheitszustand können Sie erneut argumentieren, dass eine Aufteilung des Besuchs für eine bessere Genesung sinnvoll ist. Das funktioniert selbst bei Kulturen, wo alle zusammen da sein wollen. Es können schließlich alle gemeinsam zu Besuch kommen. Sie gehen nur eben nicht gleichzeitig, sondern abwechselnd in das Krankenzimmer.

Medizinern ist in aller Regel klar, zu welchem Zweck bestimmte Regeln bestehen bzw. *warum* gewisse Anordnungen oder Empfehlungen ausgesprochen werden. Man kann jedoch nicht davon ausgehen, dass Patienten und Angehörige diesbezüglich den gleichen Wissensstand haben. Aus diesem Grund sind Erklärungen sehr wichtig. Mithilfe expliziter Begründungen schaffen wir *Transparenz* und erhöhen damit die Patientenzufriedenheit. Außerdem wird unser Gegenüber kooperativer, wenn wir nicht gegen ihn („*Sie dürfen jetzt nicht ...* "), sondern mit einer *Begründung als Geschenk* für etwas argumentieren („*Wenn Sie diese Regelung einhalten, werden Sie die erste Nahrungsaufnahme besser vertragen* "). In diesem Fall spüren Patienten Fürsorge statt Sanktionen. Und zu guter Letzt erhöht sich die Therapietreue. „*Sie müssen jetzt die Tabletten einnehmen* " erzeugt Widerstand. Mithilfe der richtigen Wortwahl können wir stattdessen den Fokus auf die Genesung legen: „*Wenn Sie die Tabletten jetzt einnehmen, entwi-*

ckeln diese die beste Wirkung." Durch diese Erklärung versteht der Patient die Motivation hinter der Anordnung und kommt ihr schneller nach.

Praxistransfer

Warum denn nur? (Teil 2) Begründungen als „Geschenk"

Überlegen Sie, mit welchem Ziel für den Patienten Sie Anordnungen aussprechen.

Verdeutlichen Sie Patienten den Nutzen ihres Handelns:

✓ *„Das hilft Ihnen ..."*
✓ *„Damit verbessern Sie ..."*
✓ *„Das erleichtert Ihnen ..."*
✓ *„Damit können Sie schneller ..."*
✓ *„Das bedeutet für Sie mehr ..."*

Man könnte diese Gesprächstechnik als hochgradig manipulativ ansehen. Ist es ethisch vertretbar, anderen Menschen Versprechungen zu machen, damit wir schneller das bekommen, was wir uns von ihnen wünschen? Diese Frage kann eindeutig bejaht werden.

Der Begriff einer *Manipulation* ist grundsätzlich negativ behaftet. Ich definiere Manipulation allerdings als *„Zusammenspiel"* von Wirken und Bewirken. In diesem Sinn stellt jede Form der Kommunikation eine Manipulation dar. Losgelöst von Inhalt und Form des Gesagten üben wir mit unserer Sprache immer eine bestimmte Wirkung auf unseren Gesprächspartner aus. Diese Wirkung löst wiederum eine entsprechende Reaktion aus. Insofern *„manipulieren"* wir das Gegenüber jedes Mal, sobald wir mit ihm in Interaktion treten. Die bisher angestellten Überlegungen dienen ausschließlich dazu, diese Interaktion für beide Seiten zu verbessern.

Darüber hinaus sind Wertschätzung, Offenheit und Ehrlichkeit elementare Bausteine für eine vertrauensvolle Beziehung zu Patienten und Angehörigen. Zur Verbesserung der Interaktion ist es essentiell, dass bei der Verwendung von Begründungen ausschließlich Versprechen gemacht bzw.

Geschenke angeboten werden, die im Anschluss auch tatsächlich umgesetzt werden können. Denn: Vertrauen ist die Summe der eingehaltenen Versprechen.

Das Ziel der hier vorgestellten Techniken besteht darin, Beziehungen aufzubauen, die auf Offenheit und Einfühlsamkeit basieren, sodass sich über kurz oder lang die Bedürfnisse aller Beteiligten besser erfüllen lassen.[21] Es geht nicht darum, Menschen und ihr Verhalten zu ändern, damit wir unseren Willen besser durchsetzen können. Losgelöst von diesen Punkten kommt das wichtigste Argument hierzu jedoch von Medizinern selbst. In einer Vielzahl von Erfahrungsberichten aus dem Klinikalltag wird immer wieder darauf hingewiesen, dass sich die Arbeit mit Patienten und Angehörigen durch mehr *Transparenz* und *Verbindlichkeit* erheblich verbessern lässt. Patienten und Angehörige sind grundsätzlich sehr daran interessiert, die Gründe für das weitere Vorgehen oder eine bestimmte Aufforderung zu erfahren. Es sei noch einmal darauf hingewiesen, dass eine Vielzahl der Patienten in dem Experiment auf die Aussage *„Sie müssen zum Röntgen!"* mit der Frage *„Warum?"* reagiert haben. Hier wird der Wunsch nach einer Begründung deutlich.

3.4 Gesetzmäßigkeiten der Physik – Druck erzeugt Gegendruck
Oder: Was würde Till Eulenspiegel dazu sagen?

An dieser Stelle lade ich Sie zu einem kleinen Experiment ein. Sie benötigen hierfür lediglich eine zweite Person und ein wenig Platz. Stellen Sie sich gegenüber auf. Bitten Sie Ihren Partner den linken Arm auszustrecken und seine Hand im 90 Grad Winkel nach oben zu halten:

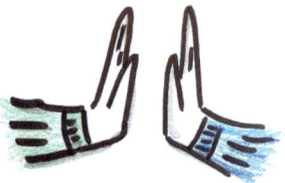

Kündigen Sie an, dass Sie gleich mit Ihrer Hand gegen die seine drücken werden. Anschließend beginnen Sie, mit Ihrer Hand zu drücken.

---

[21] Vgl. Rosenberg (2013)

Beobachten Sie, wie Ihr Gegenüber reagiert. Ohne im Besitz einer Glaskugel zu sein vermute ich, dass er den Druck Ihrer Hand erwidert. Woher ich das weiß? In 99 von 100 Fällen passiert genau das im Seminar: *Druck erzeugt Gegendruck.* Diese Regel gilt nicht nur in der Physik, sondern auch in der Kommunikation. Wenn wir anderen Menschen sagen, dass sie etwas tun müssen, erzeugen wir Druck. *„Ich muss gar nichts, außer sterben!"* entspricht dem Gegendruck. Dieser bezieht sich in den meisten Fällen nicht auf den Inhalt, sondern auf die Formulierung.

Ich kann mich noch gut daran erinnern, wie ich an einem heißen Sommertag zu der Direktoriumssitzung eines Klinikums eingeladen war. Dort sollte ich das Konzept für eine Schulungsmaßnahme der Angestellten in der Telefonzentrale vorstellen. Ich kam eine Viertelstunde zu früh und traf aufgrund der hohen Außentemperaturen den Entschluss, schon einmal im klimatisierten Sekretariat der Geschäftsführung vorstellig zu werden. Als ich das Büro betrat, sagte die Sekretärin: *„Sie sind zu früh. Da müssen Sie noch einen Moment Platz nehmen!"* Wie Sie sich sicher denken können, bin ich hochgradig sensibel in Bezug auf das Wort *„müssen"*. Folglich habe ich damals intuitiv beschlossen, das Ganze im wahrsten Sinne des Wortes *„durch zu stehen"* und mich unter gar keinen Umständen hinzusetzen. *„Ich lasse mich doch nicht wie ein kleiner Schuljunge auf die Bank setzen!"* Dieses Beispiel verdeutlicht, dass die Stolperfalle in der Formulierung liegt und nicht beim Inhalt. Die meisten Menschen empfinden es als deutlich angenehmer beim Warten zu sitzen. Ich gehöre ebenfalls dazu. Mir passte es nicht, dass ich befohlen bekam, mich hinzusetzen. Das muss ich nämlich nicht. Es ist meine freie Entscheidung.

Dieser Sachverhalt wurde bei einer Wiederholung des Experiments aus Kapitel 3.1 in einer Onkologie verdeutlicht. Hier wurde den Patienten mitgeteilt: *„Sie müssen zur Therapie."* Bei Menschen mit Krebsleiden geht man intuitiv davon aus, dass es relativ belanglos ist, wie sie zum Mitkommen aufgefordert werden, solange sie eine Aussicht auf Schmerzlinderung oder eine Verbesserung ihrer gesundheitlichen Situation haben. Hier kam man jedoch zu dem gleichen Ergebnis wie zuvor. Es dauerte fast dreimal länger, wenn den Patienten gesagt wurde, dass sie zur Therapie mitkommen *müssen*, als wenn sie stattdessen darum gebeten wurden. Die Formulierung war hier entscheidender als der Inhalt. In der nachfolgenden Tabelle sind

Praxisbeispiele von Seminarteilnehmern aufgeführt. Hiermit können Sie Widerstand vermeiden und mehr Transparenz schaffen.

Befehlsformulierung „Sie müssen …"	Befehlsfrei + Begründung
Das müssen Sie mit der Ärztin besprechen.	Frau Dr. Fröhlich klärt das weitere Vorgehen mit Ihnen ab. Sie weiß dazu am besten Bescheid.
Sie dürfen jetzt nicht raus. Sie müssen noch einen Moment Platz nehmen.	Bitte nehmen Sie Platz. Sie haben kurzfristig einen Termin bekommen.
Sie müssen Ihre Medikamente noch einnehmen.	Denken Sie an Ihre Medikamente. Sie können damit besser schlafen.
Sie müssen Ihr OP-Hemd noch anziehen.	Bitte ziehen Sie das OP-Hemd an, Ihr OP-Termin steht an erster Stelle, d.h. Sie sind in 5 Minuten dran.
Sie müssen noch den Behandlungsvertrag unterschreiben.	Sobald Sie den Behandlungsvertrag unterschrieben haben, können die weiteren Untersuchungen beginnen.
Sie müssen das Bein auf der Schiene lassen.	Wenn Sie Ihr Bein auf der Schiene lassen, geht die Schwellung schneller zurück.
Aufstehen. Wir müssen Ihr Bett noch machen.	Ich möchte Ihr Bett beziehen. Bitte stehen Sie kurz auf, dann haben Sie gleich ein frisches Bettlaken.
Sie müssen auf der Station bleiben.	Bei Ihnen steht heute noch eine Untersuchung an. Deshalb bitte ich Sie, auf der Station zu bleiben.
Sie müssen mir (beim Betten) schon ein wenig helfen.	Bitte helfen Sie kurz mit, damit Sie sich danach ausruhen können.
Sie müssen in einer Stunde noch einmal anrufen.	Bitte melden Sie sich in einer Stunde noch einmal, dann ist Frau Dr. Fröhlich wieder zurück.

Bei der Betrachtung dieser Sätze fällt sofort auf, dass die befehlsfreie Form mit Begründung deutlich mehr Text erforderlich macht. Ist das im hektischen Krankenhausalltag unter Zeitdruck überhaupt umsetzbar? Ich sage hierzu ganz klar: Ja (und mehrere hundert Seminarteilnehmer sagen übrigens das Gleiche!). Die Vorteile für das Verhältnis zu Ihren Patienten, die nachgelagerten Arbeitsprozesse sowie den in der Endabrechnung resultierenden Zeitgewinn überwiegen. Der vermeintliche Zeitverlust, ein paar Sekunden innezuhalten, um die Gelassenheit und die damit verbundenen richtigen Worte zu finden, steht demgegenüber in keinem Verhältnis. Die nachfolgende Geschichte dient zur Illustration dieses Gedankens:

Till Eulenspiegel ging eines schönen Tages mit seinem Bündel an Habseligkeiten zu Fuß spazieren. Auf einmal hörte er, wie sich schnell Hufgeräusche näherten und eine Kutsche neben ihm hielt. Der Kutscher hatte es sehr eilig und rief: „Sag schnell - wie weit ist es bis zur nächsten Stadt?"

Till Eulenspiegel antwortete: „Wenn Ihr langsam fahrt, dauert es wohl eine halbe Stunde. Fahrt Ihr schnell, so dauert es zwei Stunden, mein Herr."

„Du Narr", schimpfte der Kutscher und trieb die Pferde zu einem schnellen Galopp an und die Kutsche entschwand Till Eulenspiegels Blick.

Till Eulenspiegel ging gemächlich seines Weges auf der Straße, die viele Schlaglöcher hatte. Nach etwa einer Stunde sah er nach einer Kurve eine Kutsche im Graben liegen. Die Vorderachse war gebrochen und es war just der Kutscher von vorhin, der sich nun fluchend daran machte, die Kutsche wieder zu reparieren.

Der Kutscher bedachte Till Eulenspiegel mit einem bösen und vorwurfsvollen Blick, worauf dieser nur sagte: „Ich sagte es doch: Wenn Ihr langsam fahrt, eine halbe Stunde..."[22]

Wie hoch ist der „*Zeitverlust*" im ausgesprochenen Wort bei den Sätzen auf der rechten Seite der Tabelle (Befehlsfrei + Begründung) im Vergleich zu den Formulierungen auf der linken Seite? Nehmen wir mal den längsten Satz und gehen von drei bis vier Sekunden aus (in Wahrheit ist es ganz sicher sogar noch deutlich weniger). Bitte führen Sie sich an dieser Stelle

---

[22] Vgl. Seiwert (2012)

noch einmal die Reaktionszeiten der Patienten vor Augen: *„Sie müssen zum Röntgen"* – 1 Minute, 16 Sekunden versus *„Bitte kommen Sie zum Röntgen, weil dort schon auf Sie gewartet wird"* – 28 Sekunden. Die Zeit, die Sie bei der vermeintlich längeren Formulierung im Vorfeld investieren, erhalten Sie im Gegenzug doppelt und dreifach zurück.

Zur Umsetzung im Klinikalltag hat sich folgende Herangehensweise gut bewährt: Beobachten Sie in den nächsten Tagen kritisch, ob Sie in Ihrem Stationsalltag ein oder zwei klassische Formulierungen mit dem Wort *„müssen"* regelmäßig benutzen. Nach der Identifikation dieser Formulierung überlegen Sie sich hierfür eine befehlsfreie Alternative einschließlich einer dazu passenden Begründung. In Studien zur Lerntheorie konnte gezeigt werden, dass Menschen bei den meisten Dingen ungefähr 70 Wiederholungen benötigen, bevor sie zu einem Automatismus bzw. einer Routine werden.[23] Wenn wir davon ausgehen, dass Sie Ihre Formulierung (zum Beispiel *„Sie müssen noch einen Moment Platz nehmen"* oder *„Das müssen Sie mit dem Arzt besprechen"*) zehnmal am Tag benutzen, bedeutet das im Umkehrschluss, dass Sie die Alternativformulierung genau eine Woche lang aktiv anwenden, bevor es zu einer Gewohnheit wird. Dann brauchen Sie gar nicht mehr darüber nachzudenken. Sie werden automatisch die neue Formulierung verwenden.

Als ich vor vielen Jahren das erste Mal mit dem Thema der *befehlsfreien Sprache* in Berührung gekommen bin, habe ich sofort die Entscheidung getroffen, zukünftig mehr darauf zu achten, ohne *„müssen"* auszukommen. Ich habe dabei die Erfahrung gemacht, dass man sich eine befehlsfreie Sprache binnen weniger Wochen angewöhnen kann. Dieser Prozess findet in insgesamt vier Schritten statt. Der erste davon wird Ihnen bereits heute oder morgen nach dem Weglegen dieses Buches widerfahren. Sie hören das Wort *„müssen"* auf einmal bei anderen Leuten. Dieses Wort ist Alltagssprache und gehört laut verschiedenen Quellen zu den zehn meist genutzten Verben in Deutschland[24], ohne dass wir uns eigentlich im Klaren darüber sind, welche Gefühle und Reaktionen wir damit bei anderen auslösen. Danach werden Sie damit beginnen, dieses Wort bei sich selbst zu hören.

---

[23] Vgl. Lally et al. (2010)
[24] Vgl. D-lernen Wortschatz – Die 100 wichtigsten deutschen Verben (o.D.) http://d-lernen.blogspot.de/2010/03/d-lernen-wortschatz-die-500-wichtigsten_08.html

In einem dritten Schritt hören Sie es bei sich selbst, bevor Sie es ausgesprochen haben (Sie haben es also lediglich innerlich ausformuliert.). In einem letzten Schritt kommen Sie an den Punkt, dass Sie *müssen* schlichtweg nicht mehr verwenden. Aus eigener Erfahrung kann ich Ihnen versprechen, dass eine bewusste Achtsamkeit dazu führt, dass wir binnen weniger Wochen „müssen" nicht mehr sagen „müssen". Ich benutze dieses Wort nur noch zu Beginn einer Schulung, wenn ich wie bereits geschildert „einen Freiwilligen" nach vorne hole.

Mithilfe der „*Befehlsform*" sind kurze und knappe Sätze möglich. Es führt jedoch in die Irre, zu glauben, dass hierdurch auch schnellere Ergebnisse erzielt werden. Wir glauben, dass wir mit dieser Art der Kommunikation Dringlichkeit zum Ausdruck bringen können. Stattdessen findet genau das Gegenteil statt. Es entstehen unnötige Diskussionen, die Zeitverlust und negative Emotionen bei allen Beteiligten zur Folge haben. Ich programmiere[25] mein Gegenüber durch diese Wortwahl auf Zwang. Damit löse ich Druck und folglich Widerstand aus. Dieses Phänomen gilt jedoch nicht nur im Umgang mit anderen, sondern auch im Umgang mit uns selbst.

3.5 Ich muss wieder gesund werden!

Wir gehen gedanklich noch einmal zurück zu der Situation aus dem Anfangsbeispiel in Kapitel 2. Sie kommen mit einem Drehschwindel in eine fremde Klinik. Sie betreten die Eingangshalle des Klinikums und kommen an die Information. Dort legen Sie die Überweisung Ihres Hausarztes vor. Der Mitarbeiter am Empfang schaut kurz drauf und sagt:

> „*Da muss ICH mal eben nachfragen.*"

Welche Botschaft sendet er damit aus?

Wie bereits beschrieben, beinhaltet die Befehlsform Zwang. Das gilt auch bei der Selbstansprache. „*Ich muss nachfragen*" hört sich an, als ob eine höhere Instanz mit einer Peitsche über dem Empfangsmitarbeiter steht und ihn zum Nachfragen zwingt. Das ist problematisch, weil Patienten von

---

[25] In der Psychologie wird dieser Aspekt mit dem Begriff des *Primings* beschrieben (Kapitel 12).

Medizinern *Hilfsbereitschaft* erwarten (siehe Kapitel 2). *„Ich muss nach-fragen"* impliziert, dass ich helfe. Allerdings legt die Aussage gleichzeitig den Schluss nahe, dass meine Bereitschaft dazu eher gering ausfällt. Schließlich *muss* ich helfen. Um es noch etwas drastischer mit den Worten einer Seminarteilnehmerin auszudrücken:

> *„Ich helfe dir zwar, aber ich habe da ehrlich gesagt gar keinen Bock drauf. Du machst mir gerade Arbeit!"*

Ein anderes Beispiel: Sie möchten an einem Samstag spontan einen Ausflug machen und beschließen daher, ein Lunchpaket vorzubereiten. Zu Ihrem Entsetzen stellen Sie fest, dass der Kühlschrank vollkommen leer ist. Sie sagen zu sich selbst: *„Oh, ich muss noch einkaufen gehen."* Wie fühlt sich das an? Was macht dieser Gedanke mit Ihnen? Ich für meinen Teil lasse jetzt erst einmal die Schultern hängen, schnaufe vor mich hin und denke, dass es mindestens 20 andere Sachen gibt, auf die ich gerade mehr Lust hätte als in den Supermarkt zu fahren. Diese Unlust ist der innerliche Gegendruck zu der Aussage: *„Ich muss noch einkaufen gehen!"* – Druck erzeugt Gegendruck.

Eine Seminarteilnehmerin aus Soest schilderte hierzu ein sehr spannen-des Beispiel aus ihrem Klinikalltag. Sie kam in das Zimmer einer Patientin, im Folgenden Frau Müller genannt. Frau Müller lag ihrer Erzählung nach wie ein sprichwörtlich *nasser Sack* im Bett und murmelte vor sich hin: *„Ich muss wieder gesund werden."* Der eigens auferlegte Druck in der Selbst-ansprache spiegelte sich in ihrer kompletten Körperhaltung wider. Die Seminarteilnehmerin ging daraufhin zu Frau Müller ans Bett und meinte: *„Frau Müller, gehe ich recht in der Annahme, dass Sie wieder gesund wer-den wollen?!"* Dies wurde von Frau Müller umgehend bejaht. Daraufhin meinte sie: *„Frau Müller, wenn Sie gesund werden wollen, dann sagen Sie das doch auch so."* Die anschließende Beobachtung versetzt mich noch im-mer ins Staunen, wenn ich anderen Menschen davon erzähle. Frau Müller setzte sich umgehend kerzengerade in ihr Bett und sagte mit einem breiten Lächeln: *„Ja, ich will wieder gesund werden."* Sie nahm aufgrund der ver-änderten Selbstansprache (Ich will anstatt ich muss) eine völlig neue, beja-hende Körperhaltung ein. Der Druck schien völlig von ihr abgefallen zu sein. Hier wird die Wirkung eines einzelnen Wortes auf die Einstellung und die gesamte Körpersprache deutlich. Unsere Wortwahl ist immer Ausdruck der inneren Haltung, die wir zu einem Thema, einer Situation oder einer anderen Person haben. Umgekehrt kann das gesprochene Wort jedoch auch unsere Haltung und Gedanken beeinflussen. Es besteht eine Wechselwirkung.

Ich möchte Ihnen an dieser Stelle keine Illusionen machen. Das allwöchentliche Bügelritual am Samstagmorgen wird durch den einleitenden Satz *„Ich will jetzt endlich bügeln"* ganz sicher nicht zu einem Event der Superlative. Aber es macht einen Unterschied! Jeder kennt den Unterschied der eigenen Motivation, wenn wir etwas tun müssen im Vergleich dazu, wenn wir etwas tun möchten. *„Ich muss mal eben nachfragen"* wird mit großer Wahrscheinlichkeit von einer entsprechenden Betonung sowie der dazu passenden Körperhaltung begleitet. Wir haben bereits über die Bedeutung der Körpersprache gesprochen (58%), so dass das Gesamtbild in diesem Fall sicherlich nicht dem entspricht, was wir gegenüber dem Patienten abgeben möchten.

Es ist vollkommen klar, dass jeder von uns im Berufsleben des Öfteren mit Situationen konfrontiert ist, in denen man das Gefühl hat, etwas tun zu müssen. Sei es, weil uns ein Vorgesetzter die Anweisung dazu gegeben hat oder weil ansonsten eine Prozesskette zum Erliegen käme. Es ist jedoch nicht notwendig, Patienten und Angehörigen das auf die Nase zu binden. Sprachlich ist das eine der leichtesten Übungen. Wie kann man den Satz *„Da muss ich mal eben nachfragen"* formulieren, so dass *Hilfsbereitschaft* zum Ausdruck gebracht wird? Richtig: *„Ich frage mal eben nach."* Der Tipp an dieser Stelle ist ganz einfach: Streichen Sie *„Ich muss."* Übernehmen Sie Verantwortung für das, was Sie tun. Bei dieser Alternative sparen Sie sogar ein Wort. Das kann dann bei den Begründungen zusätzlich investiert werden.

Manchmal bieten Seminarteilnehmer sogar an, das Ganze noch mit dem Wörtchen *gerne* zu *„*garnieren*"* (*„Ich frage das gerne für Sie nach"*). Das ist natürlich Service in Reinkultur – jemand kümmert sich und es wird auch noch gerne gemacht. Ich bin der Meinung, dass dieses Wort nicht inflationär genutzt werden sollte. Ansonsten besteht die Gefahr, dass es wie eine aufgesetzte Floskel wirkt. Unternehmensberatungen vertreten hier den Ansatz, es sei im Sinne einer gepflegten Servicekultur unerlässlich, immer wieder zu betonen, dass etwas *gerne* gemacht wird. Ich glaube, dass es wichtig ist, diesbezüglich eine goldene Mitte zu finden und authentisch zu bleiben. Entscheiden Sie selbst, wie Sie persönlich damit umgehen möchten.

Praxistransfer

Druck erzeugt Druck – Befehlsfrei vermeidet Widerstand

Formulierungen mit „*muss*" klingen nach Zwang.
Das erzeugt unnötigen Widerstand.

Nicht: „*Sie müssen zum Röntgen.*"
Besser: „*Bitte kommen Sie zum Röntgen.*"

Nicht: „*Da muss ich erstmal nachfragen.*"
Besser: „*Ich frage das gerne für Sie nach.*"

Streichen Sie „*Sie müssen / Ich muss*"

---

4 www.konflikte.de

„Um klar zu sehen, genügt ein Wechsel der Blickrichtung."

(Antoine de Saint-Exupéry)

Warum empfindet man inneren Widerstand bei Formulierungen, die Zwang implizieren? Woher kommt das und welche weiteren Implikationen ergeben sich daraus für den Umgang mit Patienten und Angehörigen? In diesem Kapitel werden die psychologischen Prozesse erläutert, die dazu führen, dass Patienten allergisch darauf reagieren, wenn sie sich unter Druck gesetzt fühlen. Darüber hinaus wird deutlich, welche Rolle die Selbstbestimmung von Patienten, sowohl bei Vermeidung als auch bei der Bearbeitung von Konflikten, spielt.

4.1 Let`s get ready to Rumble! – Patient versus Mediziner

Für Patienten ist ein Krankenhausaufenthalt eine Ausnahmesituation. Sie werden aus ihrem Alltag herausgerissen und kommen aufgrund gesundheitlicher Beschwerden als hilfsbedürftiger Mensch in eine für sie ungewohnte Umgebung. Losgelöst von der Krankheit stellt sich die Frage, mit welchen weiteren Gefühlen und Empfindungen sie während eines Klinikaufenthaltes zu kämpfen haben?

Patienten (und auch ihre Angehörigen) sind häufig ängstlich, verunsichert und hilflos. Darüber hinaus fühlen sie sich alleingelassen, entmündigt und ausgeliefert.[26] Bei der Suche nach einem Überbegriff bzw. Synonym für diese Gefühlszustände kann man sagen, dass sie sich *klein* fühlen. Die Gründe für dieses Gefühl der Unterlegenheit sind vielfältig. Die Beziehung zwischen Medizinern und Patienten ist in vielerlei Hinsicht asymmetrisch:

---

[26] Vgl. Mikich (2013)
Patienten sind im Krankenhaus noch ausgelieferter als bei ihrem Hausarzt. Den Hausarzt kann man (zumeist) wechseln. Das Krankenhaus kann man nicht verlassen, wenn einem nicht gefällt, wie sich der Arzt einem gegenüber verhält.

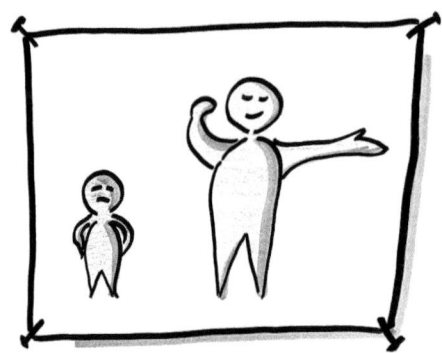

1. Patienten betreten in einem Krankenhaus unbekanntes Terrain. Mediziner hingegen sind sowohl mit den Abläufen als auch den räumlichen Gegebenheiten bestens vertraut. Sie wissen in der Regel, welche Untersuchungen wann, wie und aus welchen Gründen durchgeführt werden. Es existiert ein Informationsdefizit auf Seiten des Patienten.[27] Er weiß in der Regel nicht, was im Einzelnen auf ihn zukommt.
2. Mediziner sind Experten auf ihrem Gebiet. Sie verfügen über eine Expertise, die den meisten Patienten vorenthalten bleibt. Sie haben Fachwissen und kennen die Bedeutung unzähliger Fachbegriffe.
3. Für Patienten ist ihre Erkrankung von hoher subjektiver Relevanz, je nachdem sogar von existentieller Bedrohung. Für Mediziner handelt es sich hingegen zumeist um berufliche Routine.
4. Mediziner haben ein *Heimspiel*. Sie bestimmen die Regeln in ihrem Haus. Patienten hingegen befinden sich in einer für sie ungewohnten Umgebung mit ganz eigenen, unbekannten und häufig nicht nachvollziehbaren Regeln. Sie sind als Gast bei einem *Auswärtsspiel* und dazu angehalten, sich diesen Regeln unterzuordnen.
5. Es besteht ein Abhängigkeitsverhältnis – der Patient benötigt die Hilfe des Mediziners. Menschen, die ihr Leben in der Regel selbstständig meistern, geraten in eine Situation, in der sie plötzlich stark abhängig von Fachexperten sind. Selbst einfachste Verrichtungen wie Essen,

---

[27] Lösungsansätze zur Aufhebung dieses Informationsdefizites folgen in Kapitel 10.

Trinken oder der Gang zur Toilette können teilweise kaum noch autonom oder gar nicht mehr alleine durchgeführt werden.

6. In der Regel sind die Angestellten einer Klinik in großer Anzahl vertreten, wohingegen Patienten (zumindest außerhalb der Besuchszeiten) alleine sind.

7. Außerdem trägt das Klinikpersonal zumeist eine „Uniform" in Form eines Kasacks bzw. Kittels.

Aufgrund dieses Ungleichgewichts in Bezug auf Wissen, Betroffenheit, Rolle und Verletzlichkeit besteht eine *Machtasymmetrie* zwischen Medizinern und Patienten. Hierdurch ergibt sich folgendes Problem: Wenn wir mit anderen Menschen interagieren, möchten wir das immer auf „*Augenhöhe*" tun. In dem Schaubild auf der vorherigen Seite wird jedoch deutlich, dass Patienten sich nicht auf Augenhöhe mit Medizinern befinden. Aus diesem Grund ist auch ein Satz wie „*Sie dürfen jetzt zum Röntgen*" als Alternative zu „*Sie müssen zum Röntgen*" eher ungeeignet. Diese Formulierung suggeriert, dass wir unser Einverständnis dazu geben, dass der Patient etwas Bestimmtes tun *darf*. Folglich wird das Ungleichgewicht durch diese Aussage zusätzlich untermauert. Insofern verwundert es kaum, wenn eine Reaktion auf diesen gut gemeinten Satz lediglich in einer flapsigen Bemerkung resultiert: „*Das ist aber nett von Ihnen, dass ich das darf.*"

Doch was kann der „Kleine" (Patient) tun, um mit dem anderen (Mediziner) auf Augenhöhe zu gelangen? Was könnte man in die Abbildung einzeichnen, um dieses Ungleichgewicht wieder aufzuheben? Ein Fünfjähriger weiß die Antwort sofort: Er stellt sich auf eine Kiste:

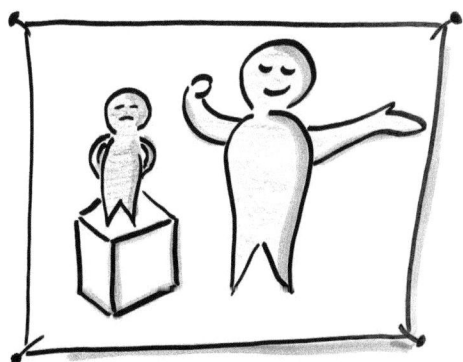

4.2 Statuskisten – „Ich bin aber Privatpatient!"

Haben Sie schon einmal mit Menschen zu tun gehabt, die sich größer machen als sie sind?

Typische Beispiele hierfür lauten:

- *„Ich bin übrigens Privatpatient."*
  Eine lustige, wenn auch wenig konstruktive Antwort lautet:
  „Macht ja nichts, wir helfen Ihnen trotzdem gerne!"
- *„Ich kenne Ihren Chef."*
  Antwort: *„Ich auch. Wahrscheinlich sogar besser als Sie."*

Es handelt sich bei der eingezeichneten Kiste um eine sog. *Statuskiste.* Weitere Beispiele für Statuskisten lauten:

- *„Mein Bruder ist übrigens Rechtsanwalt."*
- *„Mein Schwager arbeitet bei der Zeitung."*
- *„Sprechen Sie mich gefälligst mit Doktortitel an. Ich habe promoviert!"*
- *„Letztes Jahr war ich auf einer Reha in Sylt. Ich weiß, was man in der Pflege leisten kann, wenn man sich ein bisschen anstrengen würde."*
- *„Sie wissen aber schon, dass ich Ehrenbürger der Stadt bin?!"*

Ob persönliche Beziehungen, Statussymbole (Autos, teurer Schmuck etc.) oder der Bildungshintergrund – Menschen (die sich klein fühlen) benutzen diese vermeintlichen Argumente, um sich bildlich gesprochen größer zu machen. In diesem Kontext wird insbesondere der Umgang mit Privatpatienten häufig als schwierig empfunden. Privatpatienten seien extrem anspruchsvoll und nur schwer zugänglich. An dieser Stelle folgt ein kurzer Exkurs zu dem Verhalten von Privatpatienten, wobei gesetzlich versicherte Patienten sicherlich mindestens genauso „schwierig"[28] sein können.

---

[28] Ich benutze hier den Begriff *„schwierig"*, da er in vielen Schulungen von Seminarteilnehmern gebraucht wird. Ich finde das jedoch nicht ganz passend. Siehe hierzu Kapitel 11.

Das Verhalten von Privatpatienten, was manchmal etwas abstrus oder sonderbar erscheinen mag, hat in der Regel nichts mit der Versicherungsform zu tun. Stattdessen ist der Blick auf einen anderen Umstand lohnenswert. Sehr viele (nicht alle) Privatpatienten sind Freiberufler. Was ist der wesentliche Unterschied zwischen Menschen in einer Festanstellung und einem Freiberufler? Freiberufler haben in der Regel keinen Vorgesetzten. Daraus resultiert deutlich mehr *Selbstbestimmung* im Berufsleben. Ich selbst bin ebenfalls Freiberufler und somit mein eigener Chef. Wenn mein Wecker an einem seminarfreien Montagmorgen um sieben Uhr klingelt und ich keinen Drang zum Aufstehen verspüre, besteht für mich durchaus die Möglichkeit, den Wecker einfach auszuschalten und mich noch einmal umzudrehen. Im Anschluss stehe ich mit folgender Überlegung auf: *„Was mache ich denn heute so?"* Ich könnte ein neues Buch zum Thema Konfliktpsychologie lesen. In diesem Fall koche ich mir eine Tasse Kaffee, setze mich auf die Couch und lese anschließend den ganzen Tag dieses Buch. Auf Dauer ist dieses Szenario sicherlich mit finanziellen Konsequenzen verbunden, aber theoretisch kann ich es genau so, also vollkommen selbstbestimmt, machen. Bei Menschen in einer Festanstellung sieht der gleiche Montagmorgen vollkommen anders aus. Normalerweise gibt es eine klare Vorgabe hinsichtlich des Dienstbeginns (bei Gleitzeit etwas flexibler), ein eng definiertes Aufgabenfeld und zudem einen Vorgesetzten, der weisungsbefugt ist und vorgeben kann, in welcher Reihenfolge man seine Aufgaben zu erledigen hat. In diesem Fall ist der Grad der Selbstbestimmung deutlich geringer. Bei Betrachtung der Abbildung auf Seite 52 wird jedoch deutlich, dass Menschen infantilisiert werden, sobald sie in ein Krankenhaus kommen. Plötzlich heißt es dann: *„Um sechs Uhr wird aufgestanden, um sieben Uhr gibt es Frühstück, danach kommt der Arzt zur Visite und um elf müssen Sie zum Röntgen!"* Patienten geben ihre Selbstbestimmung am Eingang ab bzw. bekommen diese fast vollständig „weggenommen". Die Anpassung an diese Situation ist insbesondere für Menschen schwierig, die von Berufswegen her mehr Selbstbestimmung gewohnt sind.

Ein Trainerkollege hat mir in diesem Zusammenhang einen interessanten Denkanstoß gegeben. Er erzählte davon, vor einigen Jahren für ein Bundeswehrkrankenhaus tätig gewesen zu sein. Eine große Besonderheit in diesem Kontext besteht darin, dass hier alle Patienten über die gleiche Krankenversorgung, die sog. Heilfürsorge versichert sind. Dennoch berichteten die

Angestellten dieses Krankenhauses, es gäbe bestimmte Patienten, die Statuskisten deutlich öfter „benutzten" als andere. Ich stellte mir sofort die Frage, wer das bei der Armee gewesen sein mochte. Vor dem Hintergrund der Selbstbestimmung konnte ich mir die Frage selbst beantworten. Die Antwort lag auf der Hand: die ranghöheren Offiziere. Lassen Sie doch einmal Ihrer Phantasie freien Lauf. Was würde passieren, wenn wir einem altgedienten General vorgeben, wann er morgens Frühstück zu essen hat. Mit großer Wahrscheinlichkeit würde er uns den Vogel zeigen. Diese Vermutung wurde von den Pflegekräften vor Ort bestätigt. Patienten, die in der Befehlskette weiter unten stehen (rangniedrigere Offiziere), konnten sich relativ schnell an die Ausnahmesituation im Krankenhaus gewöhnen. Patienten mit höherem Dienstgrad und somit deutlich mehr Selbstbestimmung taten sich damit hingegen sehr viel schwerer. Es handelt sich hierbei nicht um einen ganzheitlichen, aber dennoch interessanten und nachvollziehbaren Erklärungsansatz.

Das Gefühl des Kontrollverlusts plagt viele Patienten und Angehörige, losgelöst von ihrem Versicherungsstatus. Der Verlust von einmal besessenen Freiheiten ist etwas, womit sich Menschen nur schwer arrangieren können. Der Psychologe *Jack Brehm* geht bei seinem Erklärungsansatz zu den menschlichen Reaktionen auf die Einengung ihrer persönlichen Kontrollmöglichkeiten sogar davon aus, dass das Bedürfnis nach Erhaltung unserer Freiheiten verstärkt wird, wenn zuvor eine Einschränkung oder Gefährdung unserer Wahlfreiheit stattgefunden hat.[29] Dieses Kernelement der sog. *Reaktanztheorie* hat im Krankenhauskontext eine ganz besondere Brisanz.

4.2.1 Spielzeug und Waschpulver: Der Romeo & Julia-Effekt

Mithilfe einer Vielzahl von Studien kann ein breites Spektrum von Verhalten als Ausdruck von *Reaktanz* erklärt werden. Viele Eltern erleben ihre Kinder im dritten Lebensjahr als besonders widerspenstig; gibt man ihnen ein Spielzeug, wollen sie garantiert ein anderes; nimmt man sie auf den Arm, wollen sie wieder runtergelassen werden usw.

---

[29] Vgl. Brehm & Brehm (1981)

Bei einem Experiment in den 70er Jahren wurden zweijährige Kinder in einen Raum mit zwei Spielzeugen gebracht. Das Spielzeug war so angeordnet, dass ein Spielzeug neben einer durchsichtigen Barriere aus Plexiglas stand und das andere jeweils dahinter. Bei einigen Kindern stellte die Scheibe kein Hindernis dar, da sie lediglich 30 Zentimeter hoch war und die Kinder problemlos darüber greifen konnten. Bei den anderen Kindern war sie hingegen 60 Zentimeter hoch und somit unüberwindbar. Sie kamen folglich nur an das Spielzeug, wenn sie um das Plexiglas herumgingen. Ziel des Experiments war es zu beobachten, wie schnell die Kinder Kontakt zu dem Spielzeug aufnahmen. Die Ergebnisse hierzu waren eindeutig und im Einklang zur *Reaktanztheorie*.

Wenn das Plexiglas zu niedrig war, um den Zugang zu dem dahinterliegenden Spielzeug zu versperren, zeigten die Kinder keine Präferenz für ein bestimmtes Spielzeug. Bei der hohen Barriere, also einem echten Hindernis, entschieden sich die Kinder hingegen viel eher für das weniger leicht erreichbare Spielzeug. Sie berührten es dreimal schneller als das leicht erreichbare.[30] Die Kinder reagierten damit so, wie Zweijährige eben auf eine Beschränkung ihrer Freiheit reagieren: mit Trotz!

Kinderpsychologen erklären dieses Phänomen dadurch, dass Kinder in diesem Alter anfangen, sich als Individuum zu betrachten. Sie fangen an, sich als einzigartiges und eigenständiges Wesen zu begreifen. Dieses sich entwickelnde *Autonomiekonzept*[31] führt zu einem anderen Konzept, nämlich dem der Freiheit. Ein unabhängiges Wesen kann eigene Entscheidungen treffen und will seine Optionen kennenlernen.

Die Tendenz, Beschränkungen der eigenen Freiheit anzugehen, bleibt das ganze Leben lang bestehen und findet in allen Bereichen unserer sozialen Umgebung weitere Beispiele für seine Geltung, sogar in der einschlägigen Weltliteratur. Romeo und Julia begehen in Shakespeares Drama als Reaktion auf die Versuche ihrer Eltern, sie voneinander fernzuhalten, einen tragischen Doppelsuizid. So demonstrieren sie ihren freien Willen, für alle Zeit vereint zu sein. Entgegen einem Romantiker würden Sozialwissenschaftler dieses Verhalten nicht mit der unendlichen Liebe, die beide füreinander empfinden, erklären, sondern stattdessen auf die Rolle der elterlichen Stör-

---

[30] Vgl. Brehm & Brehm (1981)
[31] Vgl. Schmidt (2018)

manöver und die dadurch hervorgerufene Reaktanz verweisen. Interessanterweise untermauern Studien mit tatsächlich verliebten Teenager-Paaren genau diesen Effekt. Hier zeigte sich, dass die kritische Einmischung der Eltern in die Beziehung dazu führte, dass die Paare stärker füreinander empfanden und der Wunsch zu heiraten stärker war. Die Zunahme der Einmischungsversuche intensivierte die Liebe des Paares.[32]

Losgelöst von Kleinkindern und Teenagern in der Pubertät lässt sich *Reaktanz* in nahezu allen Lebensbereichen beobachten. Das Verbot von phosphathaltigem Waschmittel in der Großstadt Miami in den USA führte dazu, dass mehr Phosphatmittel in den Nachbarregionen der Stadt gekauft wurde. Darüber hinaus hielten die Bürger von Miami phosphathaltige Waschpulver plötzlich sogar für bessere Produkte als zuvor.[33] Diese Reaktion ist typisch für Personen, die eine vorherige Freiheit eingebüßt haben. Die Corona-Krise führte 2020 unter anderem zu einem Kontaktverbot, der Absage von Konzerten und Sportveranstaltungen sowie der Schließung von Museen, Restaurants und Schulen. Neben einer Vielzahl weiterer Einflussfaktoren war der Umgang mit diesen Verboten und Einschränkungen mitunter auch deshalb für viele Menschen so schwierig, da diese Situation eine starke Form von Reaktanz ausgelöst hat. Zum jetzigen Zeitpunkt scheint die Krise noch nicht überwunden, jedoch kann vermutet werden, dass wir alle zu einem hoffentlich nicht zu weit in der Zukunft liegenden Zeitpunkt mit einer noch nie dagewesenen Freude das erste Konzert, die erste Reise oder das erste Fußballspiel besuchen werden – da wir eine uns abhanden gekommene Freiheit zurückerlangen.[34]

Doch welcher Zusammenhang besteht zwischen diesen Ausführungen und dem Umgang mit Patienten in einem Krankenhaus?

---

[32] Vgl. Driscoll, Davis & Lipetz (1972)
[33] Vgl. Mazis (1975)
[34] Die Wirkungsmechanismen auf die menschliche Psyche während der Corona-Krise sind deutlich vielschichtiger als hier beschrieben. Darüber hinaus möchte ich die Pandemie nicht mit dem Aufenthalt in einem Krankenhaus vergleichen. Mir ist jedoch während des Schreibens die Verbindung der hier beschriebenen Reaktanztheorie zu meinen persönlichen Empfindungen während der Corona-Krise aufgefallen.

4.2.2 Die „Qual" der Wahl – Das Prinzip der Mitwirkung

„Die Würde des Menschen besteht in der Wahl. "

(Max Frisch)

Wir neigen nachgewiesenermaßen dazu, mit Trotz und Gegenwehr zu reagieren, wenn uns eine einmal gewonnene Freiheit wieder weggenommen wird. Genau das lässt sich in vielen Situationen im Krankenhausalltag beobachten. Mündige, erwachsene Menschen erhalten plötzlich Anordnungen, wann sie was, wie und wo genau zu tun haben. Die Besuchs-, Schlaf- und Essenszeiten sind vorgegeben, sie *müssen* zu Untersuchungen kommen und sich auf Anweisung sogar ausziehen. Das führt zu einem subjektiv empfundenen Ungleichgewicht und einem damit (stärker als sonst) einhergehenden Wunsch nach Autonomie und Selbstbestimmung. Mithilfe der richtigen Wortwahl bzw. durch einen einfachen Trick kann es jedoch gelingen, dieses Ungleichgewicht (der „ Kleine " versus der „ Große ") ein Stück weit aufzuheben und dem anderen das Gefühl zu vermitteln, sich auf Augenhöhe zu befinden. *„Menschen sind eher geneigt, eine Entscheidung zu akzeptieren und stärker motiviert, sie auszuführen, wenn sie am Entscheidungsprozess mitgewirkt haben. "*[35] Für Prozesse, die wir aktiv mitgestalten, übernehmen wir ganz anders Verantwortung und engagieren uns mehr, als wenn wir uns selbst nur als Ausführenden erleben. Wir wollen selbst entscheiden, was wir wie machen möchten. Dieses *Prinzip der Mitwirkung* können Sie mithilfe einer einfachen Kommunikationstechnik bestärken. Betonen Sie Patienten und Angehörigen gegenüber nach Möglichkeit immer wieder, dass sie stets die freie Wahl haben:

„Es ist IHRE Entscheidung, ob wir das so machen oder nicht. "
„Wenn SIE möchten, dann ... "
„Ist es für SIE in Ordnung, dass jetzt ... "

Wir können möglichen Widerstand dadurch vermeiden, dass wir unserem Gesprächspartner seine *Entscheidungsfreiheit* bzw. *Selbstbestimmung* vor

---

[35] Vgl. Gordon (1977)

Augen führen. Mithilfe dieser Sätze verdeutlichen wir dem anderen, dass er die Zügel selbst in der Hand hat und frei bestimmen kann. Jeder Mensch möchte schließlich sein eigenes Schicksal lenken können. Zwang durch andere erzeugt hingegen Ressentiment und Widerstand.

Dieser Ansatz hat dahingehend seine Grenzen, als dass das Prinzip der Förderung zur Selbstbestimmung nicht das Prinzip der Fürsorge außer Kraft setzen darf. Wie bereits beschrieben, ist die Beziehung zwischen Patienten und Medizinern durch Abhängigkeit und ein asymmetrisches Informationsverhältnis geprägt. Patienten sind aufgrund ihrer Erkrankung auf professionelle Hilfe und Expertenwissen angewiesen. Eine vollständig unabhängige Entscheidung im Sinne eines souveränen Patienten ist dementsprechend beispielsweise bei der Wahl der richtigen Behandlungsmethode nicht immer möglich. Es ist sicherlich wenig zielführend, einen Patienten mit akuten Herzbeschwerden nach seinen Behandlungsansichten zu befragen. Wenn es allerdings um Alternativen geht, die als gleich vielversprechend gelten, kann die Entscheidung durchaus bei demjenigen liegen, der es auch *auszubaden* hat. Hier stellt sich vielmehr die Frage, ob der Patient tatsächlich so kundig und informiert ist, dass er entscheiden kann und auch möchte. Denn nur wer die möglichen Behandlungsalternativen versteht, kann auch wirklich mitentscheiden (siehe Kapitel 9).

Bei unserem Röntgenbeispiel ist eine Wahlmöglichkeit wenig sinnvoll, da keine besteht. In diesem Fall ist, wie bereits beschrieben, eine höfliche und dennoch klare Aufforderung zum Mitkommen das bessere Mittel der Wahl (*„Bitte kommen Sie jetzt mit zum Röntgen, dann sind Sie für heute bereits fertig"*). Es existiert jedoch eine Vielzahl von Situationen, in denen das *Prinzip der Mitwirkung* gut eingesetzt werden kann. Hierdurch lassen sich unnötige Konflikte und Diskussionen vermeiden. Ein Beispiel aus dem vorherigen Kapitel veranschaulicht die Wirkungsweise des Kontrollgewinns durch Selbstbestimmung. Erinnern Sie sich an die Sekretärin mit ihrer Aussage:

„Sie müssen noch einen Moment Platz nehmen."

Lassen Sie die nachfolgende Aussage zunächst auf sich wirken:

„Wenn SIE möchten, können Sie noch einen Moment Platz nehmen."

In diesem Fall lässt sie mir die freie Wahl zum Platznehmen. Es ist stark zu bezweifeln, dass ich aufgrund dieser Aussage ein Problem damit gehabt hätte, mich für ein paar Minuten hinzusetzen. Ich kann selbst entscheiden und fühle mich nicht in meiner Autonomie beschnitten. Hier noch zwei weitere Beispiele zur Vermeidung unnötiger Diskussionen. Entscheiden Sie selbst, welche Formulierung besser ist:

Variante 1:   *„Die Hälfte müssen Sie zahlen."*
Variante 2:   *„Die Kasse zahlt die Hälfte, die andere Hälfte*
wird vom Patienten getragen. Sie entscheiden,
ob Sie das machen möchten oder nicht."

Beim Blutabnehmen können Sie Patienten ebenfalls die Möglichkeit zur Mitgestaltung einräumen:

„Möchten Sie sitzen oder liegen?"
Ist Ihnen dabei der rechte oder der linke Arm lieber?"

Zur weiteren Verdeutlichung dieses Prinzips möchte ich Sie zu folgendem Gedankenexperiment einladen:

Szenario 1
Sie kommen als Angehöriger zur Mittagszeit auf die Station, um ihre Mutter zu besuchen. Beim Betreten des Zimmers stellen Sie fest, dass Ihre Mutter beim Trinken das Kopfkissen bekleckert hat, weil ihr niemand den Umgang mit der Schnabeltasse gezeigt hat. Infolgedessen begeben Sie sich auf die Suche nach einer Pflegekraft um sich zu beschweren. Da Sie jedoch auf Anhieb niemanden finden können, gehen Sie zum Schwesternzimmer. Dort erzählen Sie, das Kopfkissen Ihrer Mutter sei nass und ein frischer Bezug dringend erforderlich. Daraufhin erklärt Ihnen eine der Pflegekräfte, dass derzeit die Übergabe stattfinde. Diese dauere noch 40 Minuten. Anschließend werde man sich umgehend um den Bezug des Kopfkissens kümmern. Da Ihnen 40 Minuten zu lang erscheinen, fragen Sie die Pflegekraft, ob Sie einfach selbst die Bezüge austauschen könnten. Dies wird allerdings vehe-

ment verneint, da der Wechsel der Kopfkissenbezüge schließlich eine Aufgabe der Pflege und nicht Aufgabe der Angehörigen sei. Sie bleiben jedoch hartnäckig und fragen erneut nach. Wenn man Ihnen kurz zeigen würde, wo sich frische Bezüge befänden, stelle dies kein Problem dar. Man könne „die Kirche ruhig im Dorf lassen". Schließlich sei der Vorgang dann erledigt und alle hätten ihre Ruhe.

Szenario 2
Die Situation ist zunächst einmal identisch. Sie kommen zur Mittagszeit als Angehöriger auf die Station, um ihre Mutter zu besuchen. Beim Betreten des Zimmers stellen Sie fest, dass ihre Mutter beim Trinken das Kopfkissen bekleckert hat, weil ihr niemand den Umgang mit der Schnabeltasse gezeigt hat. Infolgedessen begeben Sie sich auf die Suche nach einer Pflegekraft um sich zu beschweren. Da Sie jedoch auf Anhieb niemanden finden können, gehen Sie zum Schwesternzimmer. Dort erklären Sie, das Kopfkissen Ihrer Mutter sei nass und ein frischer Bezug dringend erforderlich. Daraufhin erklärt Ihnen eine der Pflegekräfte, dass derzeit die Übergabe stattfinde. Diese dauere noch 40 Minuten. Unvermittelt schlägt sie daher vor:

„Wissen Sie was, beziehen Sie das Bett doch am besten eben selbst!
Da hinten rechts im Schrank sind die Bezüge."

Wie würden Sie in dieser Situation reagieren?
Wahrscheinlich geht Ihnen gerade genau das Gleiche durch den Kopf wie den meisten anderen auch?! Die Antwort der Pflegekraft in Szenario zwei ist eine absolute Frechheit und zieht mit hoher Wahrscheinlichkeit einen Streit über die Zuständigkeiten in dem Krankenhaus nach sich. Doch worin besteht der Unterschied zu Szenario eins? In dem ersten Beispiel kommt die Idee, das Kopfkissen selbst zu wechseln, nicht von der Pflegekraft, sondern von dem Angehörigen. Dieser Vorschlag ist leichter annehmbar, da man nicht fremdbestimmt wird. Hier wird der Effekt deutlich, wenn wir frei entscheiden können was wir tun – das *Prinzip der Mitwirkung.*
In den meisten Fällen kommen Patienten und Angehörige jedoch nicht von selbst auf eine derartige Idee. Es besteht dennoch die Möglichkeit, mithilfe einer gezielten Frage diesen Denkprozess anzukurbeln und das Gefühl

zu vermitteln, auf Augenhöhe miteinander zu sprechen. Es empfiehlt sich bei Konflikten, Beschwerden und anderen schwierigen Situationen immer, zunächst den Gesprächspartner zu fragen, wie er sich eine Lösung vorstellt (*„Es tut mir leid. Was können wir denn jetzt tun?"* – siehe Kapitel 13). Wenn eine gut umsetzbare Idee als Antwort kommt, können wir diese aufgreifen. Das Gegenüber nimmt einen eigenen Lösungsvorschlag deutlich besser an, als wenn die gleiche Idee von einem Dritten kommt. Den Beteiligten nach einer Lösung zu fragen und mit einzubeziehen, klappt oft viel besser als man denkt.

Sozialwissenschaftler und Psychologen wissen bereits seit langem um die Vorteile der Mitbestimmung. Menschen hören auf, sich gegenüber einer vernünftigen Verfahrensweise passiv und abwehrend zu verhalten, wenn sie an der Festlegung dieser Verfahrensweise mitgewirkt haben.[36] Diese Teilnahme an Entscheidungsprozessen hat einen maßgeblichen Einfluss auf die Beziehung zwischen Patienten und Medizinern.[37] Patienten möchten die Verantwortung für ihr Leben und die Behandlung mitübernehmen. Mediziner, die diese Einstellung unterstützen, können Patienten dadurch helfen, schneller gesund zu werden. Das *Prinzip der Mitwirkung* bzw. *Selbstbestimmung* lässt sich gut mit der Technik der *Begründungen* kombinieren (siehe Kapitel 3.3). Insbesondere dann, wenn es darum geht, Patienten von etwas zu überzeugen. Bei der Einnahme eines Medikamentes kann man beispielsweise wie folgt vorgehen:

*„Herr Fröhlich, Sie haben mehrere Möglichkeiten: Variante 1 besteht darin, dass Sie das Medikament regelmäßig nach dem Abendessen einnehmen. Es lindert die Schmerzen und Sie können wahrscheinlich etwas ruhiger schlafen. (***Begründung als Geschenk***) Variante 2 besteht darin, dass Sie auf das Medikament verzichten. In diesem Fall kann es allerdings sein, dass die Schmerzen Ihren Schlaf beeinträchtigen. Unter Umständen verlängert sich dadurch der Heilungsprozess. (***Nachteil des Verhaltens transparent kommunizieren***) SIE bestimmen, welche Variante es sein soll."* (***Selbstbestimmung***)

---

[36] Vgl. Allport (1945): Der Sozialpsychologe Gordon Allport hat in einer Reihe von Experimenten die Förderung von Mitbestimmung in Organisationen untersucht.

[37] Vgl. Siegel (1991)

Sie nennen die Alternativen mit ihrem jeweiligen Vor- bzw. Nachteil und betonen, dass die Entscheidung bei Ihrem Gegenüber liegt (ggf. geben Sie vorher eine persönliche Empfehlung ab). Es erscheint plausibel, dass die meisten Patienten die erste Variante bevorzugen werden.

Diese Gesprächstechnik lässt sich auch auf den Umgang mit Schülern, Kollegen und die eigenen Kinder übertragen. Wenn Kinder beispielsweise bei der Festlegung von Regeln und Grenzen ein Mitspracherecht erhalten, sind sie eher bereit, sich daran zu halten, als wenn die Regeln von den Eltern alleine kommen.[38] Unser Sohn befindet sich derzeit in der bereits beschriebenen Autonomiephase. Er ist vor kurzem drei Jahre alt geworden und daher noch nicht in der Lage, Regeln mit uns auf Dauer zu vereinbaren. Dennoch können meine Frau und ich auch in diesem Entwicklungsstadium unseres Sohnes mithilfe des *Prinzips der Mitwirkung* einige schwierige Situationen vermeiden. Ein im Rahmen dieser Altersstufe immer wieder auftretendes Problem besteht im Zähneputzen vor dem Schlafengehen. Hierfür hat meine Frau eine, wie ich finde, sehr clevere Strategie entwickelt. Nach unzähligen Diskussionen geht sie mittlerweile nur noch mit der bereits vorbereiteten Zahnbürste zu unserem Sohn und sagt sinngemäß:

„Die Zahnbürste ist fertig.
Entweder putzt du selbst die Zähne
oder Papa übernimmt das. Du bestimmst!"

Es war zu Beginn überaus verblüffend, dass diese Form der Kommunikation so gut funktionierte. Bei genauerer Betrachtung wird allerdings klar, welche Wirkungsmechanismen hier greifen. Meine Frau lässt unserem Sohn in einem gewissen Rahmen selbst bestimmen, d.h. Mitwirkung zur Vermeidung von Reaktanz. Gleichzeitig gibt sie Moritz lediglich zwei Möglichkeiten vor (selbst putzen oder Papa). Auf diese Weise kommt es nur noch sehr selten zu einer Debatte darüber, ob das Ausfallen des Zähneputzens überhaupt eine weitere Option darstellt.

---

[38] Vgl. Gordon & Edwards (1997)

Im Umgang mit Patienten kann dieses Prinzip auf sehr subtile Weise vermittelt werden, um Passivität und Widerstand im Verhalten abzubauen. Eine Pflegekraft, die dafür verantwortlich ist, dass ein Patient regelmäßig einen Spaziergang macht, kann fragen, was er bei diesen Spaziergängen am liebsten anziehen möchte – Hausschuhe oder feste Schuhe, einen Schlafanzug oder einen Bademantel. Wo und zu welcher Zeit würde er gerne spazieren gehen? Wie sehr möchte er gestützt werden?

Menschen im Endstadium einer Krankheit neigen tendenziell zu Überabhängigkeit. Das lässt sich merklich reduzieren, wenn sie an den vielen, täglich zu treffenden Entscheidungen mitwirken können, die bei der Pflege in solchen Situationen anfallen.[39] In diesem begrenzten Rahmen können sie dazu ermutigt werden, mitzubestimmen, was sie essen wollen, wann sie Besuch haben möchten oder wann sie gerne ins Bett gehen.

Praxistransfer

Selbstbestimmung statt Kontrollverlust

Status und Aggression sind Ausdruck von Hilflosigkeit und dem Gefühl des Kontrollverlustes.
Geben Sie Ihrem Gegenüber die **Kontrolle zurück**, indem Sie ihn nach Möglichkeit in Entscheidungsprozesse einbeziehen bzw. eine Wahl lassen.

„Wäre es für Sie in Ordnung, wenn ...“
„Wenn Sie möchten, dann ...“
*„Ich kann Ihnen folgendes anbieten: ... **Es ist <u>Ihre Entscheidung</u>**.“*

---

[39] Vgl. Heiland (2018)

4.3 Aggression

„ Unsre Lanzen sind nur Stroh, gleich schwach wir selbst,
schwach wie ein hilflos Kind. "

(William Shakespeare)

Im Krankenhaus kommt es auch immer wieder zu Begegnungen mit Patienten und Angehörigen, die keine Statuskisten haben. Sie sind kein Privatpatient, fahren weder einen Porsche, noch sind sie der Golfpartner von dem Geschäftsführer des Klinikums. Bezogen auf unser Schaubild von Seite 52 ergibt sich die Frage, was Menschen in diesen Fällen tun, um mit ihrem Gesprächspartner auf Augenhöhe zu kommen? Was ist die Alternative dazu, wenn ich mich selbst nicht größer machen kann?

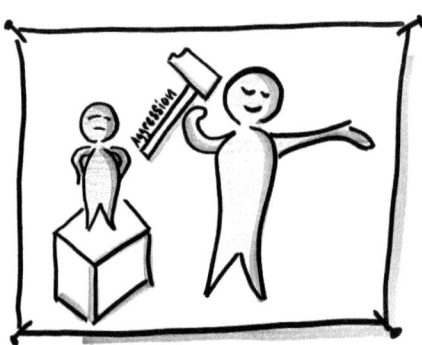

Ich mache den Anderen kleiner! Hier werden Menschen laut und aggressiv. Sie sprechen dem Anderen seine Kompetenz ab. Der sprichwörtliche *Hammer*[40] wird ausgepackt. Dieser Hammer steht sinnbildlich für Aggression.

- *„Das ist echt typisch blond!"*
- *„Du junger Hüpfer hast doch sowieso keine Ahnung!"*
- *„Von Ihnen kann man eh nicht allzu viel erwarten!"*

---

[40] Zu dem Stichwort „Hammer" finden Sie in Kapitel 11 eine schöne Geschichte von Paul Watzlawick.

Bei genauerer Betrachtung stellen wir fest, dass Status und Aggression ausschließlich von dem Kleinen „verwendet" werden. Mediziner kommunizieren auf Augenhöhe. Patienten und Angehörige hingegen empfinden sich gegenüber dem Klinikpersonal als klein und unterlegen. Dieses Gefühl der Unterlegenheit bezieht sich nicht auf Mediziner als Privatpersonen, sondern auf sie als Repräsentanten der Institution Krankenhaus. Wenn wir diesen Gedankengang fortsetzen, erkennt man, dass Status und Aggression immer Ausdruck der Sorge um das eigene Defizit sind (siehe Kapitel 4.1).

4.3.1 Von Strebern und Bonzen

Vergleichbare Szenarien begegnen uns bereits in der Schule. Ich gehe davon aus, dass jeder von Ihnen in der Schule einen Klassenkameraden hatte, der immer die besten Noten geschrieben hat? (Es sei denn, Sie sind das selbst gewesen.) Wie haben Sie diesen Klassenkameraden genannt? Den meisten von uns kommt direkt der Begriff des Strebers in den Sinn. Auch hier wird ein *Hammer* verwendet, indem der Andere mit dem negativ behafteten Begriff des Strebers kleingemacht wird. Um geschlechtsneutral zu bleiben, kann ebenso das Beispiel der Klassenkameradin herangezogen werden, die immer mit dem neuesten Spielzeug und den teuersten Klamotten in die Schule gekommen ist. Die im Rheinland dafür typischen Begriffe lauten Bonze oder Tussi. Hier wird das Defizit in Bezug auf Geld und Kleidung umgedeutet und dazu missbraucht, den anderen kleiner zu machen. Wenn wir diesen Gedankengang nochmals fortführen, kann man festhalten, dass Status und Aggression niemals Ausdruck von Stärke sind, oder? Würden Sie das so unterschreiben? Ich erzähle Ihnen hierzu eine kurze Geschichte aus meiner Kindheit.

4.3.2 Wladimir Klitschko und die heilige Mittagsruhe

Ich bin in Bliesheim groß geworden, einer 3.000 Seelen-Gemeinde in der Nähe von Köln. Bliesheim ist ein typisches Dorf für die Region. Jeder kennt hier jeden, es gibt regelmäßig ein Schützenfest, die Menschen sind streng katholisch und eher konservativ. Folglich gibt es sonntags zwischen 12 Uhr und 15 Uhr die heilige Mittagsruhe. In dieser Zeit kann man den Wind pfeifen hören.

Meine Eltern sind der Meinung, dass ich im Alter zwischen sechs und 16 Jahren ein relativ schwieriges Kind war. Ich sehe das natürlich anders! Ich war angeblich sehr laut und zudem ein unheimlich schlechter Verlierer (Letzteres birgt zumindest einen Funken Wahrheit). Diese Kombination hat unter anderem dazu geführt, dass ich bei Brettspielen wie *Mensch ärgere dich nicht* regelmäßig die Beherrschung verloren und das Brett vom Tisch geschleudert habe, um anschließend schreiend die Spielrunde in Richtung meines abgeschiedenen Zimmers zu verlassen. Und jetzt raten Sie einmal, welches bezaubernde Kind an einem Sonntagmittag um 13 Uhr im Garten seiner Eltern Tennis spielt und verliert? Moi. Ich verliere einen Punkt oder ein Aufschlagspiel und fange an, wie von der Tarantel gestochen zu schreien. In diesem Moment passiert Folgendes: Die Wohnzimmertür zum Garten öffnet sich und mein Vater (1,96 Meter, 105 Kilogramm) kommt in den Garten gestürmt. Ich selbst bin damals übrigens 12 Jahre alt, 1,60 Meter groß und wiege circa 60 Kilogramm. Er reißt mir den Tennisschläger aus der Hand und prügelt damit mehrfach auf meinen Allerwertesten ein.[41]
Wie passt dieses Verhalten zu unserem Schaubild?

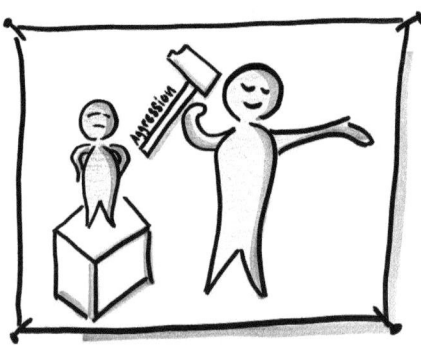

Mein Vater ist mir gegenüber in dieser Situation doch eindeutig überlegen, oder etwa nicht? Schließlich ist er der Hausherr und bestimmt die Regeln. Er ist gebildeter als ich und hat somit einen riesengroßen Wissensvorsprung. Zuletzt ist er auch deutlich größer und stärker als ich. Somit scheint er in allen Belangen auf der rechten Seite des Bildes zu stehen. Und den-

---

[41] Das war der einzige Vorfall dieser Art. Mein Vater war ansonsten immer sehr liebevoll!

noch verhält er sich aggressiv (Sie erinnern sich: der Hammer). Warum? Wie kommt das zustande?

Ein zunächst naheliegender Gedanke bestünde darin zu überlegen: *„Was sollen denn bloß die Nachbarn denken?!"* Vor 100 Jahren hätten unsere Nachbarn vermutlich applaudierend am Zaun gestanden und gedacht, dass diese Form der Bestrafung für mein ungehöriges Verhalten das Mindeste sei. Meine Geschichte datiert jedoch aus der Mitte der 90er Jahre. Zu dieser Zeit befanden wir uns schon längst im Zeitalter der antiautoritären Erziehung.[42] Ich bin daher der festen Überzeugung, dass unsere Nachbarn wahrscheinlich die Polizei gerufen hätten, wenn sie Augenzeugen davon geworden wären. Insofern ist es fraglich, ob das *„Bild nach außen"* tatsächlich der Antrieb für das Verhalten meines Vaters war.

Angenommen, Sie haben einen zwölfjährigen Sohn. Es ist Dienstagnachmittag und Sie kommen von der Arbeit nach Hause. Sie betreten das Zimmer Ihres zwölfjährigen Sohnes und stellen fest, dass es dort aussieht wie bei Hempels unterm Sofa. Dieses Szenario scheint bei einem Zwölfjährigen zumindest nicht völlig aus der Luft gegriffen zu sein. Die Besonderheit der Situation besteht darin, dass das Zimmer Ihres Sohnes vorher über einen Zeitraum von mehreren Wochen hinweg picobello aufgeräumt war – jetzt ist die Ordnung allerdings dahin. Da Ihnen Ordnung wichtig ist, möchten Sie Ihr Kind zum Aufräumen bewegen. Was würden Sie unter der Prämisse, dass das Zimmer vorher wochenlang aufgeräumt war, spontan zu Ihrem Sohn sagen? Die häufigste Antwort auf diese Frage lautet, dass man sich zunächst einmal danach erkundigt, ob alles in Ordnung sei:

„Was ist denn hier passiert? Ist alles okay?"

Nach einem kurzen Gespräch verlassen Sie das Zimmer und haben das Ganze auch recht schnell wieder vergessen. Donnerstag abends kommen Sie jedoch ein zweites Mal an dem Zimmer Ihres Kindes vorbei und haben einen Geistesblitz. Da war ja noch die Sache mit dem Zimmer. Zwecks Ergebniskontrolle öffnen Sie die Zimmertür und was ist in der Zwischenzeit passiert? Natürlich nichts. Was sagen Sie jetzt zu Ihrem Kind?

---

[42] Vgl. Hurrelmann & Albrecht (2014), vgl. Mangelsdorf (2015)

Zumindest manche Eltern werden jetzt deutlicher, indem eine klare Aufforderung mit mehr Nachdruck folgt:

„Ich habe bereits mit dir darüber gesprochen.
Bitte räum das Zimmer bis morgen Abend auf!"

Es vergehen vier weitere Tage. Sie kommen zum dritten Mal an dem Zimmer vorbei. Beim Vorbeigehen sehen Sie jedoch aus dem Augenwinkel durch einen kleinen Türspalt, dass trotz mehrfacher Aufforderung weiterhin keine Veränderung in dem Zimmer stattgefunden hat. Was könnte unter Umständen jetzt passieren?

Bei mir persönlich besteht durchaus die Möglichkeit, dass mir je nach Gemütslage an diesem Tag der Geduldsfaden reißt. In diesem Fall bringe ich meinen Ärger durch eine erhobene Stimme zum Ausdruck (übersetzt: Ich fange an zu schreien.). Ich bediene mich also ebenfalls des Hammers. Da unser Sohn erst drei Jahre alt ist, besteht diese Problematik derzeit eher weniger. Wenn er jedoch eines Tages in das entsprechende Alter kommt, habe ich eine sehr genaue Vorstellung davon, wie eine vergleichbare Situation ablaufen würde. Ich kaufe mir einen Erziehungsratgeber! Ich schlage den Ratgeber auf und finde auf Seite eins den Tipp, man solle klare Ansagen machen. Dementsprechend gebe ich meinem Sohn einen klaren Arbeitsauftrag. Was passiert? Nichts. Ich blättere um. Auf Seite zwei wird erörtert, man solle es als Kumpel-Typ mit Humor versuchen. Ich beherzige auch diesen Ratschlag mit dem exakt gleichen Ergebnis, dass wieder nichts passiert. Ich gehe zur nächsten Seite. Dort steht geschrieben, es sei wichtig, konsequent zu sein. Folglich drohe ich meinem Sohn mit Konsequenzen in Form von Handy- oder Playstation-Verbot. Es passiert abermals nichts. Anschließend arbeite ich mich durch den gesamten Ratgeber durch und probiere alle dort beschriebenen Strategien erfolglos aus. Irgendwann komme ich jedoch zu dem Punkt, an dem ich wieder umblättere und plötzlich auf der letzten Seite angelangt bin. Hier stelle ich mit Entsetzen fest, dass dort nichts mehr geschrieben steht. Ich werde sprichwörtlich nur noch von einem leeren Blatt Papier angelächelt. Infolgedessen lege ich den Ratgeber beiseite und beginne, in meiner (virtuellen) persönlichen Werkzeugkiste zu wühlen, um zu überprüfen, welche eigenen, persönlichen Methoden bzw. Werkzeuge mir noch zur Verfügung stehen. Ich wühle tiefer und tiefer bis ich am

Bodensatz meiner Werkzeugkiste ein letztes Instrument finde. Wissen Sie, um welches Werkzeug es sich dabei handelt?

Den Hammer.

Status und *Aggression* sind Ausdruck von Hilflosigkeit. Menschen zeigen diese Verhaltensweisen immer dann, wenn sie das Gefühl haben, auf einem anderen Weg nicht mehr weiterzukommen. Patienten und Angehörige schreien Klinikpersonal nicht an, weil sie sich Medizinern gegenüber überlegen fühlen. Im Gegenteil! Sie schreien, weil sie nicht wissen, was sie noch tun können. Genau wie mein Vater sind sie mit der Situation schlichtweg überfordert. Sie haben aus ihrer Sicht bereits alles Menschenmögliche versucht und wissen nicht mehr, was sie alternativ noch machen können. Wahre Stärke braucht niemand zu demonstrieren. Wenn beispielsweise eine Führungskraft das Gefühl hat, von ihren Mitarbeitern anerkannt zu werden, braucht sie nicht um deren Anerkennung zu kämpfen.

Ein sehr anschauliches Beispiel in diesem Zusammenhang sind die Gebrüder *Klitschko* aus der Ukraine. Die Brüder Vitali und Wladimir Klitschko sind beide mehrfacher Boxweltmeister und haben den Boxsport über mehr als ein Jahrzehnt hinweg geprägt. Typischerweise gibt es vor jedem Boxkampf eine Pressekonferenz, in der sich die Kontrahenten gegenüberstehen, um sich einen ersten verbalen Schlagabtausch zu liefern. Die Gegner der beiden wurden im Rahmen dieser Pressekonferenzen immer sehr schnell laut, beschimpften die Klitschkos und gingen häufig verbal unter die Gürtellinie. Vor dem Kampf gegen David Haye im Jahr 2011, der passender Weise später unter dem Motto „*The Talk ends now*" in die Geschichte einging, hielt David Haye sogar als Provokation in der aktuellen Ausgabe des Magazins „Men's Health" auf einer Kollage den abgetrennten Kopf von Wladimir Klitschko in den Händen. Dieses Verhalten wirkt auf den ersten Blick extrem brutal und gefährlich – psychologisch gesehen war David Haye jedoch so klein mit Hut:

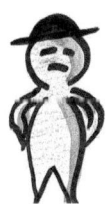

Er wusste, dass er keine Chance haben würde. Die Klitschkos hingegen waren sich ihrer Fertigkeiten und Ausdauer im Ring stets bewusst. Sie fühlten sich nicht dazu veranlasst, das bereits im Vorfeld eines Kampfes demonstrieren zu müssen. Sie lehnten sich bei der entsprechenden Pressekonferenz entspannt in ihren Stuhl zurück, verschränkten die Arme und sagten lediglich: *„Wir regeln das im Ring."* Das ist wahre Stärke!

Hilflosigkeit ist eines der dominierenden Gefühle von Patienten.[43] Alleine durch die Erkenntnis, dass *Status* und *Aggression* Ausdruck von Hilflosigkeit sind, eröffnet sich ein völlig neues Handlungsrepertoire. Es stellt sich dennoch die Frage, wie man mit so einem „Kleinen" umgehen soll. Was möchte er von uns? Was geht gerade in ihm vor? Der Schwerpunkt des nächsten Kapitels liegt auf der Beantwortung dieser Fragen.

---

[43] Vgl. Heiland (2018), vgl. Kowarowsky (2011)

5 Empathie, Einfühlungsvermögen & ein wichtiges Modell

„Das Verständnis reicht oft viel weiter als der Verstand. "

(Marie von Ebner-Eschenbach)

Mindestens genauso wichtig wie die Diagnose und eine gute Therapie ist es, auf die Ängste und Sorgen von Patienten einzugehen. Die Gefühle von Angst, Hilflosigkeit und des Ausgeliefertseins bilden einen wesentlichen Erklärungsansatz für schwierige Situationen mit Patienten und Angehörigen. Diese Emotionen drücken sich nicht nur in dem Verhalten von Patienten aus, sondern finden sich auch in ihrer Sprache wieder. Manchmal drücken Menschen ihre Empfindungen eindeutig aus, indem sie explizit sagen, was sie fühlen. In den meisten Fällen passiert dies jedoch eher implizit, sozusagen im Verborgenen. Dann ist ein hohes Maß an Einfühlungsvermögen und Empathie notwendig. *Empathie* ist kein *„Mitleiden"*, sondern Mitgefühl mit dem Gesprächspartner und seinen Problemen – es ist ein Verstehen seiner inneren Erlebniswelt, ohne ihn lenken, belehren, interpretieren, werten oder ermahnen zu wollen.[44] *Empathie* kann somit als das Bestreben, die persönliche Situation des Patienten, seine Sichtweise und Gefühle wahrzunehmen, bezeichnet werden. Wir zeigen Einfühlungsvermögen, indem wir die innere Welt eines anderen verstehen und ihn dies erfahren lassen.

Dieses Verständnis zu kommunizieren, sich zu versichern, dass es korrekt ist und sich entsprechend zu verhalten, ist ein wesentliches Element für eine gute Beziehung zu Patienten und Angehörigen. Dabei geht es jedoch nicht um das mechanisch-technische Einüben von Kommunikationstechniken, sondern um die Bereitschaft, sich dem Patienten zuzuwenden und ihn als Mensch mit eigenen Gefühlen wahrzunehmen. Es gilt zu erkennen und zu benennen, was wir von dem anderen hören, was wir von ihm verstehen, war er uns mitteilt und was wir davon erfassen – unabhängig von unserer eigenen Meinung dazu. Diese Fähigkeit ist die Grundlage dafür, dass wir in einen guten Kontakt mit unserem Gesprächspartner kommen. *Gert Kowarowsky* geht in seinem Buch *Der schwierige Patient* sogar davon

---

[44] Vgl. Tausch & Tausch (1990)

aus, dass man durch Empathie und Einfühlungsvermögen mit sehr hoher Wahrscheinlichkeit deutlich weniger Patienten als schwierig erlebt wird.[45] Ein guter Kontakt wiederum beeinflusst das Wohlbefinden des Patienten und somit auch den Behandlungserfolg. Eine Untersuchung mit Reizdarmpatienten zeigt beispielsweise, dass die durch Patienten wahrgenommene Empathie des Arztes großen Einfluss auf die subjektive Beurteilung des Behandlungserfolges hat.[46] Patienten sind eher dazu bereit, einen ärztlichen Rat anzunehmen, wenn dieser empathisch ist und ihre mit der Krankheit zusammenhängenden Sorgen wahrnimmt.[47] Ein kurzes Fallbeispiel verdeutlicht dies:

Ein Mann im Alter von 55 Jahren kommt im Sommer spät nachts leicht angetrunken von einer Gartenparty nach Hause. Er entdeckt eine große Schwellung unter seinem Arm, die sich beim Draufdrücken als äußerst schmerzhaft erweist. Seine Frau bittet ihn aus Angst vor einer Krebserkrankung (entsprechende familiäre Vorgeschichte) umgehend, ein Krankenhaus aufzusuchen. Da er leicht angetrunken ist und kein Geld für ein Taxi hat, lässt er sich um drei Uhr morgens von einem Rettungswagen abholen. Wie werden die Mitarbeiter in der Notaufnahme auf diesen Patienten reagieren? Eine zumindest nachvollziehbare und nicht ganz ungewöhnliche „Erziehungsmaßnahme" könnte im sog. *therapeutischen Warten* bestehen: *„Wenn er mit so einer Bagatelle kommt, kann er jetzt ruhig erstmal warten."* Folglich sitzt er zwei Stunden ohne etwas zu lesen, ängstlich, leicht angetrunken und mitten in der Nacht im Wartebereich. Jetzt wird der diensthabende Arzt geweckt. Er kommt zum Patienten und erklärt ihm zunächst einmal, dass er ohnehin nur vier Stunden geschlafen habe und ob er denn wüsste, was der Krankenwageneinsatz eigentlich koste – circa 500 Euro. Außerdem stünde er jetzt bei einem „richtigen" Notfall nicht zur Verfügung. Der Patient schimpft dementsprechend zurück, er solle mit dem Jammern aufhören und endlich das tun, wofür man ihn bezahle. Das Endergebnis dieser Diskussion ist eine Patientenbeschwerde bei der Klinikleitung sowie ein Arzt im Bereitschaftsdienst, der vor lauter Ärger den Rest der Nacht nicht mehr schlafen kann.

---

[45] Vgl. Kowarowsky (2011)
[46] Vgl. Rixen, Hax & Wachholz (2015)
[47] Vgl. Bellet & Maloney (1991)

Mithilfe einer empathischen Reaktion ließe sich diese schwierige Situation für beide Seiten besser gestalten. Selbst wenn die Fahrt in das Krankenhaus aus der Sicht der Klinikmitarbeiter unnötig erscheint, ist es offensichtlich, dass sich der Patient Sorgen macht. Andernfalls würde er sich sicherlich nicht inmitten der Nacht von einem Krankenwagen abholen lassen. Wenn es dem Arzt gelingt, auf diese Sorge einzugehen, könnte der daraus resultierende Dialog wie folgt lauten:

Arzt: *„Sie machen sich anscheinend große Sorgen?"*
Patient: *„Ja. Mein Vater hatte auch Krebs."*
Arzt: *„Es ist alles in Ordnung. Sie haben einen Mückenstich.*
Mit ein bisschen Eis und einem Pflaster sollte das morgen
wieder besser sein. In der Regel heilt das von alleine.
Ein kleiner Tipp noch: Wenn Sie zukünftig unsicher sind,
ob Sie ein Fall für die Notaufnahme sind, können Sie über
die 116 (ärztlicher Bereitschaftsdienst) klären, ob Ihre
Beschwerden ein Fall für uns oder den Hausarzt sind."
Patient: *„Ok, vielen Dank."*

Hier wird dem Patienten geholfen – das ist *Empathie* bzw. *Verständnis*. Verständnis bedeutet nicht, damit einverstanden zu sein, wenn Patienten mit einem Mückenstich in die Notaufnahme kommen. Sie zeigen lediglich, dass Sie seine Sorgen erkennen. Dementsprechend ist hier die Handlungsempfehlung des Arztes für die Zukunft angemessen, wenn nicht sogar notwendig. In diesem Zusammenhang kommt ein wichtiges Modell aus der Kommunikationspsychologie zum Tragen, dessen Implikationen noch viele weitere Aspekte beinhalten und im Folgenden erläutert wird.

5.1 Du hast Vorfahrt!

Stellen Sie sich bitte folgende Situation vor: Sie sind mit dem Auto in der Stadt unterwegs und kommen an eine Kreuzung. Ihr Partner sitzt neben Ihnen und sagt völlig unvermittelt mit leicht genervtem Unterton:

Du hast Vorfahrt!

Was antworten Sie darauf?

Denken Sie bitte kurz darüber nach und schreiben Sie zwei spontane Antworten bzw. Reaktionen auf, bevor Sie weiterlesen.

1.

2.

Wir sind es aus dem Alltag gewohnt, anderen Menschen zuzuhören. Aber verstehen wir die Mitteilung wirklich immer richtig? Oft verbirgt sich hinter dem Gesagten noch etwas anderes. Wenn wir sprechen oder zuhören, geht es meistens um weitaus mehr als den gesagten Inhalt einer Aussage. Im Folgenden wird gezeigt, wie Sie die Genauigkeit Ihres Zuhörens überprüfen können, um sich zu vergewissern, dass Sie genau das aufgenommen haben, was Ihr Gesprächspartner wirklich gemeint hat. Ihrem Gegenüber wird dann klarer, dass Sie ihn nicht nur gehört, sondern auch verstanden haben.

Ich habe das Szenario mit der Vorfahrt bereits mit hunderten von Menschen durchgespielt und immer wieder die gleichen Antworten erhalten:

Ich fahre!
Das weiß ich selbst!
Willst du lieber laufen?
Man hält an
Ich habe den Führerschein nicht im Lotto gewonnen.
Steig aus!
Fahr doch selber!
Halt den Mund!

Entsprechen diese Reaktionen auch Ihren Antworten?

5.1.1 Fakt ist ... Die Sachebene

Bei der Interaktion mit anderen Menschen gibt es immer verschiedene Möglichkeiten um auf das Gesagte zu reagieren. Ein Beispiel:

Ich: *„Haste ne Uhr mit?"*
Er: *„Ja."*
Ich: *„Kannst du mir auch sagen, wieviel Uhr wir haben?"*
Er: *„Ja, kann ich."*

Dieses Beispiel zeigt, dass wir uns bei einer Aussage ausschließlich auf Fakten fokussieren können. Ich erkundige mich, ob mein Gegenüber eine Uhr hat. Da er eine Uhr trägt, beantwortet er die Frage schlichtweg mit Ja. Wir haben in Kapitel 3 bereits gesehen, dass Männer auf diese Art und Weise versuchen, den Humor neu zu erfinden.

Patient: *„Ich habe furchtbare Schmerzen!"*
Pfleger: *„Ja, ätzend, ne?!"*

Diese Antwort ist weder sonderlich einfühlsam noch wird sie dem Kern der Situation gerecht. Dennoch ist sie inhaltlich korrekt, da der Pfleger Fakten beschreibt. Schließlich ist es eine Tatsache, dass Schmerzen ätzend sind. Hinter der Aussage *„Du hast Vorfahrt!"* verbergen sich nüchtern betrachtet folgende Tatsachen:

- Sie sitzen zu zweit in einem Auto und fahren auf eine Kreuzung zu.
- Ihr Beifahrer ist der Auffassung, dass es eine Vorfahrtsregelung zu Ihren Gunsten gibt.
- Unter Umständen gibt es eine Rechts-vor-links-Regelung und ein entsprechendes Verkehrsschild.

Hierbei handelt es sich ausschließlich um die Fakten, über die uns der Andere informiert. Es gibt immer eine *Sache*, um die es geht – die sog. *Sachebene*. Diese Seite der Kommunikation ist uns in der Regel direkt zugänglich.

Es gilt rechts vor links

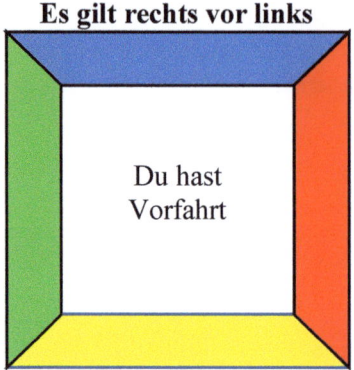

Du hast
Vorfahrt

5.1.2 Gib Gummi ... Der Appell

Hinter fast jeder Aussage verbirgt sich darüber hinaus ein *Appell* zum Handeln. Wir teilen uns mit, um etwas zu erreichen. Wir fragen einen Kollegen
im Büro, warum das Fenster noch offen sei. Hier möchten wir sicherlich
nicht die Antwort erhalten, das Fenster ist noch geöffnet, weil niemand es
zugemacht hat. Dies wäre eine Antwort auf der *Sachebene*. Das ist inhaltlich zwar korrekt, jedoch würden wir uns mit Sicherheit ziemlich veräppelt
vorkommen. Hinter der Frage nach dem offenen Fenster verbirgt sich die
Aufforderung, das Fenster zu schließen. Wir haben nicht explizit um die
Schließung des Fensters gebeten, dennoch verbirgt sich dieser *Appell* hinter
der Frage. Das gleiche Prinzip lässt sich auf die Kreuzung anwenden. Hinter
der Aussage *„Du hast Vorfahrt!"* verbirgt sich die Aufforderung zum
Weiterfahren. Der *Appell* lautet: *„Gib Gummi."*

Es gilt rechts vor links

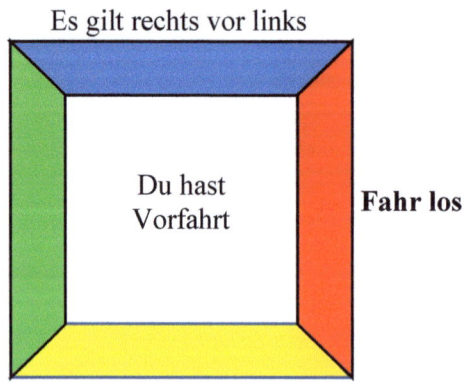

Du hast
Vorfahrt

Fahr los

Es gibt zwei Gruppen, die hierauf besonders stark reagieren. Die erste davon sind Mütter. Sobald Frauen Kinder bekommen haben, lernen sie auf kleinste Geräusche und Bewegungen ihres Nachwuchses zu reagieren, um etwas für ihr Kind zu tun. Diese antrainierte Kompetenz wird, selbst wenn die Kinder aus dem Gröbsten raus sind, ein Leben lang beibehalten und perfektioniert.[48] Ich kann mich in diesem Zusammenhang an einen Einkaufsbummel mit meiner Mutter erinnern. Wir waren gemeinsam auf der größten Einkaufsstraße von Köln, der Schildergasse, unterwegs. Nach einer gewissen Zeit kamen wir zu den interessanteren Geschäften. Ich schaute mich etwas genauer um, indem ich scheinbar offensichtlich meinen Kopf abwechselnd nach rechts und links drehte. Daraufhin schaute mich meine Mutter mit großen Augen an und fragte: *„Christoph, möchtest du was zu essen haben?"* Sie kam aufgrund von ein paar leichten Kopfbewegungen zu dem Schluss, dass sie etwas für mich tun solle – Mütter eben.

Zu der zweiten Gruppe zählen Menschen aus dem Gesundheitswesen, insbesondere Pflegekräfte. Pflegekräfte sind tagtäglich damit beschäftigt, die Probleme von anderen Menschen zu lösen. Dahinter verbirgt sich die Gefahr, schnell ausgenutzt zu werden. Bei der Frage *„Warum ist das Fenster noch immer offen?"* springt eine Person mit einem großen *Appell-Ohr* direkt auf und schließt das Fenster. Die gehörte Botschaft hinter der Aussage lautet *„Bitte mach das Fenster zu."* In einer anschließenden Teamsitzung fällt dem Abteilungsleiter auf, dass die bevorstehende Weihnachtsfeier noch nicht organisiert wurde. Wenn der Abteilungsleiter offen in die Runde fragt, wer sich darum kümmern könnte, ist die Wahrscheinlichkeit hoch, dass sich die gleiche Person meldet, die kurz zuvor noch das Fenster geschlossen hat. Beide Male wurde sie nicht direkt angesprochen. Sie hört jedoch sozusagen immer direkt das Appellgras wachsen.

Es gibt einen relativ einfachen Weg, wie man dieser Falle entgehen kann. Der Trick besteht darin nachzufragen. Anstatt dem Impuls des sofortigen Handelns nachzugeben ist es ratsam, sich zuerst zu erkundigen, ob sich dahinter ein Arbeitsauftrag verbirgt. Es besteht zumindest die Möglichkeit, dass der Kollege die Gegenfrage verneint und antwortet, er könne das Fenster gleich selbst schließen.

---

[48] Ich spiele hier bewusst mit Klischees.

Kollege:	*„Warum ist das Fenster noch immer offen?"*
Ich:	*„Möchtest du, dass ich das Fenster schließe?"*

Auf der *Appellebene* wird vermittelt, was der Andere bei uns bewirken möchte.

5.1.3 Ich kann das besser als Du ... Die Beziehungsebene

Die schnippischen Antworten auf den (vermeintlich) harmlosen Satz *„Du hast Vorfahrt!"* sind gelinde formuliert Ausdruck eines gewissen Unmuts. Es stellt sich die Frage, was an dieser Aussage stört bzw. was uns antreibt, intuitiv mit einer aggressiven oder genervten Antwort zum Gegenangriff überzugehen?

Wir fühlen uns bevormundet und haben den Eindruck, dass der Andere meint, es besser zu wissen. Er behandelt uns von oben herab. Ein möglicher Vorwurf hinter der Aussage *„Du hast Vorfahrt!"* lautet:

> *„Du bist ein miserabler Autofahrer! Ich kann das besser als du!*
> *Außerdem bin ich als dein Partner in der Position,*
> *dir das jederzeit sagen zu dürfen."*

Dieser Teil einer Äußerung ist die sog. *Beziehungsbotschaft- bzw. ebene.* In jeder Aussage verbirgt sich eine Botschaft, wie mein Gegenüber und ich zueinander stehen, also wie der Andere die Beziehung zu mir definiert. Diese Ebene ist die Basis und ausschlaggebend dafür, wie ein Kontakt zwischen zwei Menschen verläuft.[49] Mein Gesprächspartner zeigt mit seinen Äußerungen, was er von mir hält. Hier kommt der Grad an Achtung, Anerkennung und Respekt bzw. an Missachtung oder Geringschätzung zum Ausdruck. In vielen Situationen wird uns vermittelt, dass wir zwei gleichwertige Partner auf Augenhöhe sind. In anderen Situationen hingegen kann der Eindruck entstehen, dass sich der Andere für besser, klüger, witziger o.ä. hält und mir meine Kompetenz in dem aktuellen Kontext abspricht. In dem oben beschriebenen Beispiel wird letzteres deutlich.

---

[49] Vgl. Schulz von Thun (2013)

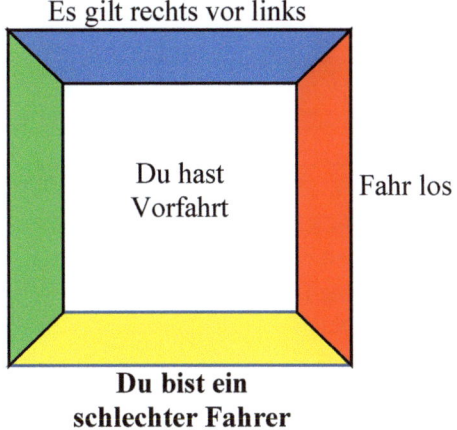

Es gilt rechts vor links

Du hast Vorfahrt

Fahr los

Du bist ein schlechter Fahrer

Gibt es Störungen auf der Beziehungsebene, ist die Wahrnehmung der Botschaften auf den anderen Seiten meist erschwert. Bei Menschen mit diesem *Hör-Filter* werden Gedanken wie *„Wie redet der eigentlich mit mir!?"* oder *„Wen glaubt er eigentlich, hier vor sich zu haben?"* ausgelöst. Die daraus resultierenden Reaktionen lauten *„Ich bin doch kein kleines Kind!"* oder *„So lasse ich nicht mit mir reden!"* Diese Gedanken führen oft zu Abwehrverhalten und einem Gegenangriff. Ein daraus resultierendes Streitgespräch lässt das eigentliche Gesprächsanliegen zumeist völlig hinter der Frage verschwinden, wer wen, wie anreden darf.

5.1.4 Ich habe Angst … Die Selbstkundgabe

„Was Peter über Paul sagt, sagt mehr über Peter als über Paul."

(Baruch de Spinoza)

Die Geschichte mit den Chips und der Schokolade (siehe Kapitel 3) enthält sowohl Informationen über mich als auch über meine Frau Marie. Über wen erfahren Sie anhand dieser kleinen Anekdote mehr? Über Marie oder über mich?

Marie scheint relativ schnell dem *Appell* hinter einer Aussage nachzugehen (*„Sind noch Chips da?"* – *„Ich gehe mal gucken"*). Vielmehr erfahren Sie an dieser Stelle allerdings nicht von ihr. Der Informationsgehalt über mich ist hingegen deutlich größer. Schließlich scheine ich mein Wissen über Kommunikationstechniken bewusst einzusetzen, um meine Frau zu manipulieren. Man könnte daraus gegebenenfalls ableiten, was für ein Beziehungstyp ich bin, welches Frauenbild ich habe, wie ich mich zu Hause verhalte usw. (In Wahrheit bin ich natürlich ein ganz netter Kerl; zumindest in den Augen meiner Frau.).

Ein neuer Kollege arbeitet seit ein paar Tagen bei Ihnen auf der Station. Innerhalb kürzester Zeit entwickelt er große Freude am Lästern und lässt sich regelmäßig negativ über den Rest des Kollegiums aus. Über wen sagt seine Lästerei mehr aus? Über das Kollegium oder über ihn selbst?

Jede Botschaft gibt, manchmal mehr und manchmal weniger offensichtlich, etwas über die Gefühle und Befindlichkeiten des Senders bzw. Sprechers preis. Der Sender bringt etwas über sich und seine Neigungen, Meinungen und Haltungen zum Ausdruck. Dieser Teil einer Botschaft ist die sog. *Selbstkundgabe*. Bezogen auf das Beispiel an der Kreuzung besteht die Botschaft unseres Beifahrers auf dieser Ebene darin, dass er es schlichtweg eilig oder Angst vor einem Verkehrsunfall bei Nichtbeachtung der Verkehrsregeln hat.

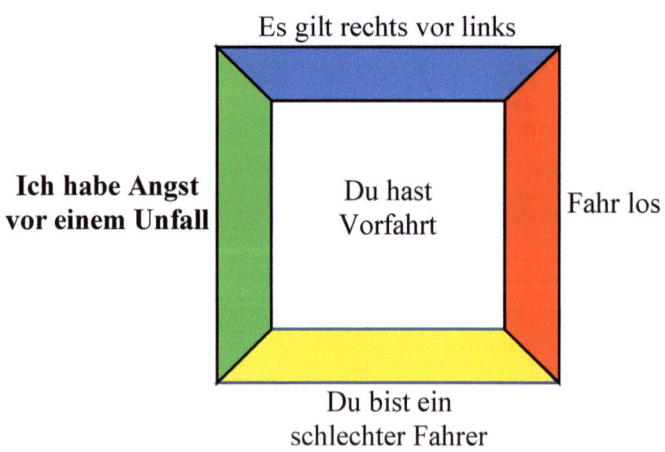

Abbildung: Kommunikationsquadrat nach Schulz von Thun

Warum sind diese theoretischen Überlegungen wichtig für das alltägliche Miteinander und was hat all das mit der Arbeit im Krankenhaus zu tun?

Jeder von uns hat ein Gespür für die vier Ebenen (*Sache, Appell, Beziehung, Selbstkundgabe*). Es gibt jedoch große individuelle und situative Unterschiede dahingehend, wie stark unsere *Hörgewohnheiten* auf den vier Ebenen ausgeprägt sind. Es gibt Menschen, die im persönlichen Kontakt eher als kühl und distanziert wahrgenommen werden. Das liegt in der Regel daran, dass sie sich in Gesprächen überwiegend auf Zahlen, Daten und Fakten fokussieren, sog. *ZDF-ler*[50]. Mein Steuerberater ist hierfür ein schönes Beispiel. Während unserer zehnjährigen Geschäftsbeziehung hat er sich noch nie danach erkundigt, wie es mir eigentlich geht. Er möchte Monat für Monat ausschließlich darüber informiert werden, wie viel Geld ich eingenommen und ausgegeben habe. Er vermittelt mir dadurch das Gefühl, mehr an Zahlen als an meiner Person interessiert zu sein. Letztendlich tut er damit aber auch genau das, wofür ich ihn bezahle. Er ist eben ein Buchhalter.

Ein Krankenpfleger mit der gleichen Tendenz wird, wie bereits beschrieben, auf das Wehklagen eines Patienten mit kurzen, sachbezogenen Antworten reagieren (*„Sie haben Schmerzen? Ja, das ist doof. Ich habe zum Glück keine"*). Darüber hinaus würde er den Schmerz unter Umständen noch nummerisch quantifizieren wollen (*„Auf einer Skala von 1 – 10, wie hoch schätzen Sie den Schmerz genau ein?"*). Dahinter steckt keine böse Absicht. Es handelt sich lediglich um ein bestimmtes Kommunikationsmuster. Der Patient wird sich infolgedessen jedoch nicht verstanden fühlen. Der Pfleger vermittelt den Eindruck, nicht sonderlich empathisch zu sein.

Ein (unbewusster) Fokus auf *Appelle* führt hingegen, böse formuliert, zu einem klassischen Helfersyndrom. In diesem Fall kommt es zu einer *Überdosierung* auf dieser Ebene. Die eigenen Interessen werden außen vorgelassen, um anderen Menschen behilflich sein zu können. Die Gefahr hierbei besteht darin, nur noch wenig Zeit für die eigenen Interessen und Aufgaben zu haben. Darüber hinaus kann ein permanentes „unter die Arme greifen" auch für den Interaktionspartner sehr anstrengend sein. Fragen wie *„Brauchst du noch Hilfe?"* oder *„Kann ich noch etwas für dich tun?"* suggerieren dem anderen, dass man ihm eine selbstständige Lösung seines Pro-

---

[50] ZDFler ist ein frei erfundener Begriff, den man sich meiner Meinung nach besser merken kann.

blems nicht unbedingt zutraut. Ein vermindertes Selbstwertgefühl sowie „anerzogene Unselbstständigkeit" sind die Folge. Dieser Aspekt ist unter anderem im Umgang mit Schülern, Mitarbeitern aber auch bei der Rehabilitation von Patienten, zu beachten. Hierbei gilt es, ein gesundes Mittelmaß zwischen Hilfsbereitschaft und passiver Förderung zu eigenständigem Handeln, zwischen fördern und fordern, zu finden.

Das „Heraushören" der *Beziehungsbotschaft* hat häufig unnötige Streitigkeiten und Konflikte zur Folge. Jeder kennt sicherlich den einen oder anderen in seinem Umfeld, der bei der kleinsten unbedachten Bemerkung direkt durch die Decke geht. Diese Menschen erhalten schnell den Stempel eines unkontrollierten Cholerikers. Sie haben den Ruf, schlecht oder gar nicht mit Kritik umgehen zu können. Bei diesen Menschen ist das *Beziehungsohr* besonders stark ausgeprägt. In diesem Fall erfordern schwierige Gesprächsthemen eine besondere Achtsamkeit in unserer Wortwahl.

Wir begegnen außerdem immer wieder Menschen, die überaus warmherzig und empathisch wirken. Sie können sich scheinbar mit großer Leichtigkeit in die Gefühlswelt anderer hineinversetzen und spielerisch nachempfinden, wie es ihrem Gegenüber im Hier und Jetzt geht. Für diese Personengruppe ist die *Selbstkundgabe* ihres Gesprächspartners häufig offensichtlicher als für andere. Sie haben ein großes *Selbstkundgabe-Ohr*. Meiner Meinung nach ist diese Kompetenz bei Menschen im Gesundheitswesen überdurchschnittlich stark ausgeprägt – zumindest im Vergleich zu deutschen Steuerberatern. Natürlich existieren auch bei Medizinern hinsichtlich dieser Kommunikationsebene unterschiedlich starke Ausprägungen. Im Vergleich zum Querschnitt der Bevölkerung gehören sie jedoch einer Berufsgruppe an, in der die Fähigkeit zum empathischen Umgang mit Menschen stark gefordert ist und sich auch im Laufe der Berufsjahre weiterentwickelt. Diese These ist nicht wissenschaftlich nachgewiesen, dennoch halte ich sie für intuitiv nachvollziehbar.

5.2 Ich höre was, was Du nicht sagst

„Zeichnen ist Sprache für die Augen, Sprache ist Malerei für das Ohr."

(Joseph Joubert)

Sachohr

Wie ist der
Sachverhalt
zu verstehen?

**Selbstkund-
gabeohr**

Einfühlung:
Was ist das für einer?
Wie geht es ihm mit
dem, was er sagt?

(empfindliches)
Beziehungsohr

Was denkt er
von mir? Wie
steht er zu mir?
Wie fühle ich
mich behandelt?

Appellohr

Was soll ich
tun, denken,
fühlen?

Trotz dieser individuellen Unterschiede ist es bemerkenswert, dass der Satz *„Du hast Vorfahrt!"* bei der überwiegenden Mehrheit von uns ausschließlich Antworten auf der *Beziehungsebene* auslöst (*„Halt den Mund!"*, *„Steig aus!"*, *„Fahr doch selber!"*). Wie lässt sich die Stimmung beim Erreichen des Fahrtziels beschreiben, wenn wir eine dieser Antworten wählen? Wahrscheinlich eher nicht so gut, sofern unser Beifahrer bei der Ankunft überhaupt noch im Auto sitzt. Der (unbewusste) Fokus auf die *Beziehungs-Botschaft* führt in den meisten Fällen zur Eskalation. Die Tragweite dieser intuitiven Reaktion wird anhand des nachfolgenden Beispiels noch einmal verdeutlicht. Ein Angehöriger kommt in das Schwesternzimmer und unterbricht die Pflegekräfte bei der Übergabe. Er sagt:

„Verdammt nochmal!
Seit meine Frau bei Ihnen ist, geht es ihr immer schlechter."

Hierbei handelt es sich zunächst um eine Aussage, die sicherlich viele Mediziner direkt zur Weißglut bringt. *„Glauben Angehörige im Ernst, dass wir den ganzen Tag nur Däumchen drehen?!"* Die Aussage wird als persönlicher Angriff verstanden und hat eine Rechtfertigung und/oder einen Gegenangriff zur Folge. Unter Berücksichtigung der verschiedenen Botschaften hinter einer Äußerung ergeben sich jedoch vier Reaktionsmöglichkeiten, wie die Aussage aufgefasst werden kann.

Sachebene

Wir können dem Angehörigen vertiefende Fragen zu dem Sachverhalt stellen:

- *„Wie heißt Ihre Frau?"*
- *„Wie lange liegt sie schon bei uns auf der Station?"*
- *„Wieviel isst sie? Wieviel trinkt sie?"*
- *„Wie sehen die Blutwerte aus?"*
- *„Was genau meinen Sie mit schlechter?"*

Auf diese Art erfragen wir ausschließlich Fakten für ein besseres Verständnis der Situation, ohne uns dabei in irgendeiner Form zu rechtfertigen.

Appellebene

Mit dem *Appellohr* nehmen wir wahr, welche Wünsche und Erwartungen an uns herangetragen werden. Hinter der Beschwerde des Angehörigen verbirgt sich mit großer Sicherheit ein Arbeitsauftrag. Er möchte mit seiner Beschwerde vermutlich erreichen, dass man sich mehr oder besser um seine Frau kümmert. Folglich können wir auch hier eine Gegenfrage stellen:

- *„Möchten Sie, dass wir öfter nach ihr schauen?"*
- *„Sollen wir uns mehr um Ihre Frau kümmern?"*
- *„Möchten Sie, dass wir eine andere Therapie ausprobieren?"*

Diese Reaktion führt ebenfalls nicht zu einer Eskalation.

Beziehungsebene

Die dritte Möglichkeit ist häufig der erste Impuls. Wenn uns der Angehörige auf dem falschen Fuß erwischt, fassen wir seine Aussage als persönliche Schuldzuweisung auf. Die daraus resultierende Reaktion könnte wie folgt lauten:

„Wollen Sie mir etwa sagen, dass ich nicht weiß, wie ich meinen Job zu machen habe? Für wen halten Sie sich eigentlich, so unvermittelt und ohne Klopfen hier rein zu stürmen. Sie stören uns bei der Übergabe. Glauben Sie allen Ernstes, dass Ihre Frau nach zwei Tagen bereits wieder fit wie ein Turnschuh ist?!"

Es bleibt Ihrer Fantasie überlassen, wie dieses Gespräch weiter geht.

Selbstkundgabe

Es steht außerdem die Frage im Raum, welche Gefühle der Angehörige in der beschriebenen Situation zum Ausdruck bringt. Hier spielen sicherlich Ängste und Sorgen um das Wohlergehen seiner Frau eine große Rolle. Wenn es uns gelingt, genau das in der beschriebenen Situation zu erkennen, werden wir automatisch ganz anders auf seine Aussage reagieren:

- *„Ich habe den Eindruck, dass Sie sich Sorgen machen."*
- *„Es ist gerade alles etwas zu viel, oder?"*

Es ist für die professionelle Gelassenheit von großer Bedeutung, ob wir den beziehungsseitigen Vorwurf heraushören, der uns in eine Verteidigungshaltung bringt – oder ob wir die Selbstkundgabe erkennen. In diesem Fall beziehen wir die Botschaft nicht auf uns selbst. Stattdessen zeigen wir *Verständnis*. Dadurch sind wir in der Lage, konstruktiv und einfühlsam mit der Beschwerde umzugehen. Das weitere Gespräch verläuft dann anders. *Empathie* bzw. *Verständnis* zu zeigen, läuft über diesen Kanal und bedeutet keineswegs, dem anderen gleichzeitig zuzustimmen. Es zeigt, dass wir den anderen verstehen und nachvollziehen können, wie er sich fühlt.

Da jede Mitteilung vier Botschaften enthält, liegt die Verantwortung für das, was bei uns ankommt, nicht nur bei dem, der spricht, sondern auch bei uns selbst, also demjenigen, der hört. Jeder von uns entscheidet für sich, ob er von dem anderen glaubt, dass seine Worte im Sinne von *Statusunterschieden* oder eines partnerschaftlichen und wertschätzenden Umgangs gemeint sind. Ob eine Aussage in dem einen oder dem anderen Sinn interpretiert wird, hängt eher von den Ansichten und Gewohnheiten des Zuhörers ab als von den Intentionen des Sprechers.[51] Bezogen auf das Vorfahrts-Beispiel bedeutet das:

Das, was bei Ihnen ankommt, ist zu 100% IHR Machwerk!

„Du bist zu blöd zum Autofahren!" ist eine Botschaft, die der Beifahrer an der Kreuzung nicht mit einem einzigen Buchstaben zum Ausdruck gebracht hat. Nichtsdestotrotz lauten die häufigsten Antworten:

„Halt den Mund!" oder *„Steig aus!"*

Unsere spontane Reaktion fällt zumeist so aus, als hätte der andere soeben explizit darauf hingewiesen, dass wir ein hundsmiserabler Autofahrer sind. Über den weiteren Verlauf der *„Unterhaltung"* haben wir bereits spekuliert. An dieser Stelle ist ein gerechtfertigter Einwand, dass der Ton die Musik macht. Man kann durchaus argumentieren, dass es einen großen Unterschied macht, ob unser Beifahrer mit einem neutralen oder einem genervten Unterton darauf hinweist, dass wir Vorfahrt haben. Eine Partnerschaft bringt außerdem eine andere Eigendynamik mit sich als der Umgang mit Patienten. Schließlich kennen wir unseren Partner seit langer Zeit und wissen in der Regel, wie seine Aussagen tatsächlich gemeint und aufzufassen sind. Zudem ist Autofahren, zumindest in manchen Beziehungen, doch eher ein heikles Thema, oder?! Doch selbst wenn unser Beifahrer bereits zweimal in einem genervten Tonfall darauf aufmerksam gemacht hat, dass wir Vorfahrt haben, bleibt es dennoch weiterhin bei uns, wie wir darauf reagieren.

---

[51] Vgl. Tannen (1993)

Was hindert uns daran, selbst beim dritten Mal sachlich zu antworten: *„Ja, stimmt"*?

Wir haben immer vier Möglichkeiten!

Es liegt jederzeit bei uns, ob wir uns auf das Spielchen auf der *Beziehungsebene* einlassen wollen oder nicht. Jede Aussage zieht verschiedene Reaktionsmöglichkeiten nach sich. Hierbei entspricht nicht der Wahrheit, was A sagt, sondern was B versteht.[52] Wir haben es dabei stets selbst in der Hand, ob wir uns persönlich angegriffen fühlen oder versuchen, das Anliegen hinter der Aussage des anderen herauszuhören. In Abhängigkeit davon ergibt sich ein völlig anderer Gesprächsverlauf. Ich als *„Zuhörer"* habe grundsätzlich die freie Wahl, das besonders zu beachten, was mir gerade wichtig erscheint. Wir haben stets die Freiheit, aus vier verschiedenen Reaktionsmöglichkeiten zu wählen. Unabhängig davon, was der Andere mit seiner Aussage beabsichtigt, liegt die Verantwortung für unsere Reaktion zunächst einmal bei uns. Der Verlauf des weiteren Gesprächs wird wesentlich dadurch beeinflusst, auf welchen Aspekt wir dabei besonders reagieren. Der bewusste Fokus auf einen bestimmten Teilaspekt einer Äußerung hängt jedoch im Wesentlichen von unserer Fähigkeit ab, unseren Wahrnehmungsfilter bewusst wechseln zu können. Bei starkem Sonnenschein greifen wir zu einer Sonnenbrille, wohingegen wir die Brille beim Betreten eines dunklen Raumes wieder absetzen. Genauso können wir unsere Wahrnehmung selektiv nutzen und überprüfen, welche Seite einer Äußerung uns in diesem Moment vordergründig erscheint. Manchmal kann das etwas anderes sein als unser Gesprächspartner eigentlich beabsichtigt. Dies kann insbesondere dann von Nutzen sein, wenn unser Gesprächspartner uns (bewusst oder unbewusst) zu Reaktionen verleitet, die wir im Nachhinein womöglich bereuen.

---

[52] Dieser Punkt ist in der Literatur strittig, da A und B gemeinsam den Kommunikationsprozess beeinflussen.

5.3 Kaffeetrinken, der Porschefahrer aus Düsseldorf & eine Palliativstation

„Unerhörte Menschen verhalten sich unerhört.“

(Unbekannt)

Die Wirkungsmechanismen des *Kommunikationsquadrates*[53] lassen sich in einer Vielzahl von Alltagssituationen beobachten, bei denen die bereits beschriebenen Aspekte (Der Ton macht die Musik, Autofahren, Partnerschaft) völlig außen vor bleiben.

Vor einigen Jahren war ich auf einer Dienstreise von Köln nach Reutlingen. Bei größeren Entfernungen mache ich regelmäßig auf halber Strecke eine Kaffeepause. Ich fahre also nach ungefähr 200 Kilometern an einer Raststätte ab und betrete das Café. Ich bestelle mir einen Cappuccino und widme mich direkt im Anschluss meinem Smartphone, um die Wartezeit besser überbrücken zu können. Nach ein paar Minuten bekomme ich den Kaffee serviert und stelle fest, dass dieser nicht zum Mitnehmen, sondern für den Verzehr im Restaurant zubereitet wurde. Ich hatte allerdings auch vergessen zu sagen, dass ich den Kaffee gerne mitnehmen möchte. Nach kurzem Überlegen entschließe ich mich, den Kaffee nicht zu reklamieren und einfach vor Ort zu trinken. Schließlich tut eine aktive Pause ja auch gut. Im gleichen Moment tritt ein älterer Herr neben mich. Er strahlt wie ein Honigkuchenpferd, zeigt auf meinen Kaffee und fragt die Bedienung, ob sie den gleichen Kaffee auch für ihn hinbekommen könne. Ich habe sofort einen Geisterblitz und wende mich mit folgenden Worten an ihn:

„Entschuldigen Sie bitte. Ich habe gerade vergessen zu sagen,
dass ich meinen Kaffee zum Mitnehmen haben möchte.
Nehmen Sie doch meinen Kaffee. Der ist ganz frisch zubereitet.
Dann kann ich mir einen neuen Kaffee bestellen?“

Die Bedienung dreht sich unmittelbar mit aufgerissenen Augen um und brüllt:

---

[53] Vgl. Schulz von Thun (2013)

„Meine Schuld ist das jetzt aber nicht gewesen!"

Was in Herr-Gottes-Namen ist denn bitte in diese Frau gefahren? Ich betone noch, dass ICH die Bestellung falsch aufgegeben habe, d.h. ich nehme den „Fehler" voll und ganz auf meine Kappe. Darüber hinaus biete ich direkt eine Lösung für die Situation an, indem der andere Kunde meinen Kaffee haben kann. Stattdessen hört sie aus meiner Aussage heraus, dass ich sie soeben für die falsche Bestellung verantwortlich gemacht habe.

Ich bin an diesem Tag bereits 200 Kilometer gefahren und habe die gleiche Strecke noch einmal vor mir. Zuvor habe ich bereits einen halben Tag im Büro verbracht, was nicht gerade zu meinen Lieblingsaufgaben gehört. Des Weiteren hat die Bedienung mich aus nächster Nähe angebrüllt. Was würde passieren, wenn ich unter Berücksichtigung all dieser Umstände zu der Kategorie „schwieriger Kunde" gehöre, der ohnehin einem gepflegten Streitgespräch grundsätzlich nicht abgeneigt ist? Mit hoher Wahrscheinlichkeit würde es jetzt ein verbales Backengewitter in Kombination mit einer anschließenden Beschwerde beim Geschäftsführer geben.

Es ist jedoch nichts dergleichen passiert. Ich war ziemlich perplex und habe zunächst einfach gewartet, bis der neue Kaffee fertig war. Im Nachhinein hat sich diese Geschichte jedoch zu einer Anekdote entwickelt, mit deren Hilfe ich immer wieder verdeutlichen möchte, welch großes Konfliktpotenzial sich dahinter verbirgt, wenn wir auf dem „falschen Ohr" hören. Eine Vielzahl zwischenmenschlicher Konflikte, sowohl mit Patienten, Angehörigen, Kollegen als auch im Privatleben resultieren daraus, dass wir oftmals dazu neigen, sehr schnell die *Beziehungsbotschaft* hinter einer Aussage herauszuhören. Im Nachgang betrachtet ist völlig unklar, in welcher Situation sich die Bedienung zum Zeitpunkt dieser Geschichte befunden hat. Es besteht die Möglichkeit, dass sie bereits morgens einen großen Streit zu Hause hatte. Vielleicht waren auch schon mehrere Kunden ihr gegenüber sehr unfreundlich. Oder sie hat bei der Ankunft im Geschäft ein Schreiben erhalten, dass ihr befristeter Arbeitsvertrag nicht verlängert wird. Ob ich allerdings in dieser Situation als „Mülleimer" zum Abladen dieser Probleme fungieren kann, bleibt fraglich. Ich habe mit diesen Problemen, sofern sie denn überhaupt existieren, nichts zu tun und werde auch zu deren Lösung nicht beitragen können. Insofern stellt es eine gewisse Form von Professionalität dar, diese Dinge bei der Arbeit außen vor zu lassen.

In Kapitel 5.1 (*„Seit meine Mutter bei Ihnen ist…"*) wurde gezeigt, dass das Hinterfragen der *Selbstkundgabe-Botschaft* eine ganz andere Gesprächsebene und somit einen anderen Gesprächsverlauf zur Folge hat. Ein Kollege von mir hat eine Situation erlebt, die diesen Umstand sehr gut veranschaulicht.

Fabian[54] war im Begriff, sein Auto vor einer Apotheke abzustellen, als er plötzlich von einem Porsche Cayenne geschnitten wurde. Das Fahrmanöver des Porsche erhielt insofern eine spezielle Note, als dass der Wagen ein Düsseldorfer Kennzeichen hatte. Es ist sicherlich ein Klischee, jedoch haben Kölner und Düsseldorfer nicht unbedingt das beste Verhältnis zueinander. Es bestehen gewisse Spannungen und Vorurteile zwischen beiden Seiten. Diese Vorurteile erhielten in der beschriebenen Situation weiteren Nährboden, als der Porschefahrer aus seinem Auto ausstieg. Er trug braune Seglerschuhe, einen Pullover, der über den Schultern hing und vorne zusammengebunden war, ein rosafarbenes Ralph Lauren Hemd mit Einstecktuch, eine Ray Ban Sonnenbrille und hatte eine nach hinten gestylte Fönfrisur – so stellt sich der Kölner einen typischen Schnösel aus Düsseldorf vor. Es sei übrigens darauf hingewiesen, dass es solche Typen natürlich auch in Köln gibt. Er rannte mit Eile direkt in die Apotheke und verschwand. Normalerweise gehört Fabian zu einer sehr ruhigen und besonnenen Gattung Mensch. Er wirkt jederzeit sehr gelassen und hat als Referent schon fast eine pastorale Ausstrahlung. In dem Augenblick, wo der Porschefahrer ihm den Parkplatz vor der Nase weggeschnappt hatte, sind bei ihm – nach eigener Aussage – jedoch alle Sicherungen durchgebrannt. Er hatte nur noch diesen einen Gedanken im Kopf: *„Für wen hält der sich? Den schnappe ich mir!"* (Beziehungsebene)

Er ließ sein Auto halb auf der Straße stehen und folgte dem Porschefahrer in die Apotheke, um ihn zur Rede zu stellen. Als er gerade anfangen wollte, richtig drauf los zu poltern, hörte er noch mit einem Ohr den letzten Teil des Gesprächs mit dem Apotheker:

„Ich habe meine Jungen hinten im Auto.
Er hat sich verschluckt und ist blau angelaufen.
Ich weiß nicht, was ich tun soll." (Selbstkundgabe)

---

[54] Der Name ist abgeändert.

Glauben Sie, dass Fabian jetzt noch das Streitgespräch wegen dem Fahrmanöver gesucht hat? Er ließ direkt davon ab, da ihm klar wurde, welches Gefühl hinter dem Verhalten des Porschefahrers steckte. Es handelte sich hier lediglich um einen besorgten Vater, der sich in einer Notsituation mit seinem Kind befand. In diesem Moment der Erkenntnis konnte Fabian das Verhalten des Vaters aus einem anderen Blickwinkel betrachten und anders würdigen. Die explizite *Selbstkundgabe-Botschaft* des Vaters ermöglichte es ihm, ruhig zu bleiben und Verständnis für das Fahrmanöver aufzubringen.

Ein wesentliches Bedürfnis von Patienten und Angehörigen besteht darin, dass die Angestellten eines Krankenhauses ihnen gegenüber Verständnis zeigen und empathisch sind (siehe Kapitel 2). Diese Punkte laufen kommunikationspsychologisch betrachtet über den Kanal der *Selbstkundgabe*. Durch den bewussten Fokus auf diesen Teil einer Aussage gelingt es uns als Empfänger einer Nachricht, die Aussage oder auch das Verhalten unseres Gegenübers besser einzuordnen und dementsprechend auch besser damit umzugehen. Mehr Gelassenheit und Ruhe sind die Konsequenz. Eine empathische Reaktion wirkt dann deeskalierend.

Die Königsdisziplin besteht darin, diese Ruhe auf den anderen zu übertragen, indem wir ihm zeigen, dass wir Verständnis für ihn und seine Situation haben. Das bedeutet nicht, damit einverstanden zu sein, wie sich der Andere verhält. Wenn wir von einem Patienten angeschrien werden, bedeutet Verständnis zu zeigen nicht etwa, dass wir applaudieren und sein Geschrei als eine angemessene Reaktion feiern. Es bedeutet vielmehr, dass wir unserem Gesprächspartner eine Rückkopplung geben:

„Ich merke, dass Sie sich ärgern."

Eine Seminarteilnehmerin hat mir eine Geschichte erzählt, die auf sehr eindringliche Art und Weise verdeutlicht, welchen Effekt es hat, wenn Menschen sich auf dieser Ebene abgeholt bzw. gehört fühlen. Sie hatte seit mehreren Tagen eine neue Patientin auf der Palliativstation. Die Situation war schwierig, da der Ehemann der Patientin, ihrer Meinung nach, die reinste Katastrophe war. Er war extrem cholerisch und hat sich von morgens bis abends in einer Dauerschleife über alles und jeden beschwert. Er kam jeden Morgen hochgradig aufgebracht mit knallrotem Kopf auf die Station und schrie wild drauf los, sodass es nahezu unmöglich war, ein vernünftiges Gespräch mit ihm zu führen. Nach wenigen Tagen hatte sein Verhalten dazu geführt, dass die Pflegekräfte auf der Station direkt das Weite suchten, sobald sie ihn entdeckten – ganz im Sinne von: *„Soll den heute doch ein Anderer abbekommen!"* Da dieses Vorgehen jedoch für alle Beteiligten wenig zielführend erschien, nahm sie kurzerhand all ihren Mut zusammen, ging aktiv auf ihn zu und sprach ihn an:

> *„Sie machen auf mich einen sehr aufgewühlten Eindruck.*
> *Warum sind Sie so böse?"*

Sie spiegelte ihm schlichtweg, welche Gefühle bzw. welche *Selbstkundgabe* bei ihr angekommen waren. Der Ehemann, mit dem bis dato keine normale Unterhaltung möglich war, sackte daraufhin unter Tränen in sich zusammen und schüttete ihr minutenlang sein Herz aus. Er erzählte, er sei mit der gesamten Situation völlig überfordert. Er wisse aufgrund seiner Verlustängste nicht, wie es weitergehen solle usw. Sie lernte eine völlig neue Facette von ihm kennen und berichtete, dass der Umgang mit ihm für die restliche Zeit ein völlig anderer gewesen sei.

Die Reaktion des Mannes ist verblüffend und gleichzeitig trivial, da sich Geschichten dieser Art tagtäglich in Krankenhäusern ereignen. Es wird deutlich, welche Wirkung es hat, wenn uns *Verständnis* entgegengebracht wird. Um in einen guten Kontakt mit dem Gesprächspartner zu kommen, ist das sicherlich die halbe Miete. Das gilt insbesondere im klinischen Kontext, aber auch in den meisten anderen Lebenssituationen. Es ist nicht immer leicht, empathisch zu sein, insbesondere wenn man selbst unter Stress steht und ggf. auch noch angebrüllt wird. Wenn es in solchen Situationen dennoch gelingt, dem anderen zu signalisieren, dass man seine Gefühle und Ängste nachvollziehen kann, ist das eine völlig andere Gesprächsgrundlage. Wenn ich mir allerdings dahingehend unsicher bin, ob ich seine Gefühle richtig wahrgenommen habe, ist es ein gutes Hilfsmittel, die wahrgenommenen Emotionen zu spiegeln. Erkundigen Sie sich, indem Sie sagen:

> *„Es tut mir leid, dass Sie sich da ärgern mussten."*
> *„Das würde mich auch traurig machen."*

Meistens liegen Sie damit richtig. In Ausnahmefällen wird der Andere sagen, er sei nicht verärgert oder traurig. In diesen Fällen wird er es richtigstellen und offener darüber sprechen, wie er sich fühlt. So oder so: Er wird sich verstanden fühlen und erkennen, dass Sie darum bemüht sind, ihn ernst zu nehmen. Dadurch entsteht ein „echter" Kontakt.

Ein weiteres Beispiel in diesem Zusammenhang habe ich selbst vor einigen Jahren im Kontext von Verkaufsgesprächen erlebt. Im Rahmen einer telefonischen Kaltakquise kam ich mit der Personalleiterin eines großen Klinikums ins Gespräch. Nach einer kurzen Vorstellung meiner Person erzählte ich ihr ohne große Umschweife von dem Röntgenexperiment zur befehlsfreien Sprache (siehe Kapitel 3). Ich erklärte ihr, dass die Patienten in der ersten Versuchsreihe (*„Sie müssen zum Röntgen"*) nach durchschnittlich 1,16 Minuten aus dem Bett aufgestanden sind. Anschließend sei das Experiment wiederholt worden, jedoch mit einer Änderung der Formulierung (*„Bitte kommen Sie zum Röntgen"*). Nach dieser kurzen Beschreibung des Versuchsablaufs fragte ich, ob sie sich vorstellen könnte, dass sich hierdurch eine Veränderung in der Reaktionszeit der Patienten ergeben hat – in meinen Augen eine relativ neutrale Frage. Sie stellte mir allerdings in einem unüberhörbar genervten Tonfall die Gegenfrage, ob ich sie vergackeiern wolle. An einem schlechten Tag hätte meine spontane Reaktion durchaus so aussehen können, dass ich auf dem *Beziehungs-Ohr* gehört und demensprechend geantwortet hätte: *„Was fällt Ihnen eigentlich ein! Geht's noch?"* Man kann sich leicht ausmalen, wie das Gespräch in diesem Fall weitergegangen wäre. Anstatt diesen Weg zu wählen, habe ich damals jedoch völlig unbewusst etwas ganz anderes gesagt. Ich fragte: *„Ist es gerade ungünstig?"* Mir ist erst einige Zeit später klar geworden, dass ich damit auf ihre *Selbstkundgabe* eingegangen bin. Ich hatte herausgehört, dass sie unter Stress stand und keine Zeit hatte. Die Auswirkungen meiner Frage waren nicht direkt spürbar, einige Zeit später dafür aber umso erstaunlicher.

Ihre Antwort war zunächst wenig ermutigend. Sie erwiderte, es wäre derzeit überhaupt nicht passend. Ich solle es in den kommenden Tagen noch einmal versuchen. Dann legte sie unvermittelt auf. Folglich notierte ich mir einen weiteren Versuch der Kontaktaufnahme für einen späteren Zeitpunkt, wobei sich mein Wunsch nach einem weiteren Telefonat dieser Art durchaus in Grenzen hielt. Ein paar Stunden später passierte allerdings etwas, woran ich mich bis heute ganz genau erinnern kann. Mein Telefon klingelte und die Personalleiterin des Klinikums war wieder am Apparat. Sie begann das Gespräch mit folgenden Worten:

„Guten Tag, es tut mir sehr leid,
wie ich mich heute Vormittag verhalten habe.
Sie haben mich tatsächlich auf dem falschen Fuß erwischt.
Ich hatte in diesem Moment wenig Zeit.
Vielen Dank, dass Sie so <u>verständnisvoll</u> reagiert haben.
Bitte erzählen Sie noch einmal von vorne. "

Wir arbeiten seitdem sehr eng zusammen. Das Klinikum zählt mittlerweile zu meinen größten Kunden und das letztendlich, weil ich nur danach gefragt habe, wie es ihr geht. Hier zeigt sich, wie eine empathische Reaktion das weitere Miteinander positiv beeinflussen kann.

5.4 Vier Ohren & vier Schnäbel – Das Kommunikationsquadrat in Aktion

Es verbinden sich mit jedem Ohr, das *„auf Empfang geschaltet ist"*, bestimmte Chancen und Gefahren für die Qualität des Kontaktes und den weiteren Verlauf eines Gespräches. Kommunikation findet immer in einem vier-dimensionalem Raum statt, in dem wir uns locker bewegen, zuweilen aber auch kläglich verirren können. Es lohnt sich daher, Karte und Kompass dabei zu haben. Es gehört allerdings einiges an Training dazu, die vier Ebenen in einem Gespräch zu erkennen und dann souverän zu reagieren.

5.4.1 „Ich warte jetzt schon seit über 2 Stunden", ein vergessener Katheter und die böse Schwiegermutter

Im Folgenden möchte ich Ihnen ein paar eingängige Beispiele für ein besseres Verständnis dieses Modells vorstellen. Bitte schreiben Sie in wörtlicher Rede auf, welche Botschaften sich Ihrer Meinung nach hinter den nachfolgenden Aussagen *„verbergen".*

Ein Patient im Wartezimmer steht auf und wendet sich an einen Mitarbeiter der Notaufnahme: *„Ich warte jetzt schon seit über zwei Stunden. "*

Sache: Was stellt der Patient als Tatsache fest?

Appell: Was möchte der Patient erreichen?

Beziehung: Wie lautet sein möglicher Vorwurf?

Selbstkundgabe: Wie geht es dem wartenden Patienten?

Eine Ärztin sagt während der Visite zum Pfleger: *„Hätte der Katheter nicht längst raus sein sollen? "*

Sache: Was ist die Tatsachenfeststellung der Ärztin?

Appell: Was erwartet sie von dem Pfleger? Was soll der Pfleger tun?

Beziehung: Wie lautet ein möglicher Vorwurf?

Selbstkundgabe: Was erfahren Sie über die Ärztin? Was sagt sie über sich aus?

Die Schwiegermutter sagt zur Schwiegertochter (über ihren Sohn): *„Der Junge hat ja ganz schön abgenommen, seit ihr zusammengezogen seid."*

Sache: Was ist die Feststellung der Schwiegermutter?

Appell: Was soll die Schwiegertochter tun?

Beziehung: Wie steht sie zu ihrer Schwiegertochter? Was hält sie von ihr?

Selbstkundgabe: Wie geht es der Schwiegermutter?

Ein Patient sagt im Wartezimmer: *„Ich warte jetzt schon seit über zwei Stunden."*

Man könnte meinen, dass hier die Tatsache einer zweistündigen Wartezeit beschrieben wird. Experimente in diesem Kontext zeigen jedoch, dass Wartende die Wartezeit häufig bis zu dreimal länger erleben als derjenige, der mit seiner Arbeit beschäftigt ist. Es besteht somit die Möglichkeit, dass die Angabe der Wartezeit verzerrt ist. Demzufolge wird bei dieser Aussage auf der *Sachebene* lediglich festgehalten, dass der Patient wartet. Der *Appell* hinter seiner Aussage lautet, dass er entweder umgehend behandelt werden möchte oder zumindest darüber informiert werden will, wann er drankommt. Die *Beziehungsbotschaft* bzw. der Vorwurf hinter seiner Aussage lautet: *„Seid ihr dahinten nur beim Kaffeeklatsch, oder was? Ihr seid faul und langsam! Ihr seid schlecht organisiert."* Eine Interpretation auf dieser Ebene könnte folgende Reaktion zur Folge haben:

„Sehen Sie eigentlich nicht, was hier los ist?!
Ich bin selber erst seit 5 Minuten hier – da kann ich doch nichts für!
Wir haben gerade noch einen Notfall reinbekommen ..."

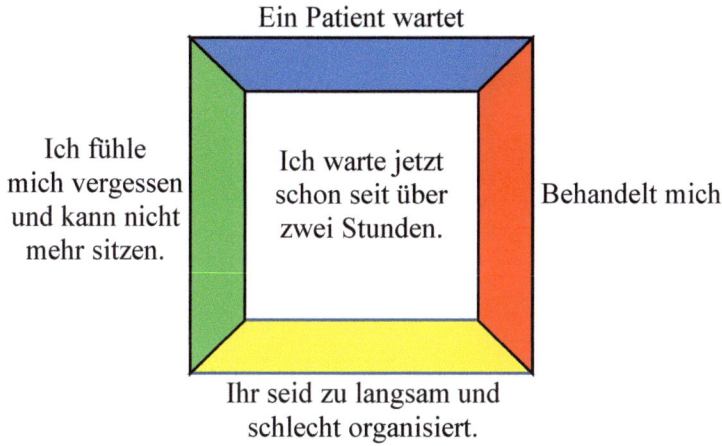

Ein Patient wartet

Ich fühle mich vergessen und kann nicht mehr sitzen.

Ich warte jetzt schon seit über zwei Stunden.

Behandelt mich.

Ihr seid zu langsam und schlecht organisiert.

Rechtfertigungen und Entschuldigungen sind ein Indiz dafür, dass man eine Aussage auf der Beziehungsebene aufgefasst hat. Der Gedanke *„Hallo, geht`s noch?!"* deutet ebenfalls stark darauf hin, dass man die Äußerung in den falschen Hals bzw. in das „gelbe Ohr" bekommen hat. Ein besonders empathischer Mensch würde hingegen die Selbstkundgabe erkennen: *„Ich fühle mich vergessen und kann aufgrund meiner Schmerzen nicht mehr sitzen."* Ein Fokus auf diesen Teil der Nachricht hat für alle Beteiligten ein deutlich geringeres Konfliktpotenzial.

In dem zweiten Beispiel fragt eine Ärztin während der Visite den Krankenpfleger:

„Hätte der Katheter nicht längst raus sein sollen?"

Wenn wir diese Aussage unter das Kommunikationsquadrat legen, werden folgende Botschaften sicht- bzw. hörbar:

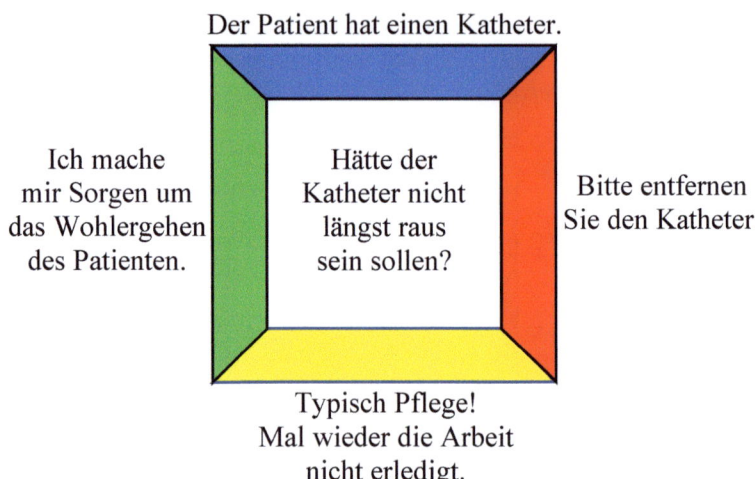

Der Patient hat einen Katheter.

Ich mache
mir Sorgen um
das Wohlergehen
des Patienten.

Hätte der
Katheter nicht
längst raus
sein sollen?

Bitte entfernen
Sie den Katheter.

Typisch Pflege!
Mal wieder die Arbeit
nicht erledigt.

Der Krankenpfleger reagiert anders, wenn er sich auf die rote und/oder grüne Seite konzentriert, anstatt sich hinsichtlich der Qualität seiner Arbeit infrage gestellt zu sehen. Letzteres hätte vermutlich ein unnötiges Streitgespräch mit der Ärztin vor den Augen des betroffenen Patienten zur Folge. Eine Reaktion auf der Sachebene könnte die Situation ebenfalls schwierig machen. Stellen Sie sich dazu folgenden Dialog vor:

Ärztin: *„Hätte der Katheter nicht längst raus sein sollen?"*
Pfleger: *„Ja, schon seit vier Stunden."*

In diesem Fall läuft die Kommunikation zwischen den beiden auf unterschiedlichen Ebenen ab und somit völlig aneinander vorbei. Es ist sehr unwahrscheinlich, dass die Ärztin eine erstgemeinte Antwort auf ihre Frage erwartet. Sie dient hier vielmehr als Arbeitsauftrag. Die vermeintlich „sachliche" Antwort des Pflegers wird hier von einer gehörigen Portion Sarkasmus begleitet.

102

In dem dritten Beispiel sagt die Schwiegermutter zur Schwiegertochter (über ihren Sohn):

„Der Junge hat ja ganz schön abgenommen,
seit ihr zusammengezogen seid. "

Dieses Beispiel veranschaulicht meiner Meinung nach am besten, welchen Unterschied es macht, wenn wir uns stärker auf das Eine oder das Andere beziehen. *„Du bist eine schlechte Ehefrau"* zieht eine andere Reaktion der Schwiegertochter nach sich, als wenn sie erkennt, dass ihre Schwiegermutter einfach nur um den Gesundheitszustand ihres Sohnes besorgt ist. Ersteres hat die Schwiegermutter überhaupt nicht gesagt. Sie stellt lediglich fest, dass ihr Sohn abgenommen hat. Dieses Faktum kann mithilfe einer herkömmlichen Waage spielend leicht belegt werden.

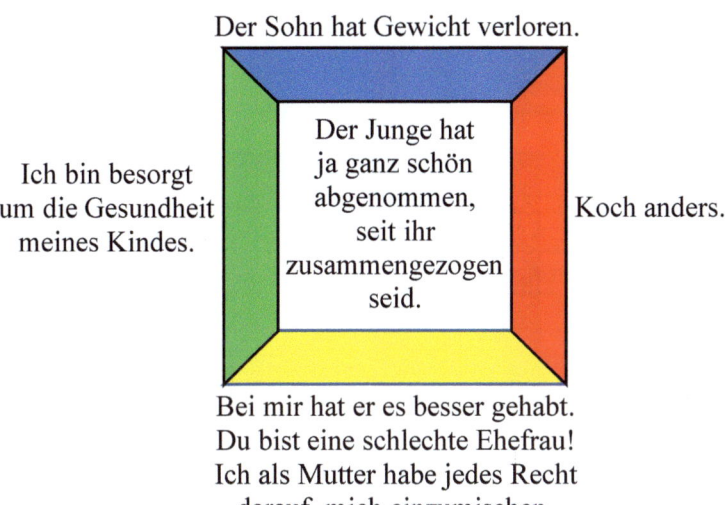

Der Sohn hat Gewicht verloren.

Ich bin besorgt um die Gesundheit meines Kindes.

Der Junge hat ja ganz schön abgenommen, seit ihr zusammengezogen seid.

Koch anders.

Bei mir hat er es besser gehabt. Du bist eine schlechte Ehefrau! Ich als Mutter habe jedes Recht darauf, mich einzumischen.

Die theoretischen Überlegungen hierzu stammen aus der Lehre zu dem sog. *Kommunikationsquadrat* nach *Schulz von Thun*.[55] Hierbei handelt es sich

---

[55] Vgl. Schulz von Thun (2013), vgl. Schulz von Thun, Ruppel & Stratmann (2003)

um eines der wichtigsten Modelle der Kommunikationspsychologie in Deutschland, mit dessen Hilfe der Kommunikationsprozess zwischen zwei Beteiligten, dem *Sender* und dem *Empfänger* einer Nachricht erklärt wird. *Schulz von Thun* beschreibt mit diesem Modell, dass Menschen immer mit vier Ohren hören (*4 Ohren-Modell: Sach-Ohr, Appell-Ohr, Beziehungs-Ohr & Selbstkundgabe-Ohr*). Er zeigt, dass wir vier verschiedene Möglichkeiten haben, eine Aussage zu interpretieren und dementsprechend darauf zu reagieren. Weiterhin geht er davon aus, dass wir losgelöst von unseren individuellen „Hörgewohnheiten" auch immer mit vier *Schnäbeln* sprechen. In jeder Äußerung sind vier Botschaften enthalten (*Sache, Appell, Beziehung, Selbstkundgabe*). An dieser Stelle wird die Komplexität deutlich:

Ich sage A. Der andere hört B. Ich meine aber C, oder doch eher D?!

Einerseits gilt es, eine Äußerung so zu verstehen, wie sie wirklich gemeint ist. Andererseits ist es wichtig, sich selbst so auszudrücken, dass unser Gegenüber die Möglichkeit hat zu verstehen, was wir ihm tatsächlich sagen möchten.

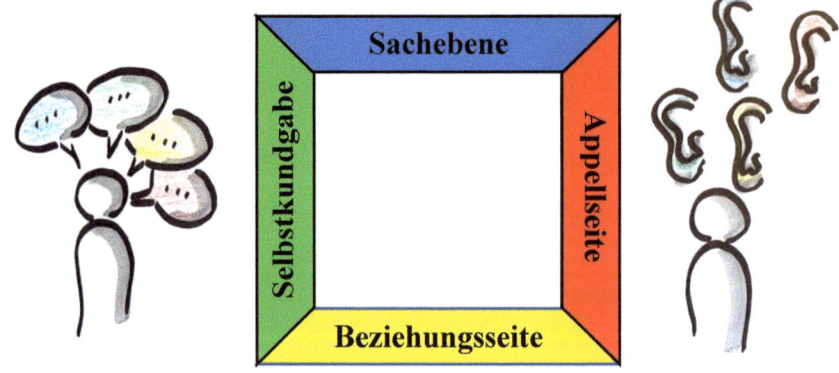

Wir erkennen, wie schnell und ungewollt Missverständnisse entstehen können, die im schlimmsten Fall eine Eskalation der Situation zur Folge haben. Das Modell hilft dabei, die eigene Wahrnehmung zu sensibilisieren und Äußerungen präziser zu begreifen – also das Gemeinte hinter dem Gesagten zu verstehen. Es schafft ein Bewusstsein für die vier Ebenen, die im Kontakt mit anderen eine Rolle spielen. Kommunikations- und damit zwischenmenschliche Störungen sind leichter erkennbar. Dies hat automatisch eine Weiterentwicklung der kommunikativen Kompetenz zur Folge. Die Idee dahinter besteht nicht darin, dass wir in Gesprächen mit Patienten und Angehörigen nach jedem Satz einen kurzen Zwischenstopp einlegen und eine quadratische Analyse vornehmen: *„Ihre Sachbotschaft lautet gerade ... Sie möchten von mir ...?"* usw. Dieses Vorgehen erscheint wenig praktikabel. Vielmehr ist dieses Modell insbesondere unter zwei Gesichtspunkten sehr hilfreich. Zum einen wird hierdurch noch einmal die Bedeutung von *Empathie* im Klinikalltag unterstrichen. Zum anderen ist das Kommunikationsquadrat in einem ersten Schritt, insbesondere bei Konfliktsituationen, überaus hilfreich. Wenn Sie sich in Situationen wiederfinden, in denen Sie sich für etwas entschuldigen, rechtfertigen oder einen bösen Gedanken haben (*„Hallo, geht's noch?!"*), kann es von Vorteil sein zu reflektieren, welcher Aspekt der Formulierung Ihres Gegenübers den Ärger in Ihnen ausgelöst hat. Halten Sie kurz inne und überlegen Sie, was der Andere genau gesagt bzw. was Sie wütend gemacht hat. In vielen Fällen wird dies helfen, um die notwendige Ruhe zu bewahren oder zurückzuerlangen.

5.4.2 Die Tragödie zwischen Mann & Frau

„Männer sind anders. Frauen auch."

(John Gray)

Das Kommunikationsquadrat begleitet uns ein Leben lang und ist sicherlich nicht mit dem Lesen eines Buches oder durch die Teilnahme an einer Fortbildung verinnerlicht bzw. direkt in unsere Sprachkultur integriert. Ich erlebe es trotz langjähriger Kenntnis des Modells sowohl im privaten als auch im beruflichen Kontext immer wieder am eigenen Leib, wie Störungen in der Kommunikation auftreten. Gleichzeitig kann ich jedoch viele Situationen besser verstehen, reflektieren und auch lösen. Ich kann mich an eine Situation erinnern, bei der Marie und ich im Auto sitzen und ein Streitgespräch führen. Wir sprechen deutlich lauter miteinander als normalerweise und ich bin bereits auf 179 – nicht auf 180, aber kurz davor. In diesem Moment wagt es meine Frau doch tatsächlich, mich mit hämischem Blick anzuschauen und zu sagen:

„Du mit deinem Beziehungs-Ohr!"

Wie sich sicherlich gut nachvollziehen lässt, hat sie damit bei mir einen roten Knopf gedrückt. Sie hat eine Linie überschritten, und zwar weit überschritten. Als Reaktion darauf packe ich bildlich gesprochen meinen Baseball-Schläger aus und hole zum großen Gegenschlag aus. Dieses Gefühl hält für exakt zwei Sekunden lang an, bis ich plötzlich *„runterfahre"* und realisiere: *„Verdammt nochmal! Meine Frau hat leider wieder einmal Recht. Wir streiten uns gerade ausschließlich, weil ich die ganze Zeit irgendwelche Dinge in ihre Worte hineininterpretiere, die sie so überhaupt nicht gesagt hat."*

Die Art und Weise, wie sie mir das aufzeigt, ist sicherlich nicht der ideale Weg. Dennoch realisiere ich in diesem Moment, was gerade passiert, sodass ich wieder zu meiner goldenen Mitte zurückfinde. Darüber hinaus zeigt dieses Beispiel, dass es sich bei dem *Kommunikationsquadrat* um einen lebenslangen Lernprozess handelt. Meiner Meinung nach ist es durchaus menschlich, trotz besseren Wissens um die kommunikationspsychologischen Prozesse, in diese Falle zu tappen. Mit etwas Training und Achtsamkeit können wir jedoch jeden Tag besser darin werden und folglich auch effektiver und stimmiger kommunizieren. *Schulz von Thun* erläutert im Zusammenhang mit der Kommunikation zwischen Männern und Frauen ein weiteres Beispiel, dass jeder von uns kennt. Er selbst bezeichnet es als die Tragödie zwischen Männlein und Weiblein[56]: Eine Frau kommt nach einem langen Arbeitstag nach Hause und lässt sich erschöpft auf der Couch nieder. Sie sieht traurig und abgekämpft aus. Ihr Ehemann begrüßt sie und erkundigt sich, wie ihr Tag gewesen sei. Sie freut sich darüber, dass ihr jemand zuhört und beginnt zu erzählen. Sie berichtet von dem Ärger mit Ihrem Chef, dem Stress beim Abholen der Kinder aus dem Kindergarten und dem Streit mit dem Nachbarn. Jetzt habe sie folgendes Problem …

---

[56] Ich habe dieses Beispiel bei einem Vortrag von Schulz von Thun gehört und so übernommen.

Ihr Ehemann hört dabei jedoch nur sehr beiläufig die *Selbstkundgabe* seiner Frau heraus. Stattdessen hört er überwiegend einen dahinter verborgenen *Appell*, den sie aber gar nicht senden wollte. Er hört:

„Schaff Abhilfe. Gib mir einen Rat und eine Lösung."

Die Schilderungen, wie es ihr ums Herz ist, führen bei ihm zu Druck und/oder Ehrgeiz, so dass er in etwa antwortet:

„Mensch, da musst du mal erstens, zweitens, drittens ..."

Infolgedessen hört sie jetzt mit ihrem „gelben Ohr" (*Beziehungsbotschaft*):

„Ach, du Dummerchen.
Ich erkläre dir jetzt mal, wie die Welt funktioniert
und was du zu tun hast."

Dementsprechend fällt ihre Reaktion aus:

„Ja, du bist immer oberschlau und weißt, was man alles machen muss."

Das Ehepaar findet in diesem Beispiel keine Wellenlänge, da sie die Beziehungsbotschaft *„Du Dummerchen"* hört und das macht ihr Herz kaputt. Er hingegen versteht in dem Wehklagen seiner Frau die Aufforderung zum Handeln, wobei sie eigentlich nur einen empathischen Zuhörer braucht. Die exakt gleiche Situation habe ich schon unzählige Male selbst erlebt. Bevor ich meinen Ratschlag auch nur zur Hälfte ausgesprochen habe, erklärt mir meine Frau, dass sie einfach nur einen Zuhörer – und eben keinen nett gemeinten **Rat-Schlag** – braucht. Das ist, laut *Schulz von Thun*, die Tragik zwischen Mann und Frau, die man sich mit dem Quadrat klarmachen kann. Die *Selbstkundgabe* der Frau läuft hier durch eine komplizierte Maschinerie und wird zu dem *„ Schaff Abhilfe "*-Appell beim Mann. Das Quadrat kommt hier sozusagen anders an, als es gemeint war. Sie möchte Verständnis – er gibt ihr einen Ratschlag. Somit übernimmt er die Rolle des Problemlösers, während sie einfach nur eine Bestätigung für ihre Gefühle erhalten möchte. Wenn diese Bestätigung ausbleibt und (ungefragt) Ratschläge erteilt werden, entsteht Distanz anstatt Nähe. Der Ratgebende rahmt sich (ungewollt) als klüger und vernünftiger ein. Dieses Beispiel verdeutlicht, dass Missverständnisse selbst im Kontakt mit den Menschen entstehen, die uns am nächsten stehen.

Die *Sachebene* ist bei Männern als Kommunikationskanal sehr ausgeprägt. Sie sprechen oft faktisch, zielgerichtet und haben das *Sach-Ohr* übermäßig stark entwickelt: Für einen Mann bedeutet Gespräch Information. Für Frauen hingegen heißt Gespräch Interaktion. Sie beziehen sich häufiger auf den *Beziehungsaspekt* einer Äußerung.[57] Somit kann es auch beim Umgang mit Patienten passieren, dass redselige weibliche Patienten von einer männlichen Pflegekraft eher als anstrengend empfunden werden, wohingegen eine weibliche Medizinerin die gleiche Patientin vielleicht als weniger problematisch einstuft. Schließlich sollte es aus ihrer Sicht bei einem guten Gespräch um etwas Persönliches gehen. Umgekehrt werden kurz, knapp und sachlich kommunizierende Patienten von weiblichen Medizinern eher unter der Kategorie „schwierig" verbucht. Geschlechtsbedingte unterschiedliche Auffassungen der gleichen Aussage können dann zu schwierigen Situationen führen und belasten die Beziehung der beteiligten Personen nachhaltig.

5.4.3 Interkulturelle Missverständnisse & das Jobcenter

Im Krankenhauskontext sind die Gesprächspartner häufig nicht miteinander vertraut. Patienten sind in einer Ausnahmesituation und manchmal haben sie sogar einen anderen kulturellen Hintergrund. Interkulturelle Missverständnisse lassen sich ebenfalls sehr anschaulich mithilfe des Kommunikationsquadrates darstellen.

---

[57] Vgl. Tannen (1993). Die Autorin unterscheidet zwischen einer sog. Berichtssprache bei Männern und einer sog. Beziehungssprache bei Frauen. Es kommt oft zu Reibungen, weil Jungen und Mädchen im Grunde in verschiedenen Kulturen aufwachsen. Mit Mädchen und Jungen wird anders gesprochen und es wird erwartet bzw. akzeptiert, dass sie anders antworten. Folglich sind Gespräche zwischen Männern und Frauen eine Art „interkulturelle" Kommunikation. Sie sprechen nicht verschiedene Dialekte, sondern sog. *Genderlekte* (geschlechtsspezifische Sprachen).

Ein Krankenpfleger kommt morgens zur Arbeit und erfährt bei der Übergabe, dass ein neuer Patient auf Zimmer drei liegt. Er geht daraufhin zu dem entsprechenden Zimmer, um sich persönlich vorzustellen. Beim Betreten des Zimmers sieht er, dass es sich bei dem neuen Patienten erkennbar um eine Person mit Migrationshintergrund handelt. Nach einer kurzen Vorstellung fragt er interessiert:

„Woher kommen Sie?"

Auf der *Sachebene* handelt es sich hierbei um die Frage nach dem Herkunftsland des Patienten. Diese Frage ist nett gemeint und soll als Türöffner für einen Smalltalk dienen. Die anderen drei Botschaften hinter der Frage lauten:

Appell: *Nimm Kontakt zu mir auf.*
Beziehung: *Sie sind es wert, dass wir uns unterhalten.*
Selbstkundgabe: *Ich habe erkannt, dass Sie nicht von hier sind und*
                     ich bin interessiert an Ihnen.

Information nach dem Herkunftsland

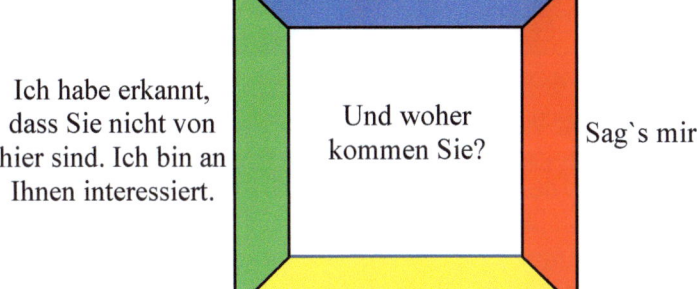

Ich habe erkannt, dass Sie nicht von hier sind. Ich bin an Ihnen interessiert.

Und woher kommen Sie?

Sag`s mir.

Sie sind es wert, dass ich mich für Sie interessiere.

Es besteht allerdings die Möglichkeit, dass bei dem Patienten völlig andere Botschaften ankommen. Die Sachebene in Form der Frage nach dem Herkunftsland ist identisch. Unter Umständen wird die Situation jedoch problematisch, wenn der Patient etwas anderes versteht.

Selbstkundgabe: *Ich habe erkannt, dass Sie nicht von hier sind.*
                      Ich bin Deutscher.
Beziehung: *Sie sind anders als ich.*
                      Ihr Deutsch ist erkennbar schlecht.

Information nach dem Herkunftsland

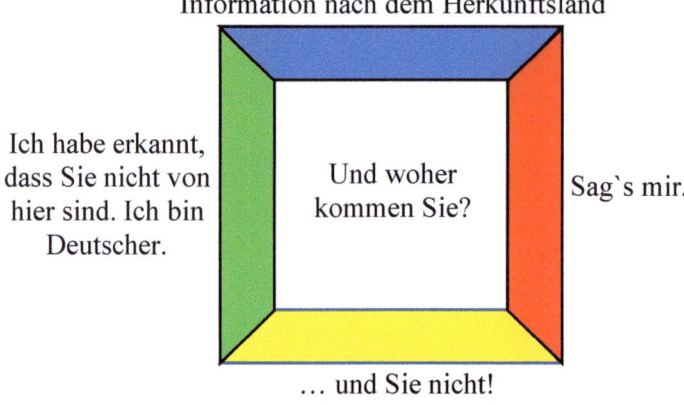

Ich habe erkannt, dass Sie nicht von hier sind. Ich bin Deutscher.

Und woher kommen Sie?

Sag`s mir.

… und Sie nicht!
Sie sind anders als ich.
(Dein Deutsch ist schlecht.)

Der Krankenpfleger betont mit seinem „gelben Schnabel" seine Kontaktbereitschaft und Aufgeschlossenheit, wohingegen der Patient die Betonung der Trennung bzw. des Unterschieds heraushört. Somit kann es passieren, dass er dem Krankenpfleger die nett gemeinte Frage krumm nimmt im Sinne von: „*Ich kann diese Frage nicht mehr hören!*"

Grundsätzlich ist die Frage nach dem Herkunftsland bei Patienten mit erkennbarem Migrationshintergrund ein gutes Mittel zur Kontaktaufnahme. Wenn die Frage ehrlich gemeint ist, signalisieren Sie damit *Interesse an der Person*, welches über sein Krankheitsbild hinausgeht. Es empfiehlt sich jedoch, aufgrund der gerade aufgezeigten Stolperfalle, diese Frage erst zu einem späteren Zeitpunkt zu stellen, wenn Sie mit dem Patienten bereits auf einer anderen „Wellenlänge" sind.

Bei der Arbeit im Jobcenter sind die Mitarbeiter der Bundesagentur für Arbeit dazu verpflichtet, eine sog. Bedürftigkeitsprüfung durchzuführen. Im Rahmen dieser Befragungen kann es passieren, dass sie von dem jeweiligen Antragsteller Bankauszüge verlangen müssen. Dieser Vorgang löst seitens der Kunden regelmäßig Widerstand aus und führt dazu, dass die Angestellten des Jobcenters mit Vorwürfen konfrontiert werden. Ein Beispiel: *„Soll ich mich hier nackt ausziehen, oder was?!"*

Eine sachliche Antwort im Sinne von *„Nee, behalten Sie Ihre Hose und Hemd ruhig an"* ist weder lustig, noch würde sie der Situation gerecht werden. Mithilfe des Kommunikationsquadrates kann man sich bewusst machen, dass man immer vier Optionen hat und entscheiden kann, auf welcher Ebene man reagieren möchte.

(Implizite) Sachbotschaft: *Kontaktdaten sind Privatsache*
Appell: *Hören Sie auf, sowas zu verlangen.*
   Wahren Sie Diskretionsabstand.

Wenn man hingegen das gelbe Ohr am Anschlag hat, hört man die Anklage:

Beziehung: *Sie vertrauen mir wohl nicht. Das ist reine Schikane! Sie sind ein Schnüffler.*
Selbstkundgabe: *Ich fühle mich entblößt und angezweifelt.*

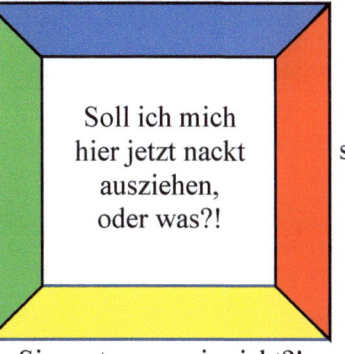

Kontaktdaten sind privat

Ich fühle mich entblößt und angezweifelt. Das empört mich!

Soll ich mich hier jetzt nackt ausziehen, oder was?!

Höre Sie auf, so etwas zu verlangen. Halten Sie einen Diskretionsabstand!

Sie vertrauen mir nicht?! Sie sind ein Schnüffler und wollen mich schikanieren.

Eine mögliche Lösung liegt in der Fokussierung auf die *Selbstkundgabe* des Antragstellers. Empathie und Einfühlungsvermögen könnte aussichtsreich sein. Der Angestellte des Jobcenters kann bewusst mit diesem Ohr hören und auf der blauen Seite reagieren:

> *„Mir ist bewusst, dass ich Ihnen damit viel zumute und*
> *Sie diese Frage als misstrauisch empfinden können.*
> *Ich bin gesetzlich dazu verpflichtet, diese Offenlegung zu verlangen.*
> *Nicht bei Ihnen, sondern bei allen Antragstellern. "*

Ein anderer Vorwurf in diesem Kontext kommt von bedürftigen Eltern, die Kinder zu ernähren haben und ihrem Gefühl nach betteln müssen:

> *„Haben Sie eigentlich auch Kinder? "*

Eine solche Frage stellt die meisten Menschen in der Rolle des Jobcenter-Mitarbeiters vor eine große Herausforderung. Schließlich wird damit implizit an unser Gewissen appelliert. Es gibt hierauf scheinbar keine passende Antwort, oder?

Auf der Sachebene handelt es sich um eine Frage nach Fakten. Folglich wäre eine mögliche Antwort:

> *„Ja, die sind 17, 19 und 24. "*

Jedoch würde diese Reaktion den Kern des Geschehens nicht ganz treffen. Die weiteren Botschaften hinter der Aussage lauten:

Appell:	*Haben Sie ein Herz und sorgen Sie dafür, dass ...*
Beziehung:	*Sie haben keine Ahnung wie es sich als Mutter anfühlt, wenn am 20. des Monats das Geld knapp wird.*
Selbstkundgabe:	*Als Mutter fühle ich mich unverstanden. Ich mache mir große Sorgen um die Zukunft meiner Kinder.*

Wenn wir das alles vor Augen bzw. im Ohr haben, können wir entscheiden, auf welche der vier Seiten wir eingehen möchten. Vielleicht antwortet man in diesem Fall auch gar nicht auf die Frage, sondern reagiert empathisch und klärt dann weiter über den Vorgang der Datenerhebung auf. Irgendwann hat man das Modell dann verinnerlicht und kann intuitiv entscheiden, auf welche der vier Seiten man eingeht.

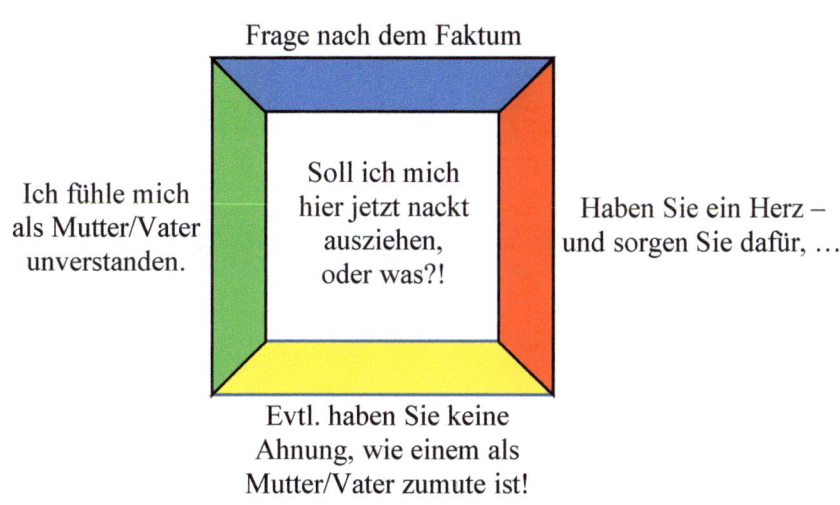

Sowohl die eigenen Hörgewohnheiten als auch die Hörgewohnheiten unserer Gesprächspartner sind sicherlich ein Stück weit von der Tagesform abhängig. Es gibt Tage, an denen wir mit dem falschen Fuß aufgestanden sind: Dann gab es vielleicht bereits beim Frühstück eine anstrengende Auseinandersetzung mit den Kindern, anschließend standen wir im Stau, die ersten drei Begegnungen mit Patienten oder Kunden waren nicht ganz reibungslos und zu guter Letzt kommt auch noch der Vorgesetzte um die Ecke und … . An solchen Tagen hört man schnell mit dem *Beziehungs-Ohr*. An anderen Tagen befinden wir uns hingegen in unserer goldenen Mitte. Alles geht uns nahezu spielerisch von der Hand und selbst flapsige Kommentare von Dritten perlen von uns ab wie Regentropfen von einer Lotusblüte – wir befinden

113

uns im *Flow*.[58] An diesen Tagen fällt es scheinbar leichter, die *Beziehungs-botschaft* außen vor zu lassen und sich auf die anderen Ebenen zu fokussieren.

Je nach Gemütszustand ist also das eine oder das andere Ohr gegebenenfalls weiter „geöffnet". Wir gehen an dieser Stelle allerdings noch einmal zurück zu dem Eingangsbeispiel („*Du hast Vorfahrt!"*). Hier holen die meisten direkt zum verbalen Gegenangriff aus („*Steig aus! / Halt den Mund!"*). Sind Ihre Antworten und Gedanken in eine ähnliche Richtung gegangen? Ich unterstelle, dass Sie sich gerade in einer stressfreien Situation und einer ruhigen Umgebung befinden. Sie sind entspannt und lesen mein Buch. Dennoch kamen Ihnen unter Umständen vergleichbare Antworten in den Sinn. Heißt das automatisch, dass Sie in einer schlechten Stimmung sind oder einen schlechten Tag haben? Nein.

Das Heraushören der *Beziehungsbotschaft* ist ein Muster, in das wir, sowohl an guten als auch an schlechten Tagen, schnell und leicht verfallen. Sie ist häufig leichter zugänglich und schneller greifbar. Bei Stress und hoher Arbeitsbelastung scheint es wesentlich mehr Anstrengung zu erfordern, sich auf die anderen Ebenen (Worum geht es? Was möchte der andere von mir? Wie geht es ihm?) zu konzentrieren. Ich bin jedoch der festen Überzeugung, dass der Fokus (ob bewusst oder unbewusst) auf die Beziehungsebene am Ende des Tages viel mehr Schwierigkeiten bereitet. Hier wird vielen (unnötigen) Konflikten Nährboden geboten, die deutlich mehr Zeit und Kraft kosten. Folglich kann man festhalten:

It is easy, but not simple.

5.5 Das Spiel auf einer Harfe

Manche Menschen sind in ihrer Kommunikation überwiegend sachlich, wohingegen andere eher dazu neigen, zunächst empathisch und einfühlsam auf die Aussagen ihres Gesprächspartners zu reagieren. Ein Dritter wiederum verfügt unter Umständen über eine sehr ausgewogene Mixtur aller vier

---

[58] Vgl. Csíkszentmihályi (2000): Flow (englisch „Fließen, Rinnen, Strömen") bezeichnet das als beglückend erlebte Gefühl eines mentalen Zustandes völliger Vertiefung (Konzentration) und restlosen Aufgehens in einer Tätigkeit.

Ebenen in seiner Kommunikationskultur. Doch woher kommen diese Unterschiede?

Es existieren verschiedene Erklärungsansätze, wo der Ursprung für unterschiedliche „Sprech- und Hörgewohnheiten" bei uns liegt. Der evolutionspsychologische Ansatz besteht darin, dass menschliches Verhalten genetisch bedingt und somit vererbbar ist.[59] Jeder von uns findet sich mit seinem Verhalten und seinen Charakterzügen in seinen Eltern wieder. Das gefällt uns nicht immer, jedoch ist es unbestreitbar. Es kommt nicht von ungefähr, dass Eltern sich häufiger als zufällig über das Verhalten ihrer Kinder ärgern, welches ebenso typisch für sie selbst ist. Umgekehrt sind Kinder von Eigenschaften ihrer Eltern genervt, die sie oft selbst haben. Hier gilt das Motto: *„Was ich selbst bei mir nicht leiden kann, das hänge ich einem anderen an."* Es gibt schließlich keine Kinder von fremden Eltern.

Eine andere Erklärung besteht darin, dass menschliches Verhalten durch die Umwelt beeinflusst und geprägt wird. Verhalten resultiert demzufolge aus einem Lernprozess.[60] Eine Vielzahl von Eigenschaften und Verhaltensweisen entwickelt sich überwiegend innerhalb der ersten Lebensjahre durch soziale Einflüsse, Prägung und durch Erlernen. Demnach haben Erfahrungen und der Umgang mit unseren Eltern, Geschwistern, Großeltern, Erziehern im Kindergarten und den Spielkameraden großen Einfluss auf unsere Entwicklung. Diese sozialwissenschaftliche bzw. *behavioristische*[61] Sichtweise steht heutzutage allerdings nicht mehr im Gegensatz zu dem evolutionspsychologischen Ansatz. Vielmehr wird davon ausgegangen, dass beide Sichtweisen ihre Berechtigung haben und bei unserer Entwicklung eine Rolle spielen.

Eine weitere Idee stammt aus dem sog. *Konstruktivismus* von *Watzlawick*.[62] Klingt kompliziert, ist im Grunde aber schnell erklärt. Hierbei handelt es sich um eine philosophische Schule, deren Kernthese lautet, dass sich jeder Mensch seine eigene Wahrheit bzw. Wirklichkeit konstruiert. Hierzu noch einmal zurück zu dem Beispiel mit der Vorfahrtsregel an der

---

[59] Vgl. Barkow, Cosmides & Tooby (1992)
[60] Vgl. Skinner (1976)
[61] Im Behaviorismus wird Verhalten durch ein Reiz-Reaktions-Schema erklärt, d.h. ein bestimmter Reiz löst eine bestimmte Reaktion aus. Durch mehrfache Wiederholung manifestiert es sich dann.
[62] Vgl. Watzlawick (2013)

Kreuzung. Angenommen, Sie haben bereits mehrere Male diese Situation erlebt. Des Weiteren haben Sie hierbei immer wieder die Erfahrung gemacht, dass Ihr Beifahrer Ihnen mit seiner Aussage (*„Du hast Vorfahrt!"*) eigentlich etwas anderes sagen möchte (*„Du bist ein miserabler Autofahrer"*). Aufgrund dieser Erfahrungen kann es passieren, dass Sie sich infolgedessen eine eigene Wahrheit zu dieser Situation „konstruieren". Diese könnte in etwa lauten: *„Wenn er mich auf die Vorfahrt hinweist, möchte er mir eigentlich unterstellen, dass ich ein schlechter Autofahrer bin."* Wenn Sie beim nächsten Mal auf die Kreuzung zu fahren, hat Ihr Beifahrer dementsprechend bereits verloren, bevor er überhaupt gesprochen hat.

Dieser Aspekt ist insbesondere in Beziehungen wichtig, in denen das zwischenmenschliche Band beschädigt oder bereits durchtrennt wurde. In solchen Fällen neigen wir dazu, Aussagen überwiegend auf der gelben, also der Beziehungsebene wahrzunehmen, getreu dem Motto: *„Der will mir doch eh wieder nur einen reinwürgen."* Es gilt in solchen Fällen sehr achtsam für die eigenen Empfindungen zu sein und die Botschaften auf den anderen „Seiten" sichtbar bzw. explizit werden zu lassen, damit es nicht zu einer *sich selbst erfüllenden Prophezeiung* (siehe Kapitel 11.4) kommt. Doch was heißt das konkret? *Schulz von Thun* vergleicht die Kommunikation auf den vier Ebenen mit dem Spiel auf einer Harfe:

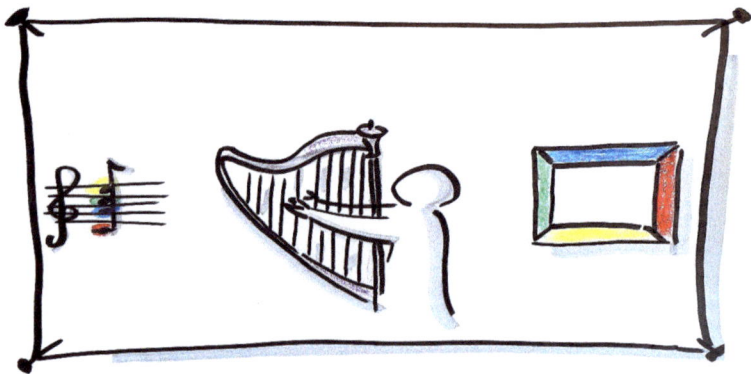

Wir spielen immer auf vier Saiten, wobei manche Töne lauter und andere leiser sind. Wenn wir kommunizieren, schlagen wir immer alle vier Saiten gleichzeitig an. Der dominierende Oberton (laut) ist die explizite Botschaft, während die anderen drei Saiten die Untertöne (leise) anschlagen. Ein schräger Unterton kann jedoch zu Missklängen führen.

Die Sachbotschaft ist bei der Frage, warum das Fenster noch offen sei, explizit. Es gibt ein offenes Fenster und es zieht ein wenig. Der dahinterstehende Appell, das Fenster zu schließen, ist hingegen eher implizit. Durch die Aussage, *„mir ist kalt"*, wird hingegen die Selbstkundgabe deutlich expliziter – Ich friere. Ebenso ist die Selbstkundgabe des Porschefahrers an der Apotheke explizit, indem er dem Apotheker mitteilt, er sei verzweifelt. *Schulz von Thun* hat in einem Seminar zur Veranschaulichung folgendes Beispiel beschrieben: Angenommen, Sie kommen als Teilnehmer einer Fortbildung in einen Seminarraum. Sie nehmen Platz und warten, bis die restlichen Teilnehmer eingetroffen sind. Plötzlich werden Sie von dem Dozenten angesprochen:

„Mir ist gerade aufgefallen, dass das Catering vergessen wurde.
Es gibt keine Getränke und nichts zu Essen.
Gehen Sie sich bitte mal darum kümmern, ja?!"

Die Sachbotschaft hinter dieser Aussage ist klar und explizit – *Es gibt kein Catering*. Der Appell ist ebenso eindeutig – *Bitte besorgen Sie Getränke und Essen*. Auf der Beziehungsebene schwingt implizit ebenfalls einiges mit. Die meisten, einschließlich mir selbst, würden sich in dieser Situation wahrscheinlich denken, dass der Dozent nicht mehr alle Tassen im Schrank hat (*„Kümmer dich doch selbst darum. Ich bin doch nicht dein Laufbursche!"*).

Man könnte meinen, der Begriff einer „Beziehung" sei an dieser Stelle unglücklich gewählt, da man im Erstkontakt mit Patienten und Angehörigen im eigentlichen Sinne noch gar keine Beziehung aufgebaut hat. Wie das Beispiel mit dem Catering jedoch zeigt, sind *Beziehungsbotschaften* auch beim Erstkontakt direkt in den Äußerungen unseres Gegenübers enthalten. Bei meiner Arbeit mit Seminargruppen besteht zu Beginn einer Veranstaltung noch keine Beziehung zu den einzelnen Teilnehmern. Dennoch entstehen auch in diesem Kontext immer wieder schwierige Situationen durch eine ungewollte Botschaft auf der Beziehungsebene. Während der Aufwärmübung zu Beginn eines Seminartages (die Teilnehmenden wurden gebeten, ein Namensschild zu bauen) ruft ein Teilnehmer laut und unvermittelt in den Raum:

„Beim Basteln bin ich raus. Bei Kindergarten sowieso."

Die Botschaft auf der *Beziehungsebene* ist eindeutig. Allerdings bleibt unklar, ob der Seminarteilnehmer das auch tatsächlich beabsichtigt. Dennoch löst seine Aussage bei mir ein ungutes Gefühl aus und die anderen Teilnehmer hören seine Äußerung ebenfalls. Die Lernatmosphäre wird dadurch zwangsläufig für alle Beteiligten negativ beeinflusst.

In zwei aufeinanderfolgenden Tagen habe ich eine Erfahrung gemacht, die mich für dieses Thema noch einmal auf eine ganz andere Art und Weise sensibilisiert hat. Das nachfolgende Beispiel verdeutlicht den Einfluss der Tagesform auf unsere Hörgewohnheiten. Außerdem hat es mir gezeigt, dass man selbst durch die Kenntnis des Modells nicht gegen dessen Wirkungsmechanismen immun ist. Direkt zu Beginn einer Schulung stehe ich am Flipchart und visualisiere einen Gedankengang, als plötzlich der Zwischenruf einer Teilnehmerin zu hören ist:

„Irgendwie schreiben Sie das N komisch. "

Bei dieser Aussage handelt sich nüchtern betrachtet um keinen schwerwiegenden Vorwurf. Trotzdem bin ich innerlich fast durch die Decke gegangen. Meine Reaktion auf ihre Aussage hat mich sehr erschreckt, da ich im wahrsten Sinne des Wortes die Faust in der Tasche geballt habe um mir einen giftigen Kommentar zu verkneifen. Ich habe mir gedacht:

„Für wen hält sich diese junge Frau eigentlich, dass sie glaubt, nach fünf Minuten bereits meine Schrift kritisieren zu können. "

Faktisch handelt es sich bei ihrer Äußerung lediglich um die Feststellung, dass sie eine andere Vorstellung von einer gut leserlichen Schreibweise des Buchstabens N hat. Doch warum löst dieser Satz bei mir eine derart heftige Reaktion aus?

Neben einer vermeintlich schlechten Tagesform (vielleicht hatte ich schlecht geschlafen, da ich meine innere Reaktion sehr befremdlich fand) scheint hier ein weiterer Aspekt, die sog. *Beziehungsdefinition* entscheidet zu sein. Neben der *Du-Botschaft*, also was ich von dem anderen halte (Vorwurf: *Du bist ein schlechter Autofahrer*) steckt hinter jeder Beziehungs-Botschaft auch eine sog. *Wir-Botschaft*:

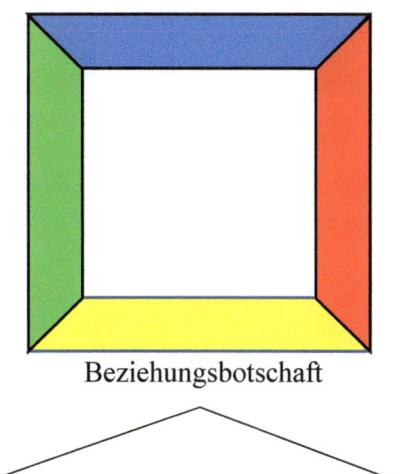

Beziehungsbotschaft

Wir-Botschaft:	Du-Botschaft
Beziehungsdefinition	**Vorwurf**
(„Ich sehe unsere Beziehung so, dass ich … z.B. berechtigt bin, dein Verhalten zu kommentieren, in der Erwartung, dass du es entsprechend änderst.")	(„In meinen Augen bist **du** z. B. frech, dumm, krank, laut.")

Unser Gesprächspartner bringt dadurch zum Ausdruck, wie wir zueinander stehen. Bezogen auf das Eingangsbeispiel an der Ampel lautet die *Wir-Botschaft: „Wir befinden uns in einer Beziehung, die es mir erlaubt, dich beim Autofahren kritisieren zu dürfen."* Bei der Beziehungsdefinition, also der *Wir-Botschaft* stehen folgende Fragen im Mittelpunkt: Wer hat welche Rolle? Wer hat welche Rechte? Wer hat welche Pflichten? Worüber dürfen wir sprechen? Was tun wir miteinander?

Dieser Aspekt der *Beziehungsebene* ist meiner Meinung nach in vielen Fällen sogar der ausschlaggebende Grund dafür, dass wir uns über den anderen ärgern. Ich habe in der beschriebenen Situation nicht das Gefühl gehabt, dass die Teilnehmerin und ich bereits eine so „innige" Beziehung gehabt hätten, als dass sie mir sagen könnte, auf welche Art und Weise ich ein *N* zu schreiben habe. Folglich war ich zumindest irritiert (Erinnern Sie sich: „*Hallo! Geht's noch?!*"). Am Folgetag habe ich dazu eine weitere, sehr interessante Erfahrung gemacht. Zu Mitte eines Seminars mit einer neuen Gruppe meldete sich eine Teilnehmerin zu Wort und sagte vor der gesamten Gruppe:

> „*Herr Sieper, irgendwie sind Sie ja schon ein kleiner Chauvinist.*
> *Ihre Frau hat es ja nicht gerade leicht mit Ihnen.*
> *Die hat ja mal den schwarzen Peter gezogen!*"

Hierbei handelt es sich inhaltlich um eine wesentlich drastischere Bemerkung als in dem vorangegangenen Beispiel zu der Schreibweise eines Buchstabens. Wie sehen Sie das? Sollte ich hier nicht allen Grund dazu haben, zu einem heftigen Gegenschlag auszuholen? Es kam ganz anders.

Die gesamte Gruppe, einschließlich mir, hat herzlich über diese Aussage gelacht. Doch wie kann das sein? Die besagte Teilnehmerin und ich hatten uns bereits den gesamten Vormittag liebevoll „geneckt". Sie hat mich leicht provoziert, woraufhin ich sie bei nächster Gelegenheit ein bisschen geärgert habe, allerdings immer auf eine humorvolle und nett gemeinte Art. Dementsprechend hatten wir eine Beziehung zueinander aufgebaut, die es ihr erlaubte, eine derartige Bemerkung mir gegenüber fallen lassen zu können. Unsere *Beziehungsdefinition*, also wie wir beide zueinander standen, hat diese Aussage zugelassen. Das Beispiel verdeutlicht, wie wichtig dieser Aspekt in der Kommunikation mit anderen ist. Die gleiche Aussage kann je nach Beziehungsdefinition für alle Beteiligten vollkommen in Ordnung sein oder dazu führen, dass das gemeinsame Miteinander nachhaltig beschädigt wird.

In Hinblick auf die *befehlsfreie Sprache* (siehe Kapitel 3) bin ich bereits mehrfach darauf angesprochen worden, dass es ebenso wenig in Ordnung sei, von Patienten zu hören, man müsse etwas für sie tun: „*Sie müssen noch Temperatur messen.*" Was soll man in diesem Fall denken oder tun? Wir mögen es nicht, herumkommandiert zu werden. Der daraus resultierende

Ärger kann durch die *Wir-Botschaft* auf der *Beziehungsebene* erklärt werden. Die Botschaft hinter der Aufforderung zur Temperaturmessung lautet:

> *„Ich als Patient bin in der Position, Ihnen sagen zu können, was Sie zu*
> *tun und zu lassen haben. Wir befinden uns in einer Beziehung zueinander,*
> *in der ich Ihr Kunde bin und Ihr Gehalt (indirekt) bezahle.*
> *Folglich bestimme ich, was hier passiert. "*

Eine empörte Reaktion darauf halte ich für menschlich und nachvollziehbar, da diese Beziehungsdefinition nicht der Wahrheit bzw. unserem Verständnis von Pflege entspricht. Beim ersten Mal würde ich noch darüber hinwegsehen und die Aussage sozusagen überhören. Eine Richtigstellung erscheint mir jedoch durchaus angebracht, sofern entsprechende Aussagen mehrfach von dem gleichen Patienten getätigt werden. In diesem Fall können wir seine *Beziehungsdefinition* explizit ansprechen:

> *„Ich habe den Eindruck, dass Sie unser Verhältnis zueinander so*
> *definieren, dass ich Ihren Anweisungen jederzeit Folge zu leisten habe.*
> *Damit bin ich nicht einverstanden. Ich helfe Ihnen gerne.*
> *Dabei erwarte ich allerdings einen respektvollen, partnerschaftlichen*
> *und wertschätzenden Umgang miteinander. "*

Diese Form der expliziten Beziehungsdefinition wirkt in der richtigen Dosierung häufig Wunder – Beziehungsbotschaften sind eben ein kräftiges Gewürz.

5.6 Ein bisschen Poesie

Die *Beziehungsebene* kommt in den bisherigen Ausführungen insgesamt eher schlecht weg. Jedoch haben alle vier Seiten ihre Berechtigung. Sie bieten sowohl Vor- als auch Nachteile.

Die *Sachebene* ist hilfreich, um einen Tatbestand aufzuklären und ein Gespräch frei von negativen Emotionen zu führen. Gleichzeitig kann eine sachliche Reaktion in vielen Fällen als unangemessen empfunden werden, da sie den Kern der Situation verfehlt (*„Ich habe solche Schmerzen"* –

Doof, ne?!"). Teilweise werden wir dann als kühl, distanziert und wenig empathisch wahrgenommen.

Die *Appellebene* ist handlungs- und zukunftsorientiert. Sie führt häufig zu schnellen Lösungen und lässt Menschen hilfsbereit erscheinen. Mit dem *Appellohr* können wir die Wünsche von Patienten gut herausfiltern. Schwierig wird es, wenn ein zu starker Fokus auf Appelle dazu führt, es allen und jedem jederzeit recht machen zu wollen. Dann besteht die Gefahr, ausgenutzt oder als übergriffig empfunden zu werden. Letzteres ist sicherlich auch ein herausforderndes Thema in der Erziehung von Kindern und pubertierenden Jugendlichen.

Die *Beziehungsebene* wird im Quadrat bewusst unten gezeichnet. Sie ist die Basis und ausschlaggebend dafür, wie ein Kontakt zwischen zwei Personen verläuft. Hiermit kann es uns gelingen, zwischen den Zeilen zu lesen und ein gutes Gespür für zwischenmenschliche Beziehungen zu entwickeln. Menschen mit dieser Fähigkeit sind sehr aufmerksam für die Schwingungen, die zwischen ihnen und anderen entstehen. Sie sind empfänglich für positive Beziehungsbotschaften, zum Beispiel Komplimente. Gleichzeitig können sie Störungen in der Beziehung gut wahrnehmen. Auf dieser Ebene gibt es jedoch eine Besonderheit.

Wenn wir diesen Empfangskanal überspezialisiert haben, tendieren wir dazu, negative Botschaften aus einer Äußerung herauszuhören. In diesem Fall nehmen wir eine Botschaft schnell persönlich und hören aus jeder Äußerung einen Angriff oder Vorwurf heraus. Wenn jemand wütend ist, fühlen wir uns schuldig, wenn jemand weggguckt, fühlen wir uns gemieden usw. Wir sind leichter kränkbar, da wir vieles des Gesagten auf uns beziehen.[63] Wie bereits beschrieben, führt dies zu unnötigen Konflikten und Streitigkeiten, insbesondere dann, wenn Äußerungen auf dieser Ebene fehlinterpretiert werden.

Durch empathische Reaktionen auf der *Selbstkundgabe-Ebene* kommen wir in einen guten Kontakt, da sich unser Gegenüber verstanden fühlt. Ist dies erst einmal gewährleistet, hat dies zumeist ein konstruktives Miteinander zur Folge. Das Hören mit dem *Selbstkundgabe-Ohr* ist zudem gut für die innere Gelassenheit. Allerdings kann die permanente Auseinandersetzung mit den Gefühlen anderer dazu führen, dass sich eben jene Gefühle

---

[63] Vgl. Heiland (2018)

auf unsere eigene Stimmung übertragen. Wir nehmen diese mit nach Hause oder verlieren den Blick für uns selbst und unsere Empfindungen aus den Augen. Setzen wir dieses Ohr übertrieben ein, kann das zudem psychologisierend oder auch distanzierend wirken, da wir vermeiden, selbst „Farbe zu bekennen". Dementsprechend scheint ein ausgewogenes Maß aller vier Ebenen für die persönliche Entwicklung und die Kommunikation mit anderen erstrebenswert. *Friedemann Schulz von Thun* hat in diesem Zusammenhang ein Gedicht verfasst, das den Geist seiner Lehre auf sehr einprägsame Weise zusammenfasst:

> *Mit dem Blau-Ohr soll es gehen,*
> *rein die Sache zu verstehen.*
> *Hier wird oft auf Anhieb klar,*
> *was ist falsch und was ist wahr.*
>
> *Mit dem Grün-Ohr hörst Du bloß,*
> *was ist mit dem Sender los.*
> *Was geht gerade in ihm vor?*
> *Einfühlsam ist dieses Ohr.*
>
> *Ist das gelbe Ohr ganz offen,*
> *bist Du oft ein Stück betroffen.*
> *Ganz speziell dies gelbe Ohr,*
> *kommt mir sehr empfindlich vor.*
>
> *Mit dem Rot-Ohr hörst Du schrill,*
> *was er denn nun von Dir will.*
> *Manchmal hört man das nur leise,*
> *mehr auf die dezente Weise.*
>
> *Und so wird nun endlich klar,*
> *was hier die Erkenntnis war.*
> *Ohne vier sensible Ohren,*
> *bist Du im Kontakt verloren.*[64]

---

[64] Friedemann Schulz von Thun hat dieses Gedicht im Rahmen einer Weiterbildung an die Seminarteilnehmenden als Geschenk verteilt.

Es ist wichtig, sich bewusst zu sein, dass jede Äußerung mehrere Botschaften gleichzeitig enthält. Die aufs erste Hören signifikant erscheinende Nachricht ist nicht zwangsläufig die Entscheidende.[65] Folglich ist es sinnvoll, mit allen vier Ohren auf Empfang zu gehen, wenn man den anderen wirklich verstehen möchte. Das ist ein inhaltlicher und zeitlicher Gewinn. Bereits ein gedankenlos dahingeworfenes Wort (*„Sie müssen zum Röntgen"*) kann heftige und unerwünschte Nebenwirkungen haben. Mithilfe einer achtsamen Kommunikation können Zeit und Kraft raubende Missverständnisse vermieden werden. Daher gilt es, die Botschaften an Patienten und Angehörige so zu gestalten, dass …

… der Inhalt verständlich vermittelt wird.
… Appelle klar und konkret sind.
… die Beziehungsbotschaft Respekt und Interesse ausdrückt.
… die Selbstkundgabe authentisch und situationsangemessen ist.

Zusammenfassend kann man sagen: Erst quadratisch wird die Sache rund![66]

Praxistransfer

> **Du hast Vorfahrt – 4 Ohren & 4 Schnäbel**
>
> Mein Gegenüber sagt: *„Das Fenster ist noch auf."*
>
>   ➤ **Sachebene:** Eine nüchterne, sachliche Feststellung.
> Mögliche Reaktion: *„Ja"* oder *„Seit 15 Minuten."*
>   ➤ **Appell:** Ich soll etwas tun.
> Mögliche Reaktion: Fenster schließen. Oder: *„Soll ich …?"*
>   ➤ **Beziehungsebene:** Stellt sich jemand über mich?
> Mögliche Reaktion: Wut (Glaubt er, er könnte …)
>   ➤ **Selbstkundgabe:** Wie fühlt er/sie sich?
> Mögliche Reaktion: Empathisch sein. *„Ist Ihnen kalt?"*

---

[65] Vgl. Heiland (2018)
[66] Vgl. Schulz von Thun (2013), vgl. Schulz von Thun (2013a), vgl. Schulz von Thun, Zach & Zoller (2012), vgl. Schulz von Thun, Ruppel & Stratmann (2003)

6 Umgang mit Provokationen

„Ziel eines Konfliktes oder einer Auseinandersetzung soll nicht der Sieg,
sondern der Fortschritt sein. "

(Joseph Joubert)

Es gibt Aussagen, die sehr deutlich und explizit auf der Beziehungsebene formuliert werden. Sätze wie *„ Typisch blond! "* oder *„ Das ist hier der letzte Saftladen. Hier passen Sie richtig gut rein! "*, lassen wenig Zweifel daran aufkommen, welche Meinung mein Gegenüber von mir hat. In solchen Fällen gilt es, schlagfertig zu sein und die richtige Antwort parat zu haben.

Lösungen, die keinen zum Verlierer stempeln, lassen die Menschen sich näherkommen.[67] Unfaire Angriffe oder Provokationen machen viele von uns jedoch hilflos oder wütend, sodass eine Lösung der Situation unmöglich erscheint. Spontane Reaktionen auf (vermeintliche oder echte) Provokationen lassen die Wogen schnell höherschlagen. Wenn wir persönlich angegriffen werden und das Gegenüber dabei auch noch laut wird, ist das schelmisch gemeinte *„ Ich habe Sie akustisch nicht verstanden "* weder geschickt noch wirklich lustig.

Viele Unternehmen praktizieren getreu dem Motto: *„ Der Kunde ist König. Egal was passiert – immer freundlich bleiben! "* Grundsätzlich ist dieser Ansatz sicherlich gut. Es gibt jedoch Situationen, in denen diese Handlungsmaxime an ihre Grenzen stößt. Es stellt sich die Frage, ob man sich als Angestellter eines Krankenhauses von Patienten und Angehörigen tatsächlich alles gefallen lassen muss und auch sollte. Jeder von uns hat eine persönliche Schmerzgrenze. Bei manchen ist die Grenze so hoch, dass sie gegenüber ausfallenden Bemerkungen nahezu immun zu sein scheinen. Bei anderen hingegen ist diese Grenze deutlich niedriger, sodass sie auf persönliche Beleidigungen sensibler reagieren. Zwischen diesen beiden *„ Polen "* existiert die gesamte Bandbreite. Das Eine ist dabei weder schlechter noch besser als das Andere, es ist schlichtweg anders. Wenn diese Grenze jedoch von einer anderen Person überschritten wird, ist es legitim und auch notwendig, diese Grenzüberschreitung durch ein klares *„ Stopp! So nicht! "* zu

---

[67] Vgl. Gordon (1977)

kommunizieren. Ein lautes „*Stopp!*" in Kombination mit einer abwehren-
den Handbewegung und direktem Blickkontakt führt in vielen Fällen dazu,
dass der Angesprochene sein bisheriges Verhalten unterbrechen wird.[68]
Diese Technik kann gut mit dem *Prinzip der Mitwirkung* (siehe Kapitel 4)
kombiniert werden. Sie können beispielsweise bei einer rassistischen Bemerkung gegenüber einem Arzt oder einer Kollegin intervenieren, indem
Sie sagen:

> *„Ich lasse einfach nicht zu, dass Sie so über einen Arzt / eine Kollegin*
> *sprechen! Hier sind alle engagiert, Ihnen zu helfen.*
> *Sie bestimmen, ob Sie diese Hilfe annehmen wollen oder nicht.*
> *Das ist ein toller Arzt. Das kann ich Ihnen sagen. Punkt!"*[69]

Schlagfertigkeit in schwierigen Situationen ist auch eine Frage der Persönlichkeit. Es gibt Menschen, die in scheinbar jeder Situation genau den richtigen Spruch parat haben. Eine sehr anschauliche Geschichte dazu wurde
mir in einer Reha-Klinik in Mecklenburg-Vorpommern erzählt. Ein Unfall-
opfer mit offenen Frakturen (Knochenbrüchen) und viel Blut wurde gerade
behandelt, als ein Patient mit Rückenschmerzen im Aufnahmebereich damit
begann, sich vehement über die lange Wartezeit zu beschweren. Er wurde
immer lauter und penetranter, sodass sich die negative Stimmung schnell
auf weitere Patienten übertrug. Das Personal war völlig überfordert mit der
Situation. Plötzlich kam eine Krankenschwester mit blutverschmiertem
Kittel aus dem OP (des Unfallpatienten), stellte sich mitten in den Wartebereich, zeigte mit ihren ebenfalls blutverschmierten Händen auf ihren Kittel und fragte:

> *„Hat irgendeiner der hier Anwesenden*
> *ein größeres Problem als das hier?"*

---

[68] Vgl. Rixen, Hax & Wachholz (2015)
[69] Diese und die nachfolgend vorgestellten Techniken sind nicht anwendbar, wenn
Sie mit stark angetrunkenen oder gewaltbereiten Personen zu tun haben. Sobald Sie
sich ernsthaft bedroht fühlen, gilt es, sich Hilfe von Dritten zu holen und vom Hausrecht Gebrauch zu machen.

Es wurde daraufhin sofort mucksmäuschenstill. Sie teilte den wartenden Patienten mit, dass ihnen selbstverständlich auch schnellstmöglich geholfen werde. Sie mögen jedoch bitte noch ein wenig Geduld haben. Eine derartige Souveränität ist allerdings schwer zu erlernen, zumal die beschriebene Situation einen Extremfall darstellt. Daraus lässt sich nicht zwangsläufig ein Patentrezept ableiten.

Es gibt ein breitgefächertes Angebot an ganztägigen Schulungen zu dem Thema *Schlagfertigkeit* und *Deeskalation*. Die einschlägige Literatur dazu ist ebenfalls vielfältig. Im Nachfolgenden greife ich zwei Techniken zum Umgang mit Provokationen heraus, die sehr einfach sind und sich im Stationsalltag als überaus wirksam und praktikabel erwiesen haben. Mithilfe dieser Techniken werden Sie Ihren Werkzeugkoffer in puncto Schlagfertigkeit erweitern. Ausgenommen davon sind Situationen, in denen Sie befürchten, dass der Andere körperliche Gewalt anwenden könnte. In diesen Fällen ist es besser, weitere Kollegen und ggf. die Polizei dazu zu holen. In diesem Zusammenhang sollte bereits im Vorfeld mit der Klinikleitung abgestimmt worden sein, wann Sie von Ihrem Hausrecht Gebrauch machen dürfen und auch sollen.

Im Nachfolgenden stehen in erster Linie Situationen im Mittelpunkt, bei denen Ihre persönliche Schmerzgrenze noch nicht überschritten wurde. Allzu oft erleben wir schwierige Begegnungen mit Patienten, Angehörigen oder auch Kollegen, in denen wir gerne etwas sagen oder tun möchten, um unseren Gesprächspartner wieder zu beruhigen und das Gespräch zu deeskalieren. Häufig fehlen uns dabei jedoch die richtigen Worte oder sie fallen uns erst Stunden später zu Hause ein (*„Ach, hätte ich doch nur mal ... gesagt"*).

6.1 Typisch blond!

Angenommen, ein Angehöriger beschwert sich bei einer Kollegin und lässt im Rahmen dieses Streitgesprächs folgenden Satz fallen:

> *„Bei Ihnen auf der Station läuft absolut gar nichts.*
> *Das ist typisch blond!"*

Daraufhin antwortet die Kollegin:

> *„Meine Haare sind nur gefärbt."*

Wie finden Sie diese Antwort?

Im ersten Moment regt diese Antwort zum Schmunzeln an. Außerdem erscheint sie recht schlagfertig. Bei einem anderen Beispiel aus einer Schulung verhält es sich ähnlich. Zu Übungszwecken habe ich zu einer Seminarteilnehmerin gesagt:

> *„Sie sind ja schon eine ganz schön hohle Frucht."*

Daraufhin antwortete sie wie aus der Pistole geschossen:

> *„Dann habe ich auch nicht so viel Gepäck mit mir rum zu schleppen."*

Die Seminarteilnehmer fanden diese Antwort lustig. Ich bin auch heute noch der Überzeugung, dass sie mit dieser Antwort in einem Schlagfertigkeitsseminar zehn von zehn Punkten erhalten hätte. Außerdem glaube ich, dass zwei von zehn Menschen diese schelmische bzw. sarkastische Art tatsächlich witzig finden. Dadurch kann unter Umständen eine neue Gesprächsgrundlage entstehen. Mit den anderen acht wird das Gespräch aber nicht unbedingt einfacher, ganz im Gegenteil. In beiden Beispielen entsteht folgendes Problem: Sowohl die Kollegin auf der Station als auch die Seminarteilnehmerin fangen an, dass Spielchen ihres Gegenübers mitzuspielen – es geht jetzt noch immer um das Thema der Haarfarbe und um eine Frucht. Das gilt es tunlichst zu vermeiden.

Es heißt: *„Wer fragt, der führt – wer fragt, der aktiviert, wer fragt, der motiviert."*[70] Dahinter verbirgt sich die Idee, dass wir mithilfe gezielter Fragen den Inhalt eines Gespräches steuern und bestimmen können. Hierzu ein einfaches Beispiel: Angenommen, Sie hätten von einem Moment auf den anderen die Möglichkeit, sich an einen x-beliebigen Ort auf der Welt zu teleportieren, d.h. Sie könnten sofort an Ihrem absoluten Traumziel sein. Wo wäre das?

Losgelöst davon, ob Sie jetzt die Malediven, Neuseeland oder die Ostsee vor Augen haben, gebe ich mit meiner Frage den Gesprächsinhalt vor und lenke Ihre Gedanken in eine bestimmte Richtung – Urlaubsziele. Durch Ihre Antwort auf die Frage wird das Thema konkretisiert. Diese Technik können wir uns bei Provokationen zunutze machen.

„Das ist typisch blond!
Bei Ihnen auf der Station läuft absolut gar nichts."

Stellen Sie die freundlich-neugierige Gegenfrage:

„Was meinen Sie mit typisch blond?
Was genau funktioniert auf Station gerade nicht so,
wie Sie es sich vorstellen?"

Mithilfe dieser Frage lenken Sie den persönlichen Angriff weg von der Haarfarbe zurück auf die *Sachebene* (siehe Kapitel 5.1.1). Es ist etwas vorgefallen, andernfalls würde Ihr Gegenüber nicht auf diese Art und Weise an Sie herantreten. Wenn Sie ihn direkt danach fragen, was passiert ist, steuern Sie das Gespräch auf die *Sache* zurück – diese lässt sich viel leichter diskutieren. Der Andere kommt jetzt ins Grübeln darüber, worüber er tatsächlich mit Ihnen sprechen möchte. Er wird dazu gezwungen, genau das zu konkretisieren (*„Was genau funktioniert gerade nicht?"*). Das ist eine sehr einfache und universelle Art der Rückfrage. Werfen Sie den Vorwurf zurück und lassen Sie Ihren Gegenüber genauer definieren, worum es ihm tatsächlich geht. Manchmal ist es das Substantiv, meist aber das Adjektiv oder das Ad-

---

[70] Vgl. Simon (2012)

verb, das sich gut definieren lässt. Mit dem Satzanfang *„Was genau meinen Sie...? "* kommen Sie einfach auf eine Lösung.

„Sie sind ein Geizkragen. "
→ *„Wie definieren Sie einen Geizkragen? "*

„Früher waren Sie nicht so langweilig. "
→ *„Was verstehen Sie unter langweilig? "*

„Von Ihnen habe ich nichts anderes erwartet. "
→ *„Was meinen Sie mit -nichts anderes- erwartet? "*

Hinter diesen Fragen verbirgt sich allerdings eine Gefahr. Es kann unter Umständen passieren, dass wir uns in einer endlosen Diskussion um die Sache *verlieren*. Daher gibt es noch eine weitere Möglichkeit, die noch effektiver und zielführender sein kann.

6.2 In heißen Situationen cool bleiben – Die VW Regel

Die zweite Möglichkeit erfordert von unserer Seite noch etwas mehr Gelassenheit. Außerdem ist diese Technik nicht in jeder Situation passend.

„Sie sind ja schon eine ganz schön hohle Frucht. "

Machen Sie bildlich gesprochen einen großen Schritt über diese Provokation hinweg und gehen gar nicht darauf ein. Stellen Sie stattdessen die Gegenfrage:

„Was möchten Sie von mir? Was kann ich für Sie tun? "

Im Rahmen der Ausführungen zu dem *Kommunikationsquadrat* (siehe Kapitel 5) haben wir bereits gesehen, dass sich hinter jeder Aussage auch eine Aufforderung verbirgt. Im Zusammenhang mit Provokationen sprechen wir von der sog. *VW-Regel*:

Hinter jedem Vorwurf steckt ein Wunsch.

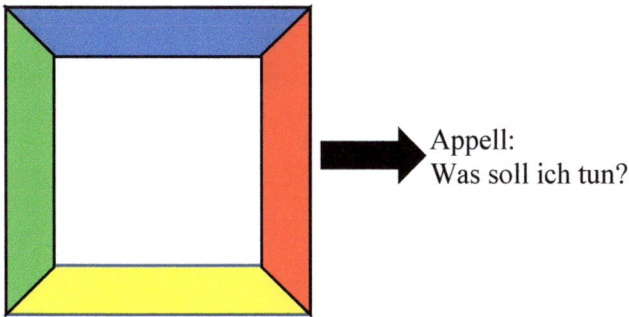

Appell:
Was soll ich tun?

Mit der konkreten Frage nach dem Appell bringen wir den anderen dazu, seinen Wunsch explizit zu verbalisieren. Wir lenken damit die Aufmerksamkeit unseres „Angreifers" zurück auf sein eigentliches Ziel. Menschen schreien oder provozieren nicht, weil sie Spaß am Schreien haben – schreien kann man auch zu Hause im Keller. In der Regel möchte der Andere mit seinem Verhalten etwas erreichen. Er verfolgt für sich persönlich ein positives Ziel. Mithilfe der Gegenfrage signalisieren wir, dass wir ihm beim Erreichen dieses Ziels behilflich sein möchten (denken Sie an den „Kleinen" in Kapitel 4). Durch diese einfache Fragetechnik sind wir dem „Angreifer" rhetorisch überlegen. Wir aktivieren damit ein völlig neues Denkmuster bei ihm: *„Was möchte ich jetzt eigentlich?"*

Wenn wir Patienten und Angehörigen unterstellen, dass sie mit ihrem Verhalten Ziele verfolgen, ganz unabhängig davon, ob ihnen das bewusst ist oder nicht, und wir uns weiterhin vergegenwärtigen, dass ihr Verhalten lediglich Ausdruck einer für sie praktikablen Lösung ist, dann werden wir uns nicht mit der Beurteilung des Verhaltens aufhalten, sondern uns mithilfe dieser Fragetechnik ihren Absichten zuwenden können. [71] Dieser Ansatz wurde mir ebenfalls von einer Mitarbeiterin des Beschwerdemanagements einer großen Klinik in Niedersachen bestätigt. Sie berichtete, tagtäglich mit einer Vielzahl von schwierigen Telefonaten betraut zu sein. Im Rahmen dieser Gespräche würden Anrufer schnell laut, unsachlich oder vergriffen sich im Ton. Sie ginge in diesen Fällen sofort dazwischen und fragt:

---

[71] Vgl. Weisbach & Sonne-Neubacher (2013)

„Wie lautet denn jetzt Ihr Auftrag an mich?"

Hierbei handelt es sich lediglich um ein anderes *Wording* zu der Frage *„Was möchten Sie von mir?"* Dennoch kommt genau das gleiche Prinzip zum Tragen – der *Appell* des Anrufers wird hinterfragt. Mithilfe dieser Frage habe sie laut eigener Aussage neun von zehn Anrufern *„in der Tasche"*. Wenn diese Technik bei Ihnen in nur fünf von zehn Fällen funktioniert, bedeutet das 50 % Arbeitserleichterung. Ich habe selbst schon mehrfach auf beeindruckende Weise erlebt, wie hilfreich diese Frage ist.

Praxistransfer

Provokationen – In heißen Situationen cool bleiben

„Das ist wirklich typisch blond."
Rechtfertigungen sind bei Provokationen unnötig!

➤ **Stellen Sie die Gegenfrage:**
   „Was genau meinen Sie? Wie kommen Sie darauf?"
   (Damit lenken Sie den persönlichen Angriff auf die Sachebene)
➤ Oder **überhören Sie die Provokation:**
   „Was möchten Sie von mir? Wie lautet Ihr Auftrag an mich?"
   (Damit lenken Sie die Aufmerksamkeit des anderen auf sein Ziel)

6.3 Die Hexe und der Zauberer

Während der ersten Minuten einer Schulung öffnet sich mehrfach die Tür zum Seminarraum. Jedes Mal steht ein anderer Arzt in der Tür, blickt kurz in den Raum, dreht sich wieder um und geht. Nachdem sich dieser Vorgang einige Male wiederholt, komme ich relativ schnell zu dem Schluss, dass die Ärzte scheinbar davon ausgehen, zur gleichen Zeit eine eigene Veranstaltung in diesem Raum zu haben. Im Rahmen der Vorstellungsrunde wird von den Seminarteilnehmern mehrfach darauf hingewiesen, dass die Chefärztin dieser Klinik eine extrem schwierige Person sei (O-Ton: *„Die ist eine abso-*

lute Hexe"). Raten Sie mal, wer nach zwanzig Minuten die Tür öffnet, ebenfalls irritiert in den Raum blickt und anschließend ihrem Ruf alle Ehre macht? Die besagte *Hexe*. Nach einem kurzen Blick in die Runde fängt sie an, wie von der Tarantel gestochen drauf los zu schimpfen. Mit knallrotem Kopf steht Sie in der Tür und brüllt:

„Wie kann das denn sein?! Ihr habt hier gerade nichts verloren!
Welcher Vollidiot hat denn hier die Raumplanung gemacht?
So eine verdammte ... "

Alle beteiligten Personen, einschließlich mir, sitzen in absoluter Schockstarre. Nach ungefähr einer Minute kommt die Ärztin jedoch etwas aus der Puste. In diesem Moment ergreife ich die Gelegenheit und benutze die soeben vorgestellte Technik, indem ich sie frage:

„Was können wir denn jetzt für Sie tun? "

Die Reaktion der Ärztin war hochgradig interessant. Sie schaute noch einmal kurz durch den Raum, drehte sich um und ging wortlos aus der Tür. Für mich persönlich war die Situation damit gelöst. Im Nachgang betrachtet, denke ich, dass ihr durch meine Frage klargeworden ist, dass sie mit ihrem Ärger an der völlig falschen Adresse gelandet war:

1. Was können wir dafür, wenn jemand bei der Raumplanung für diesen Tag einen Fehler gemacht hat?
2. Was können wir an dieser Situation ändern?

Es ist einerseits bemerkenswert, welchen *Zauber* diese einfache Frage in der Situation hatte. Andererseits bestätigt das Beispiel lediglich die Wirkungsweise dieser Technik. Eine andere und durchaus nachvollziehbare Reaktion hätte darin bestehen können, dass ich den Hammer heraushole und zum Gegenschlag ansetze:

„Sagen Sie mal, geht`s noch?!
Was fällt Ihnen ein, so mit uns zu reden?
Da können wir doch nichts für, wenn ... "

Es lässt sich leicht erahnen, wie das „Gespräch" in diesem Fall weitergegangen wäre – jetzt brennt der Baum. Hier hätte eine Reaktion auf der *Beziehungsebene* allen Beteiligten mehr geschadet als genützt.

Ich habe Martina S. aus Hildesheim über mehrere Jahre hinweg in verschiedenen Schulungen kennengelernt. Sie arbeitet seit vielen Jahren in der Notaufnahme eines Krankenhauses. Die Notaufnahme ist ein sehr „spezielles Pflaster" und wird von ihr (trotz einer aus meiner Sicht sehr robusten Persönlichkeit) als eine Abteilung mit vielen Stress- und Konfliktsituationen erlebt. Im Rahmen unserer ersten gemeinsamen Schulung haben wir über die Frage „*Wie lautet Ihr Auftrag an mich?*" gesprochen. Obwohl Martina zunächst skeptisch war, sagte sie am Ende des Trainings, dass sie diese Technik zumindest einmal ausprobieren wolle, da es wohl kaum schlimmer werden könne als es ohnehin schon war. An dieser Stelle möchte ich mich ganz herzlich bei Martina für ein schönes Feedback bedanken, welches ich einige Jahre später von ihr bekam. Wir trafen uns wieder und sie erzählte mir, dass diese Technik „ihr Leben verändert hätte". Sie würde mithilfe dieses einfachen Satzes die meisten schwierigen Situationen in der Notaufnahme sofort deeskalieren und anschließend viel einfacher lösen können. Ich weiß nicht, ob diese *Zauberfrage* die gleiche Wirkung bei jedem von uns entfalten wird, aber es ist sicherlich ein guter Hinweis auf das Potential dieser Gesprächstechnik. Entscheidend ist dabei allerdings, dass die Frage wirklich ernstgemeint ist. Solange es sich nur um einen auswendig gelernten Satz zu rein kosmetischen Zwecken handelt, ist er nicht zielführend. Wenn Ihre persönliche Schmerzgrenze allerdings noch nicht überschritten ist und von Ihrer Seite ernsthafte Hilfsbereitschaft besteht, handelt es sich hierbei erfahrungsgemäß um einen sehr wirksamen Ansatz.

Die zuvor vorgestellte Fragetechnik („*Was genau meinen Sie? Wie kommen Sie darauf?*") kann in einem anderen Arbeitskontext sehr hilfreich sein – bei Feedbackgesprächen. Es wird häufig beklagt, dass Feedback- oder Mitarbeitergespräche unsachlich, vage und teilweise zu pauschal gestaltet werden. Insbesondere bei Kritik fallen häufig Sätze wie:

„*Sie sind zu unstrukturiert.*"
„*Sie agieren etwas hektisch.*"
„*Sie sind immer so unfreundlich.*"

Hierbei handelt es sich um Pauschalaussagen, die keine gute Gesprächsgrundlage darstellen. Pauschalaussagen wie *immer, nie, andauernd* sind verletzend und stellen zudem eine Prognose für die Zukunft dar. Durch diese Wörter wird suggeriert, dass man sich sowohl in der Vergangenheit, als auch in der Zukunft stets so verhalten wird. Außerdem sind die in diesen Beispielen genannten Adjektive Bewertungen einer anderen Person (Achtung: Beziehungsebene). Indem wir unseren Feedbackgeber danach fragen, worauf er sich konkret bezieht, beispielsweise *„Was genau meinen Sie mit hektisch. Wann war das?"* o.ä., entsteht eine andere Gesprächsbasis. In diesem Fall können beide Seiten ein besseres Verständnis davon entwickeln, über welchen Sachverhalt sie miteinander sprechen. Eine in diesem Zusammenhang interessante Gegenfrage ist die sog. *Rückfrage nach einer Lösung:*[72]

> *„Das war überhaupt nicht schlagfertig."*
> → *„Wie müsste denn, Ihrer Ansicht nach,*
> *eine schlagfertige Antwort lauten?"*

Das ist eine der positivsten und verbindlichsten Rückfragen, die es gibt. Sie bitten Ihr Gegenüber mithilfe dieser Frage, selbst die Lösung für sein dargestelltes Problem zu liefern. Bei dieser Technik werden die beiden zuvor erörterten Methoden miteinander kombiniert. Sie lassen den anderen das Thema genauer definieren (Sache: Was ist Schlagfertigkeit?) und klären gleichzeitig seinen Wunsch (Appell: Wie sollte Schlagfertigkeit aussehen?). Um diese Art der Rückfrage zu formulieren, ist es hilfreich, wenn Sie Worte wie *„Wie müsste es denn aussehen...?"* oder *„Was müsste denn sein ...?"* an den Satzanfang stellen.

> *„Sie sind inkompetent."*
> → *„Was müsste denn sein, damit ich kompetent auf Sie wirke?"*

> *„Das war ein mäßiger Vortrag."*
> → *„Wie müsste denn ein guter Vortrag aussehen?"*

---

[72] Vgl. Pöhm (2007)

Bei dieser Form der Rückfragen gilt es, die Formulierung *„Ihrer Ansicht nach"* oder *„Ihrer Meinung nach"* einzufügen. Dadurch gerät man komplett aus der Schusslinie.

„Sind Sie überhaupt qualifiziert für Ihren Job?"
→ *„Wie sollte denn Ihrer Ansicht nach, meine Qualifikation aussehen?"*

Wir fordern mit der Rückfrage nach der Lösung unser Gegenüber dazu auf, uns zu begründen, warum das Gegenteil des Vorwurfs zutrifft. Um dies tun zu können, gilt es, genau hinzuhören und das Gegenteil dessen zu formulieren, was er als Vorwurf vorträgt. Wir drehen damit das Negative ins Positive um. Aus einem mäßigen Vortrag machen wir in der Gegenfrage einen guten Vortrag und erkundigen uns danach, wie dieser aussehen sollte. Hierdurch wirken wir souverän und verbindlich. Durch eine positive, lösungsorientierte Reaktion können Sie Ihren Gesprächspartner verblüffen. Sie nehmen ihm bei unsachlichen, kritischen Aussagen den Wind aus den Segeln und lenken diese konstruktiv um. Anstatt über den Tonfall oder den Inhalt eines Vorwurfs zu streiten, zielen die hier vorgestellten Methoden bzw. Fragen auf eine Lösung der Situation ab.

6.3 Exkurs: Ich-Botschaften

Zur Vermeidung und Deeskalation von Konflikten kann es außerdem hilfreich sein, einen Sachverhalt aus der eigenen Perspektive heraus zu beschreiben. Zur Verdeutlichung dieses Prinzips können Sie überprüfen, welche Wirkung die zwei folgenden Aussagen in der gleichen Situation auf Sie haben: Sie sitzen in einem Kochkurs und haben Schwierigkeiten den Ausführungen des Kochlehrers zu folgen. Nach einiger Zeit melden Sie sich unaufgefordert zu Wort und versuchen, den Inhalt des letzten Schrittes mit eigenen Worten wiederzugeben. Daraufhin antwortet der Kochlehrer:

„Da haben <u>Sie</u> mich falsch verstanden."

Wie wirkt es hingegen, wenn Sie stattdessen folgende Antwort erhalten:

„Das tut mir leid. Da habe <u>Ich</u> mich wohl unklar ausgedrückt."

Bei der ersten Aussage wird die Schuld für die falsche Zusammenfassung sozusagen auf Sie „abgewälzt“: „*Du* hast es falsch gemacht.“ Hierbei handelt es sich um einen impliziten Angriff (siehe Kapitel 5 – Beziehungsbotschaft). Bei der zweiten Aussage lässt der Lehrer das Thema bei sich, indem er seine Erklärung infrage stellt.

Nach meinem Studium habe ich für kurze Zeit in der Marktforschung gearbeitet. Im Rahmen dieser Tätigkeit habe ich die Beratungsqualität in verschiedenen Dienstleistungsbranchen untersucht. Der Ablauf war hierbei immer sehr ähnlich. Ein als potenzieller Kunde getarnter Außendienstmitarbeiter, ein sog. Mystery-Shopper, besucht beispielsweise ein Autohaus und lässt sich fiktiv von einem Autoverkäufer beraten. Anschließend beurteilt er anhand eines Fragebogens, wie er die Qualität des Verkaufsgesprächs empfunden hat. Dieser Fragebogen wurde anschließend von mir ausgewertet. In den meisten Fällen habe ich die entsprechenden Fragebögen per Post erhalten. Leider ist dabei (scheinbar) eine Vielzahl der Fragebögen auf dem Postweg verlorengegangen. Ich kenne die Verlustquote bei der deutschen Post nicht. Jedoch gehe ich davon aus, dass sie weit unterhalb von 0,5% liegt. Ehrlich gesagt kann ich mich nicht daran erinnern, dass irgendein Brief von mir jemals nicht angekommen ist. Umgekehrt verhält es sich sogar so, dass Rechnungen wirklich *immer* bei mir ankommen (An dieser Stelle stimmt die Pauschalisierung!). Bei den Fragebögen der Mystery-Shopper lag die angebliche Verlustquote jedoch bei mindestens 10%. Jeden Tag habe ich mehrfach Telefonate über angeblich verlorene Fragebögen bei der Post geführt, die allesamt ein ähnliches Gesprächsmuster aufwiesen.

Ich   „*Du* hast mir das doch gar nicht geschickt!“
Testkäufer: „*Doch, das habe ich!*“
Ich: „*Nein. Das hast du nicht!*“
Testkäufer: „*Habe ich doch!*“ Usw…

Ein nie enden wollendes Hin und Her waren die Folge. „*Du-Botschaften*“ lösen in der Regel Widerwillen und Widerspruch aus, da sie das Problem auf den anderen verlagern. Sie werden als ablehnend, strafend, moralpredigend oder herablassend empfunden. Gegenwehr, Verletzung und Ärger sind typische Reaktionen auf *Du-Botschaften*, die tiefe Spuren in einer

Beziehung hinterlassen. Das Gegenüber rechtfertigt sich, da ihm eine Schuld zugeschoben wird. *Du-Botschaften* erinnern uns stark an Situationen, die wir als Kinder erlebt haben, wenn wir von Erwachsenen zurechtgewiesen worden sind. Sie wirken wie ein ausgestreckter Zeigefinger und haben etwas von einem Oberlehrer.[73]

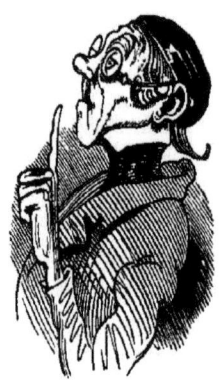

Nach einer gewissen Zeit habe ich angefangen, meinen Vorwurf (*„Du hast das nicht geschickt"*) in eine sog. *Ich-Botschaft* umzuwandeln. *Ich-Botschaften* lösen in der Regel Betroffenheit aus und erhöhen dadurch die Kooperationsbereitschaft unseres Gesprächspartners. Die neue Formulierung lautete:

„Ich habe die Unterlagen nicht erhalten."

In den meisten Fällen erklärte mir der Testkäufer daraufhin, dass er die Unterlagen einfach nochmal verschicken würde. Die Diskussionen blieben plötzlich aus.

Es kann in Einzelfällen tatsächlich vorgekommen sein, dass die Unterlagen während des Transportes verlorengegangen sind. Diese Möglichkeit besteht, auch wenn sie recht unwahrscheinlich zu sein scheint. Zumindest in diesen Fällen ist es nicht verwunderlich, dass meine *Du-Botschaften* Widerstand ausgelöst haben. Die Aussage, dass *Ich* die Unterlagen nicht er-

---

[73] Vgl. Gordon & Edwards (1997)

halten habe, enthält hingegen keinen Vorwurf an den Testkäufer. Selbst wenn seine Unterlagen tatsächlich verlorengegangen sind, kann er auf meine Aussage *„Ich habe das nicht erhalten"* wohl kaum antworten *„Doch, hast du!"*

Die explizite Formulierung der eigenen Sichtweise bzw. Perspektive hat somit zwei Vorteile. Zum einen kann der Gesprächspartner uns nicht unsere Empfindungen absprechen. Zum anderen erhöht sich die Wahrscheinlichkeit, dass der Andere sich nicht persönlich angegriffen fühlt. Das ermöglicht einen konstruktiveren Austausch und somit einen besseren Kontakt. Sobald wir unsere Emotionen unmissverständlich und ehrlich ausdrücken, können Patienten ein tieferes Verständnis für uns aufbringen und dementsprechend wächst ihre Bereitschaft zu kooperieren.[74] *Ich-Botschaften* können somit als Werkzeug zur Konfliktvorbeugung als auch zur Konfliktbearbeitung verstanden werden.[75]

Praxistransfer

Ich-Aussagen vermeiden Konflikte

Je deutlicher ich <u>meine</u> Sicht der Dinge schildere, desto weniger wird sich mein Gegenüber von mir angegriffen fühlen.

Nicht: *„Sie haben mir das nicht geschickt."*
Besser: *„Das habe ich nicht bekommen."*

Nicht: *„Sie haben das falsch verstanden."*
Besser: *„Ich habe das anders gemeint."*

Nicht: *„Sie stören mich."*
Besser: *„Mich irritiert das."*

---

[74] Vgl. Gordon & Edwards (1997)
[75] Vgl. Rosenberg (2013)

In diesem Kapitel wurden bereits Möglichkeiten zum Umgang mit Provokationen dargestellt. Eine weitere Variante besteht darin, mithilfe einer *Ich-Botschaft* die sog. *Meta-Ebene*[76] *der Kommunikation* anzusprechen, d.h. man thematisiert die Art und Weise, wie miteinander gesprochen wird – es entsteht Kommunikation über Kommunikation. Metakommunikation ist *die* Methode zum Umgang mit Beziehungsstörungen:

> *„Mir fällt auf, dass Sie mir gegenüber sehr zurückhaltend sind. "*
> *„Ich habe das Gefühl, wir drehen uns im Kreis. "*

In stressigen Situationen kann es sowohl zwischen Patienten und Medizinern, als auch zwischen verschiedenen Berufsgruppen dazu kommen, dass sich der Stress auf den Umgangston überträgt. Unser Gegenüber wirkt dadurch respektlos – oft ohne, dass er es selbst merkt. In diesem Fall kann man thematisieren, wie man selbst die Situation in diesem Moment erlebt. Es helfen kleine Sätze, die Resonanz ausdrücken:

> *„In der Sache haben Sie vielleicht Recht.*
> *Den Ton empfinde ich jedoch als unangemessen. "*

Die explizite *Selbstkundgabe*, den Ton als unangemessen zu empfinden, erzeugt Betroffenheit bei unserem Gesprächspartner (denken Sie an Fabian und den Porschefahrer in Kapitel 5.). Die Gesprächsgrundlage wird hierdurch eine andere. Durch *Ich-Botschaften* (= *explizite Selbstkundgabe*) kommen wir mit anderen in echten Kontakt. Wenn wir uns und unsere Gefühle einem Patienten gegenüber offenbaren, hat dies zur Folge, dass sich die Fähigkeit und der Wille zur Selbstkundgabe auf Seiten des Patienten wiederum verstärkt.[77] Das Ausmaß an Echtheit, mit dem wir anderen gegenüber auftreten, trägt am meisten dazu bei, dass die Interaktion mit Patienten harmonisch und für beide Seiten befriedigend verlaufen wird.

---

[76] Vgl. Schulz von Thun, Zach & Zoller (2012): Die Autoren beschreiben, dass sich die Gesprächspartner auf einen *„Feldherrenhügel "* begeben, um Abstand von dem Getümmel zu nehmen, in das sie sich verstrickt haben.
[77] Vgl. Chelune (1979)

Gleichzeitig sind *Ich-Botschaften* eines der probatesten Mittel, um sich abzugrenzen:

„Ich empfinde Sie als sehr laut,
dadurch kann ich mich nicht konzentrieren."
„Ich werde gerade nervös, da ich mich bedroht fühle."

Patienten sind sich teilweise gar nicht darüber im Klaren, welche Gefühle sie mit ihrem Verhalten bei Medizinern auslösen. Sie halten ihr Verhalten für legitim. Viele Menschen, die sich aufregen, bekommen darüber hinaus tatsächlich gar nicht mit, dass sie zum Beispiel laut geworden sind. Diese Chance sollten wir daher jedem geben. Man weiß ja selber, wie schwer es ist, sich auch im Ärger noch zivilisiert und nach den Grundregeln der Nächstenliebe zu verhalten. Bemerkungen wie *„Sie sind zu laut / ... übergriffig / etc."* verärgern jedoch in der Regel mehr als das sie deeskalieren. Sie führen stattdessen dazu, dass der Andere widerspricht und diskutiert (*„Regen Sie sich nicht so auf"* – *„Ich bin doch ruhig!"*). Mithilfe von *Ich-Botschaften* kann das vermieden und der gute Wille des Patienten zur Mitarbeit gewonnen werden.

Ich-Botschaften verwandeln Rücksichtslosigkeit in Rücksichtnahme:

„Ich weiß, wie wichtig es ist, seinen Gefühlen Luft zu machen und
dem versuche ich auch bei allen Patienten Rechnung zu tragen.
Diese Lautstärke hier überschreitet jedoch meine Kompetenz.
Ich fühle mich bedroht und wenn ich mich bedroht fühle,
tauge ich für niemanden."[78]

Wenn ein Patient einen Mediziner tatsächlich einschüchtern wollte (sicherlich eher die Ausnahme), wird er es vermutlich als Erfolg verbuchen, wenn der Mediziner darüber einfach hinwegsieht. Wenn die Drohungen hingegen eher auf eine Abwehrhaltung zurückzuführen sind (siehe Kapitel 4), wird ein Patient dieses Verhalten eher noch intensivieren, da er die Zurückhaltung des Mediziners als Missbilligung oder Rückzug auslegt. In jedem Fall

---

[78] Vgl. Fisch, Weakland & Segal (1987)

begehen wir weniger Fehler, wenn wir ruhig aber entschlossen erklären, wie wir selbst die Situation erleben (*„Ich fühle mich bedroht"*). Wenn wir über uns und unsere Gefühle sprechen, kann der andere dem kaum widersprechen. Diese Gesprächstechnik setzt allerdings voraus, dass man in diesem Moment auch tatsächlich so empfindet. Grundvoraussetzung ist die Überzeugung, dass das eigene Verhalten bzw. die eigenen Gefühle das Verhalten des anderen betreffen. Andernfalls würden uns derartige Aussagen sicherlich nur als ein plumper Manipulationsversuch ausgelegt werden.

Ein möglicher Kritikpunkt besteht darin, dass man insbesondere in einem professionellen Arbeitskontext nicht über seine Gefühle sprechen sollte. In unserer Gesellschaft wird man dahingehend sozialisiert, Gefühle zu verbergen. Andernfalls könnte das als Schwäche ausgelegt werden. Mediziner sind jedoch kein Monument von gottgleicher Unfehlbarkeit, Furchtlosigkeit und Unerschütterlichkeit. Sobald wir unsere Emotionen ehrlich ausdrücken, können Patienten ein tieferes Verständnis für uns aufbringen. Das Ausdrücken von Gefühlen ermöglicht es Patienten, einzusehen, wie sehr wir unter Umständen auf ihre Mithilfe angewiesen sind. Solange Gefühle außen vor bleiben, haben sie den Eindruck, dass es keinen echten Grund dafür gibt, ihr Verhalten zu verändern.

Wir generieren Vertrauen, wenn wir uns als ehrliche, wirkliche Menschen zeigen. Wenn wir Patienten mitteilen, wie uns zumute ist, ist das eine Chance, dass wichtige Bedürfnisse in der Beziehung befriedigt werden können. Insbesondere dann, wenn man auf die Mitwirkung des anderen angewiesen ist. Wer nicht preisgibt, was in ihm vorgeht, versteckt seine Persönlichkeit. Insbesondere bei Ärzten und Pflegern zieht die Erkenntnis der Patienten, dass es sich *„auch nur"* um Menschen handelt, etwas von der psychologischen Übermächtigkeit des Berufsbildes ab. In diesem Fall fassen Patienten mehr Vertrauen und sind bereit, ihre Bedürfnisse (*„Hinter jedem Vorwurf steckt ein Wunsch"*) und Probleme auszusprechen. Es ist dabei von entscheidender Bedeutung, ehrlich zu sein. In dem Moment, wo wir eine *Ich-Botschaft* senden, sollte der Grad der Erregung, unsere Mimik sowie unsere Körpersprache den beschriebenen Gefühlen entsprechen. *Kongruenz*, also der Grad der Übereinstimmung zwischen innerem Erleben und äußerem Ausdruck, verleiht uns Glaubwürdigkeit und ist der wesentliche Faktor für die Wirksamkeit von *Ich-Botschaften*. Hier ein paar exemplarische Beispiele für mögliche Anwendungsfelder:

Du-Botschaft	Ich-Botschaft
Immer müssen Sie alles weitertratschen. Sie sind eine Plaudertasche.	Ich habe mitbekommen, dass Sie den Kollegen davon erzählt haben. Das ist mir peinlich.
Müssen Sie immer dazwischen reden?!	Ich wurde jetzt dreimal unterbrochen. Jetzt habe ich den Faden verloren.
Ihr Vorschlag ist völlig unbrauchbar.	Ich bin da anderer Meinung.
Warum tun Sie nicht …	Ich wünsche mir …
Du bist zu laut.	Ich habe dich nebenan gehört. Ich konnte mich deshalb nur schlecht konzentrieren.
Sie haben mir das nicht gesagt.	Ich wusste das nicht.
Du bist unordentlich.	Ich kann nicht arbeiten, wenn ich erst eine Menge Sachen weg-räumen muss, die liegengelassen worden sind.

Die Aussagen in der linken Spalte beschäftigen sich allesamt mit dem Verhalten des anderen. Sie provozieren und setzen den Gesprächspartner herab. Sie beeinträchtigen dessen Selbstwertgefühl und bewirken, dass er sich gemaßregelt und schuldbewusst fühlt. Die *Ich-Botschaften* fördern hingegen die Bereitschaft zur Veränderung. Sie enthalten keine negative Bewertung und verletzen die Beziehung nicht. Mithilfe solcher Aussagen können Mediziner ihre Ansichten und Überzeugungen konfliktfrei ausdrücken. Zukünftige Probleme können von vornherein vermieden werden. Außerdem dienen sie dazu, Patienten und Angehörige zu veranlassen, Verhaltensweisen abzulegen, die für Mediziner ein Problem darstellen.

Apropos Probleme …

7 Anstatt Probleme zu suchen, (er-)finden wir Lösungen

„Man ist entweder Teil der Lösung oder Teil des Problems.
Ich habe mich für ersteres entschieden. "

(Michail-Sergejewitsch-Gorbatschow)

Wir sind in der Berufswelt stets in ein größeres, übergeordnetes System integriert bzw. eingebunden. System bezeichnet hierbei ein aus übergeordneter Sicht aufgaben-, sinn- oder zweckgebundenes Ganzes, dessen Elemente wechselseitig aufeinander wirken.[79] Mediziner und ihre Patienten sind *Bestandteile* einer Station. Die jeweilige Station ist in vielen Krankenhäusern einem bestimmten Bereich zugeordnet. Somit ist die Station ein Teil dieses Systems, während der entsprechende Bereich wiederum der Klinik angehört. Das Klinikum ist seinerseits Teil des Gesundheitssystems in Deutschland usw. Es handelt sich also um die Annahme, dass das Verhalten jedes Einzelnen das gesamte, übergeordnete System beeinflusst.

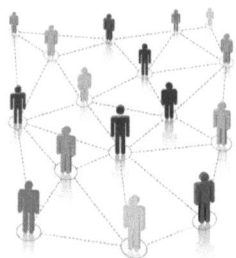

Diese systemtheoretischen Überlegungen lassen sich sowohl in Krankenhäusern als auch in vielen anderen Lebensbereichen wie der freien Wirtschaft, dem Vereinssport oder dem Familienleben beobachten und werden in der Literatur ausgiebig beschrieben und diskutiert.[80] Wenn innerhalb eines Systems Fehler auftreten, liegt es in der Natur des Menschen, wissen zu wollen, warum und an welcher Stelle diese Fehler entstanden sind. In diesem Zusammenhang spielt der Ansatz der *„Lösungsorientierung"* eine

---

[79] Vgl. Bertalanffy (1976)
[80] Vgl. Simon (2015)

bedeutende Rolle. Es ist eine Frage der inneren Haltung, ob wir unsere Ressourcen für die Suche nach Problemen oder für das (Er-)Finden von Lösungen einsetzen wollen. Diese sehr unterschiedlichen Herangehensweisen haben großen Einfluss auf das alltägliche Miteinander und beeinflussen das gesamte System.

7.1 Schuldig im Sinne der Anklage? Irrelevant!

„Es ist schwer, verschüttetes Wasser wieder einzusammeln."

(Chinesische Weisheit)

Viele Menschen wollen[81] gar nicht *finden*, sondern lieber *suchen*, da sie häufig von Geburt an zum negativen Denken erzogen worden sind.[82] Als Konsequenz daraus denken wir überwiegend in die Richtung, was wir nicht mehr haben wollen, was schlecht läuft, was uns nicht gefällt. Man könnte auch sagen, dass wir stets das sprichwörtliche *Haar in der Suppe* suchen.

Bei einer Patientenbeschwerde setzt sich die Stationsleitung drei Stunden mit ihren Kollegen zusammen, um eine umfassende Prozessanalyse durchzuführen. Dahinter verbirgt sich das Ziel festzustellen, wer das „verbockt" hat. Welche Veränderung / Verbesserung tritt dadurch ein, dass im Rahmen dieser Teamsitzung herausgefunden wird, wer für die Beschwerde verantwortlich ist? In den meisten Fällen verändert sich nichts, da sowohl die Beschwerde an sich, als auch der Grund für ihr Auftreten in der Vergangenheit liegen. Die Klärung der Schuldfrage ist somit unerheblich und wenig zielführend. Sie ist vergangenheitsorientiert, kostet Zeit und Nerven, führt zu weiteren Streitigkeiten und verringert somit Ressourcen – sie ist *problemorientiert*. Ein anderer Ansatz besteht darin zu überlegen, welche Verfahrens- und/oder Verhaltensänderungen dazu führen, dass die entsprechende Beschwerde zukünftig vermieden werden kann. Anstelle einer Vergangenheitsbewältigung werden die gesamte Aufmerksamkeit und Energie auf die Gestaltung der Zukunft gelegt. Diese Herangehensweise lässt die Schuld-

---

[81] Der Begriff des „Wollens" wird hier im Sinne einer unbewussten Denkblockade verstanden.
[82] Vgl. Biedermann (2011)

frage außen vor. Sie ist nach vorne gerichtet und somit beeinflussbar – sie ist *lösungsorientiert.*

Vor ein paar Jahren haben meine Frau und ich eine Rucksack-Rundreise durch Südafrika unternommen. Während dieser Reise sind wir für ein paar Tage nach Zimbabwe geflogen. Für die Einreise nach Zimbabwe werden pro Person 50 US-Dollar in bar von der Einreisebehörde verlangt. Dieses Geld sollte man jedoch unter keinen Umständen in seinem aufgegebenen Gepäck aufbewahren, da die Gefahr besteht, dass das Geld am Flughafen von Johannesburg gestohlen wird. Die entsprechenden Hinweise auf vermeintlich korrupte Flughafenmitarbeiter hatten wir zuvor im Reiseführer gelesen. Folglich hatten Marie und ich uns im Vorfeld dahingehend abgestimmt, dass sie das Bargeld für die Einreise in unserem Handgepäck transportiert – zumindest habe ich das damals gedacht. Wir befanden uns bereits im Landeanflug als ich meine Frau um das Geld für die Einreise bat. Sie schaute mich erstaunt an und erklärte mir, dass sie nicht daran gedacht habe. Sie sei ohnehin davon ausgegangen, dass ich mich darum kümmern würde. Bei der Ankunft stellten wir dann auch direkt fest, dass die 100 Dollar aus dem Rucksack entwendet wurden. Wir hatten nun die Möglichkeit, den Rest des Tages oder im schlimmsten Fall sogar den Rest des gesamten Urlaubs darüber zu streiten, wer von uns beiden Schuld an dieser Misere hatte. Hätten wir so unser Geld zurückbekommen? Mitnichten.

Die Schuldfrage ist in diesem Fall irrelevant, da das Geld bereits weg ist. Der einzig konstruktive Gedanke besteht darin zu überlegen, was wir bei unserer nächsten Reise anders machen sollten, damit uns eine derartige Erfahrung zukünftig erspart bleibt. Diese Vorgehensweise ist lösungsorientiert und bietet Gestaltungsmöglichkeiten, da wir zukunftsorientiert handeln. Wir können unser Verhalten in der Zukunft beeinflussen. Ereignisse aus der Vergangenheit sind hingegen nicht mehr beeinflussbar, da sie bereits passiert sind. Ein Ehepaar, dass sich aus Versehen ausgesperrt hat, wird nach einer zwanzigminütigen Diskussion darüber, wer von beiden den Schlüssel vergessen hat, vermutlich feststellen, dass sie noch immer vor der Tür stehen.

Die Geschichte einer Pflegekraft aus Köln hat mich in diesem Zusammenhang nachhaltig beeindruckt. Sie erzählte während einer Fortbildung von einer Situation, in der eine versehentlich falsch gesetzte Infusion beinahe zum Tod eines Patienten geführt hat. Der Chefarzt hätte sich über die möglichen Konsequenzen für den Ruf des Krankenhauses natürlich tierisch aufregen können. Ebenso wäre eine Abmahnung oder sogar Kündigung der entsprechenden Mitarbeiterin möglich gewesen. Es geschah jedoch nichts dergleichen. Stattdessen ordnete er stationsübergreifend eine Sonderschulungsmaßnahme an, damit das gesamte Klinikpersonal noch einmal dafür sensibilisiert wurde und ein entsprechender Fehler nicht noch einmal auftreten kann. Der Chefarzt verbrachte nicht eine Minute damit, die Gründe für den Fehler zu analysieren oder einen Schuldigen zu suchen. Die Problemanalyse, also das *Suchen* nach Gründen für das Problem blieb komplett außen vor. Er überlegte stattdessen, wie der Fehler zukünftig vermieden werden kann. Diese Vorgehensweise wurde ihm von seinen Kollegen hoch angerechnet und trug nachhaltig zu einer guten Arbeitsatmosphäre bei.

In der Kölner Silvesternacht 2015 berichteten über 600 Frauen, Opfer eines sexuellen Übergriffs geworden zu sein.[83] Ein Großteil dieser Angriffe auf Frauen hatte dabei rund um den Kölner Hauptbahnhof stattgefunden. Ein paar Wochen später wurde im Radio darüber berichtet, wie eine Delegation aus Bundestagsabgeordneten, hochrangigen Polizeibeamten sowie eine große Anzahl von Reportern gemeinsam zwei Tage lang das Bahnhofsgelände begutachtet haben, um die Verantwortlichkeiten für diesen Vorfall zu klären. Es ging überwiegend um die Frage, an welcher Stelle Fehler von Seiten der Stadt, des Landes NRW oder des Bundes gemacht worden seien. Hier stand ausschließlich die besagte *Schuldfrage* im Vordergrund. Es wurden viele Ressourcen für einen Vorgang aufgewendet, der bereits abgeschlossen und nicht mehr rückgängig zu machen war. Nach der Klärung der Schuldfrage sind die Verantwortlichen keinen einzigen Schritt weiter als zuvor. Warum wird mithilfe des gleichen Ressourceneinsatzes nicht eine sog. *Task-Force* gebildet, die sich in den zwei Tagen ausschließlich mit der Frage beschäftigt, welche Maßnahmen ergriffen werden können, damit ein derartiger Zwischenfall nie wieder passiert? Hierdurch kommt man einer zukünftigen Lösung sicherlich deutlich näher.

In manchen Lebensbereichen ist die Klärung der Schuldfrage unabdingbar. Im Rahmen der Aufklärung eines Autounfalls ist es beispielsweise aus versicherungstechnischen Gründen unverzichtbar zu wissen, wer die Schuld an dem Unfall trägt. Ebenso kann es bei Fehlern auf der Arbeit

---

[83] Vgl. Diehl (2019)

manchmal hilfreich sein, die Stelle in der Prozesskette zu identifizieren, wo die Fehler aufgetreten sind. Dennoch ist im Anschluss ein schneller Fokus auf mögliche Lösungen zur Behebung des Fehlers in den meisten Fällen konstruktiver als die Suche nach dem Grund für dessen Auftreten.

7.2 Zurück in die Zukunft – Der Ansatz der Lösungsfokussierung

„Während man die Gründe für das Problem noch an den Fingern abzählt, liegt die Lösung schon auf der Hand. "

(Unbekannt)

Bei einem traditionellen Problemlösungsansatz wird ein direkter Zusammenhang zwischen Problemursache und -lösung unterstellt. Hier wird davon ausgegangen, dass das Erkennen der Gründe für das Auftreten eines Problems direkt zu einer passenden Lösung führt. Typische, vergangenheitsbezogene Fragen lauten:

- *Warum ist das passiert?*
- *Wieso hat das keiner verhindert?*
- *Wie konnte das übersehen werden?*

Die Details eines Symptoms werden erfragt, um darauf aufbauend Hypothesen zu formulieren und eine Diagnose stellen zu können. Anschließend wird dann überlegt, wie man diesem Problem begegnen kann. Diese Vorgehensweise ähnelt der Verschreibung von Rezepten bei Ärzten, da der Arzt dem Patienten sagt, was er zu tun hat. Dieser Ansatz wird folglich auch als medizinisches Modell beschrieben, da Mediziner genauso vorgehen. Hier wird der menschliche Körper als eine Maschine gesehen und hinterfragt, wie das eine Stück der Maschine zu einem anderen Stück in Beziehung steht. Die Frage nach dem „Warum" impliziert also, dass man, wenn man es nur weiß, es auch direkt abstellen kann. Dieses kausal-lineare Ursache-Wirkungs-Schema (Wer die Ursache für ein Problem kennt, weiß, wie es zu lösen ist) ist bei Maschinen ein guter Ansatz. Das Auto springt nicht an. Woran könnte das liegen? Weil die Zündkerzen kaputt sind. Folglich sollte man die Zündkerzen austauschen. Der menschliche Geist hingegen ist nicht wie eine Maschine zusammengesetzt, sondern funktioniert anders. Menschliches Verhalten ist deutlich komplexer und in den seltensten Fällen kausal-linear lösbar. Nur weil ein Patient weiß, warum es ihm schlecht geht, geht es ihm noch lange nicht besser!

Ein grundlegend anderer Ansatz kommt aus der sog. *lösungsfokussierten Therapie* nach *Steve de Shazer* und *Insoo Kim Berg*.[84] In Anlehnung an die Philosophie *Wittgensteins* wird hier davon ausgegangen, dass Problem und Lösung in keinerlei Zusammenhang stehen.[85] Wenn wir bei Autos bleiben, könnte man bildlich gesprochen sagen, dass …

Zu wissen wie der Karren in den Dreck gelangt ist, noch nicht bedeutet, dass man automatisch weiß, wie er da wieder herausgeholt werden kann.

Wenn wir zehn Patienten mit einer Erschöpfungsdepression betreuen, die durch eine Überlastung auf der Arbeit entstanden ist, können wir nicht zwangsläufig schlussfolgern, dass bei allen zehn Patienten die gleiche Behandlungsmethode anschlägt. Der Lösung ist in diesem Fall der Grund für das Problem erstmal grundsätzlich egal. Das Kernelement dieser Auffassung besteht darin, dass eine Fokussierung auf Lösungen deutlich hilfreicher ist und Problemanalysen somit völlig außen vorgelassen werden. Mit Hilfe dieses Ansatzes konnten *de Shazer* und *Kim Berg* ihre durchschnittliche Konsultationszeit im Vergleich zu herkömmlichen Therapieformen bei gleichbleibender Erfolgsquote um ca. 70% senken.[86] Positive Veränderungen sind also ohne Analyse des Problems durchaus möglich.[87] Diese Haltung und Denkweise findet auch außerhalb der Psychotherapie ihre Anwendung.

In der Notaufnahme von Krankenhäusern sowie in Arztpraxen kommt es häufig zu Diskussionen darüber, ob ein Patient mit seinen Symptomen nicht schon viel früher hätte kommen können. Die Gründe für sein spätes Erscheinen können vielfältiger Natur sein. Möglichweise hatte der Patient viel Stress auf der Arbeit oder er war im Urlaub. Es könnte auch sein, dass er

---

[84] Dieser Ansatz ist auch als „*Schule von Milwaukee*" bekannt.
[85] Vgl. Sparrer (2014)
[86] Vgl. Meier & Szabo (2008)
[87] Vgl. Sparrer (2014)

die Schwere seiner Erkrankung unterschätzt oder schlichtweg Angst vor der Diagnose hat. Der Grund für sein verspätetes Erscheinen ändert jedoch zunächst einmal nichts an der Tatsache, dass er erst jetzt zur Behandlung gekommen ist. Die Analyse für den Grund dieses Problems ist hier reine Zeitverschwendung. Die Situation bleibt unverändert und kann sogar in ein Streitgespräch ausufern, wenn sich der Patient nicht ernstgenommen und zu einer Rechtfertigung für sein Verhalten veranlasst fühlt. Zudem besteht die Gefahr, dass sich das daraus resultierende Streitgespräch und die damit verbundene negative Energie auf andere Patienten und somit auch auf die anderen Kollegen überträgt. Die Frage *„Warum kommen Sie damit erst jetzt?"* ist ein Negativbeispiel für die Auswirkungen problemorientierter Gesprächsführung. Sie kostet Zeit und Nerven und wirkt sich nicht nur auf die direkt beteiligten Personen, sondern – wie gerade beschrieben – auch auf unsere Mitmenschen aus. Das Verhalten des Einzelnen beeinflusst also das gesamte System. Eine kurze Erklärung, wie sich der Patient zukünftig in einer ähnlichen Situation idealerweise verhalten kann, wäre hingegen zukunftsorientiert und zielführender (siehe Kapitel 5 – die Diskussion mit dem angetrunkenen Mann in der Notaufnahme).

7.2.1 Eiskristalle & Heavy Metal

Durch vertiefende Fragen zu einem Problem wird in der Regel das Problembewusstsein unseres Gegenübers aktiviert und es kommen weitere, neue Facetten des Problems hinzu. Salopp ausgedrückt könnte man auch sagen, dass das Reden über Probleme lediglich neue Probleme schafft, anstatt sie zu lösen. Wenn die im vorangegangenen Kapitel beschriebene Beschwerde beispielsweise aufgrund einer zu langen Wartezeit in der Aufnahme aufgetreten ist, könnte Ihnen bei der Analyse dieses Problems auffallen, dass …

… Sie chronisch unterbesetzt sind.
… Sie viel zu viele Patienten mit vermeintlichen Bagatellen aufnehmen.
… Sie in einem völlig veralteten Gebäude arbeiten … und und und …

Wie wirken sich diese Erkenntnisse auf Ihre Gemütslage aus? In der Regel ziehen uns die daraus entstehenden Gedanken runter und wirken sich negativ auf unser Wohlbefinden aus.

Der japanische Parawissenschaftler und Alternativmediziner *Masaru Emoto* beschäftigte sich Anfang der 90er Jahre mit Wasser und vertrat die Auffassung, dass Wasser die Einflüsse von Gedanken und Gefühlen speichern könne.[88] Er experimentierte mit Wasser, welches entweder mit Heavy Metal oder Musik berühmter Komponisten wie Mozart beschallt und anschließend in einen Gefrierzustand versetzt worden ist. Die daraus entstehenden Eiskristalle fotografierte er unter dem Mikroskop und beurteilte diese anhand von ästhetisch-morphologischen Kriterien. Die Resultate sind faszinierend und erschreckend zugleich. Die aus klassischer Musik resultierenden Kristallformationen waren wunderschön, wohingegen die Kristalle durch aggressive Gitarrenmusik teilweise völlig zerstört wurden. Diese Ergebnisse wurden bei der Verwendung von positiven Botschaften (*„Danke"*, *„Du bist wunderschön"*) im Vergleich zu negativen Botschaften (*„Krieg"*, *„Ich hasse dich!"*) repliziert. Berücksichtigt man vor diesem Hintergrund die Tatsache, dass der menschliche Körper zu 70 % aus Wasser (und unser Gehirn sogar zu 90% aus feuchtem Nass) besteht, so erhält der Fokus auf Probleme und die damit einhergehenden negativen Gedanken eine völlig neue Dimension. Das Mobbing von Mitschülern ist hierbei nur eines von vielen fatalen Beispielen, wie diese physiologischen Prozesse langfristige Schäden erzeugen können.[89] Es gibt dazu aber auch eine positive Kehrseite der Medaille.

7.2.2. What a wonderful world

Menschen haben eine Neigung, das Schlechte aufmerksamer wahrzunehmen als das Gute.[90] In 30 verschiedenen Ländern wurden Menschen dazu befragt, ob sie glauben, dass die Welt besser wird, schlimmer wird oder bleibt, wie sie ist. Der überwiegende Teil der Weltbevölkerung vertritt die Meinung, dass die Verhältnisse auf der Welt immer schlimmer werden. Folglich ist es kein Wunder, dass sich viele von uns gestresst fühlen. Es ist scheinbar leicht und gelingt uns nahezu intuitiv, die schlimmen Dinge in

---

[88] Vgl. Emoto (2008)
[89] Es sei darauf hingewiesen, dass die Studien von Emoto umstritten sind, da sie in erheblichem Widerspruch zu den Erkenntnissen aus der Wasserphysik- und chemie stehen.
[90] Vgl. Rosling (2020), vgl. Kahnemann & Tversky (1979)

der Welt und damit auch in unserem direkten Umfeld wahrzunehmen. Oft erscheint es schwierig, das Gute zu sehen bzw. wahrzunehmen. Bitte beantworten Sie hierzu die zwei folgenden Fragen spontan und intuitiv:

In den letzten 20 Jahren hat sich der Anteil der in extremer Armut lebenden Weltbevölkerung ...

    a) nahezu verdoppelt
    b) nicht oder nur unwesentlich verändert
    c) nahezu halbiert

Wie viele Mädchen absolvieren heute eine fünfjährige Grundschulausbildung in den Ländern mit niedrigem Einkommen?

    a) 20 Prozent
    b) 40 Prozent
    c) 60 Prozent

Es geht dabei nicht um positive Nachrichten, die in der Berichterstattung zu kurz kommen, sondern um grundlegende Verbesserungen die zu einer Veränderung der Welt führen, derer wir uns häufig nicht bewusst sind, weil sie nicht als erwähnungswert eingestuft werden. Solange wir jedoch eine Weltsicht haben, die wesentlich negativer ist als die Wirklichkeit, können unter Umständen ein paar statistische Daten, also Fakten, die Stimmung ein wenig aufhellen. Die Welt ist in Wirklichkeit deutlich besser als man zunächst denken mag. Die richtige Antwort zu den oben gestellten Fragen lautet in beiden Fällen C – der Anteil der in extremer Armut lebenden Menschen hat sich in den letzten 20 Jahren nahezu halbiert. 60 Prozent aller Mädchen in Ländern mit einem niedrigen Einkommen absolvieren eine Grundschulausbildung. In den meisten Ländern wissen dies jedoch nicht einmal zehn Prozent der Befragten.[91]

Die durchschnittliche Lebenserwartung auf der Welt betrug Anfang des neunzehnten Jahrhunderts rund 30 Jahre. Heute gibt es kein einziges Land mehr mit einer durchschnittlichen Lebenserwartung von unter 50 Jahren.

---

[91] Vgl. Rosling (2020), vgl. Bregman (2024)

Die durchschnittliche Lebenserwartung weltweit liegt sogar bei 72. Menschen mit höherer Schulbildung schätzen diese jedoch gerade einmal auf 60 Jahre. Das wäre 1973 noch die richtige Antwort gewesen. Weitere positive Entwicklungen bestehen darin, dass ...

... der Anteil unterernährter Menschen von 28% in 1970 auf 11% in 2015 gesunken ist.

... die Anzahl der Nuklearsprengköpfe in den letzten 35 Jahren um ca. 75% zurückgegangen ist.

... der Anteil von Kindern, die unter schlechten Bedingungen Vollzeit arbeiten von 28% in 1950 auf 10% in 2012 gesunken ist.

... Zwangsarbeit in 2017 noch in drei Ländern praktiziert wird, wohingegen dies im Jahr 1800 noch in 193 Ländern der Fall gewesen ist.

... Frauen mittlerweile in 194 von 195 Ländern gleichberechtigt wählen können. 1893 war dies lediglich in einem einzigen Land möglich.

... statt 14 Mannschaften in 1896 mittlerweile 205 Ländermannschaften an den olympischen Spielen teilnehmen.

... knapp 88.000 Tierarten als bedroht eingestuft und geschützt werden. 1959 waren es lediglich 34.

... usw.[92]

Die überwiegende Mehrheit der Weltbevölkerung wäre sicherlich dankbar für ein Gesundheitssystem, wie es in unserem Land vorhanden ist.[93] Im Gegensatz zu den USA erhält jeder Deutsche sehr gute (und teure) Therapien ohne einen Blick auf sein Privatvermögen. Menschen, die an Krebs erkranken, leben heute aufgrund des medizinischen Fortschritts deutlich länger als noch 1980. Auch die Zahl derer, die mit Krebs oder nach überstandener Krebserkrankung leben, steigt stetig.[94] Dies sind nur einige von vielen Beispielen für die positiven Entwicklungen im Bereich der Medizin.

---

[92] Weitere positive Entwicklungen finden Sie in ausführlichen Statistiken in Hans Roslings Bestseller „*Factfulness*".

[93] Diese Aussage impliziert nicht, dass es keine Verbesserungspotenziale gibt. Im Vergleich zu anderen Ländern ist unser System meiner Meinung nach jedoch gut.

[94] Vgl. Groehe (2016)
https://www.zeit.de/gesellschaft/2016-11/bericht-zum-krebsgeschehen-hermann-groehe-lebenserwartung

Natürlich gibt es weiterhin schlimme Dinge, die nicht heruntergespielt werden dürfen. Solange es vermeidbare Kindersterblichkeit, Kriegsflüchtlinge, Überfischung und Verschmutzung der Meere, die Bedrohung von Arten, Leugner des Klimawandels, Diktatoren und eingesperrte Journalisten gibt, sollten wir uns nicht entspannt zurücklehnen. Dennoch ist es lohnenswert, auch die positiven Entwicklungen zu betrachten und zur Sprache zu bringen. Anstatt sich immer Sorgen über die Probleme der Welt zu machen und darauf zu achten, wo Mängel zu beobachten und beklagen sind, können wir stattdessen auch bewusst einmal in die andere Richtung gucken. Dies geht oft schon bei den kleinen Dingen los und kann große positive Auswirkungen auf uns und unsere Mitmenschen haben.

Eine Lehrerin bricht abrupt den Schulunterricht ab, als sie im Klassenzimmer eine Maus entdeckt. Sie bekommt kaum noch Luft, fängt stark an zu schwitzen und zittert am ganzen Körper, da sie panische Angst vor Mäusen hat. Die Schüler beginnen direkt mit der fieberhaften Suche nach der Maus, jedoch ohne Erfolg. Ein Junge bleibt in diesem Chaos teilnahmslos und desinteressiert auf seinem Stuhl sitzen. Er ist blind und wird aufgrund dieser Einschränkung von den anderen Kindern regelmäßig gehänselt und bei gemeinsamen Spielaktivitäten außen vorgelassen. Er glaubt, dass er in dieser Situation ohnehin nichts beisteuern kann. Die Lehrerin sucht jedoch den Kontakt zu ihm. Sie bittet den Rest der Klasse um einen Moment der Stille und fragt den Jungen, ob er sich auf die Geräusche im Raum konzentrieren könne. Er habe schließlich dieses überdurchschnittlich gute Gehör und könne die Maus unter Umständen auf diesem Weg finden. Der blinde Junge lauscht angestrengt und stellt nach kurzer Zeit fest, dass sich die Maus im Schrank versteckt hat. Im Anschluss kann der Unterricht wieder weitergehen. Die Lehrerin bedankt sich am Ende der Unterrichtsstunde noch einmal bei ihm und sagt:

„Ich weiß, dass es für dich manchmal sehr schwer ist.
Du hast jedoch eine Gabe. Dein Gehör ist absolut einzigartig.
Konzentrier dich darauf. Wenn du das tust,
kann aus dir einmal etwas ganz Besonderes werden. "

Sie kennen den Jungen aus dieser Geschichte. *Stevland Hardaway Judkins Morris*, besser bekannt als *Stevie Wonder*. Er wurde bei seiner Geburt in einen falschen Brutkasten gelegt. Aufgrund dieses Fehlers hat *Stevie Wonder* sein Augenlicht verloren. Ein anderes Mädchen ist durch den gleichen Fehler in der Klinik sogar verstorben. *Stevie Wonder* bezeichnet dieses Erlebnis jedoch nicht etwa als einen Schicksalsschlag. Er ist der Überzeugung, es sei ein Wunder, dass er noch am Leben ist – daher auch sein Name (Wonder – für Wunder). *Stevie Wonder* fokussierte sich seitdem auf das, was er am besten kann (sein Gehör) und erreichte dadurch Außergewöhnliches. Vielleicht besteht genau in dieser Fähigkeit, sich auf Stärken und das Positive fokussieren zu können, der Unterschied zwischen Reichtum und Armut, zwischen Macht und Ohnmacht.

Im Rahmen eines zweiwöchigen Projektes sollten die Schüler einer neunten Klasse einen großen Aufsatz verfassen. Der 14-jährige Emil[95] hatte allerdings schon seit längerer Zeit große Probleme beim Verfassen von Texten und überhaupt keine Lust auf diese Aufgabe. Er wusste einfach nicht, was er schreiben sollte und verlor bereits nach zwei Sätzen die Lust daran, sodass er für den Rest der Unterrichtszeit die Aufgabe schlichtweg boykottierte. Vor dem bereits beschriebenen Hintergrund der Problem- und Defizitorientierung hätten die meisten Lehrer diese Teilaufgabe kurz und knapp mit ungenügend beurteilt. Dies hätte sicherlich sogar dem objektiven Maßstab zur Bewertung der erbrachten Leistung und somit dem Leistungsprinzip entsprochen. Die daraus resultierenden Konsequenzen für Emil wären allerdings negative Emotionen, Demotivation und eine Verminderung seines Selbstwertgefühls gewesen. Emils Lehrerin bediente sich bei der Beurteilung des Aufsatzes hingegen einer überraschend unkonventionellen Methode mit erstaunlichen Auswirkungen. Anstelle eines kurzen *Ungenügend* nahm sie sich viel Zeit und schrieb mit grünem Stift unter Emils „Aufsatz" eine halbe Seite lang, welche Aspekte seiner Geschichte ihr gut gefallen hatten. Als Reaktion darauf schrieb Emil am nächsten Tag immerhin vier weitere Sätze. Dies hatte zur Folge, dass seine Lehrerin wieder eine halbe Seite mit positivem Feedback verfasste. Am Ende des zweiwöchigen Projektes hatte Emil einen tollen, mehrseitigen Aufsatz geschrieben und seine Schreibblockade damit aufgelöst.

---

[95] Es handelt sich um eine reale Person. Aus Datenschutzgründen ist der Name abgeändert.

Es handelt sich hierbei um eine wahre Begebenheit. Emils Mutter hat diese Geschichte einer guten Freundin meiner Frau erzählt. Sie verdeutlicht, welchen Effekt eine lösungs- und ressourcenorientierte Denkweise auf Menschen haben kann. Es wäre sicherlich wünschenswert, wenn Kinder bereits im jungen Alter hierfür deutlich mehr sensibilisiert würden, anstatt regelmäßig durch den Rotstift auf ihre Defizite hingewiesen zu werden. *Stevie Wonder* ist hierfür ebenfalls ein schönes Beispiel.

Bei Kritik wird unsere Aufmerksamkeit zumeist auf Fehler und den dadurch entstandenen Schaden gerichtet. Wir beurteilen uns selbst und andere häufig zunächst anhand von Defiziten. Wir schauen auf all das, was jemand nicht, schlecht oder falsch gemacht hat. In der Schule werden Fehler rot unterstrichen und damit Schülern markant vor Augen gehalten. Die darauffolgende Ausbildung unterscheidet sich kaum von dieser gängigen Praxis. Es wird häufig betont, was verkehrt gelaufen ist. Durch den Fokus auf Fehler wird mein Gegenüber jedoch automatisch in eine schlechte Verfassung gebracht, was bei Kindern und Erwachsenen gleichermaßen zu Motivationsmängeln führen kann. Selbst wenn uns ein falsches Ergebnis ärgert, hilft es nicht weiter, wenn wir unseren Gesprächspartner in eine ebensolche negative Stimmung versetzen. Hierdurch werden ganz sicher zukünftig keine besseren Ergebnisse erzielt.

Eine ressourcenorientierte, positive Sichtweise wie bei *Stevie Wonder* suggeriert genau das Gegenteil. Anstatt einen Kollegen zu fragen, warum er etwas falsch gemacht hat oder warum etwas nicht funktioniert (Achtung: Problemanalyse!), kann man auch fragen, wie er es beim nächsten Mal besser machen möchte und welche seiner Stärken ihm dabei helfen werden. In aktuellen Untersuchungen der Glücks- und Zufriedenheitsforschung wird deutlich, dass Dankbarkeit für das Gelingende im Leben ein wesentlicher Faktor zur Steigerung des eigenen Wohlbefindens ist.[96] Die Grundannahme, dass Sprache Realität und Energie generiert, also unser Denken lenkt, bedeutet in diesem Zusammenhang, dass die Kommunikation von Defiziten dem persönlichen Wohlbefinden eher abträglich ist.

Viele Abläufe im Stationsalltag laufen wie am Schnürchen, ohne Aufmerksamkeit zu bekommen. Ein Großteil der Patienten ist freundlich und kooperativ (leider bleiben eher die wenigen, unangenehmen Begegnungen

---

[96] Vgl. Seligman (2012)

in Erinnerung). Viele Anordnungen für Patienten sind vorteilhaft auch wenn sie in der Umsetzung zunächst unangenehm sind. Sprechen Sie die positiven Dinge bewusst an. Wenn wir einem Patienten das Ziel einer Handlung erklären („... *dann ist die Wunde geschützt und kann besser verheilen*"), schaffen wir einerseits mehr Transparenz. Andererseits tun wir uns selbst etwas Gutes, da wir unsere synaptischen Verbindungen für die Wahrnehmung der gelungenen Dinge in unserem Alltag trainieren.

Ein Schulungsteilnehmer namens Lutz hat mir einmal erzählt, dass er seinen Sohn jeden Abend vor dem Schlafengehen danach fragt, was das schönste Erlebnis an dessen Tag gewesen sei. Ich empfinde diese Frage im Umgang mit Kindern, aber auch im Umgang mit uns selbst als sehr wertvoll, da sie den Nagel auf den Kopf trifft. Diese Idee kann auch auf den Umgang mit Kollegen und Patienten übertragen werden. Fragen Sie Patienten ganz konkret nach einem schönen Erlebnis, ihren Fortschritten oder auch einem Besuch, über den sie sich besonders gefreut haben. Ebenso kann bei der Übergabe mit den Kollegen thematisiert werden, welche Arbeitsschritte besonders gut funktioniert haben und was jeder Einzelne dazu beigetragen hat. Ich glaube, dass es sehr schön wäre, wenn für derartige Gedanken mehr Zeit und Raum geschaffen würde.

7.3 Ja, aber... Der Aber-Glaube

„Mein Bruder sagte mir mal, dass nichts was jemand vor dem Wort Aber sagt wirklich zählt."

(Benjen Stark, aus der Erfolgsserie „Game of Thrones")

Patienten und Angehörige nutzten hin und wieder in ihrer Sprache ein einziges Wort, womit sie grundlegend positive Erfahrungen mit einem Krankenhaus klein reden und negieren. Gleichzeitig kann es dem Klinikpersonal durch die Verwendung des gleichen Wortes passieren, dass sie die Wahrnehmung der Patienten und Angehörigen unbewusst negativ beeinflussen. Ein Wort kann unseren Fokus auf negative Aspekte und Emotionen lenken, die wir eigentlich außen vorlassen oder abmildern möchten – das kleine Wörtchen ABER.

„Schatz, ich liebe Dich, aber ..."

Wie würde meine Frau auf diese Aussage reagieren?

Durch ein *Aber* wird dem vorgelagerten Inhalt des Gesagten widersprochen, er wird zurückgenommen beziehungsweise „klein" gemacht.[97] Mit einem *Aber* werden Einschränkungen und Gegensätze gekennzeichnet. Das ist problematisch, weil dieses Wort umgangssprachlich sehr häufig verwendet wird. Die Aussage *„Ich verstehe Sie ja, aber ..."* bedeutet beispielsweise schlichtweg nichts anders als *„Ich verstehe Sie nicht."* Der Aber-Satz untergräbt die vorangegangene Aussage. Es handelt sich nicht um *Verständnis*, sondern um einen Widerspruch, dem eine Floskel vorausgeht. Betrachten wir hierzu folgendes Beispiel:

„Heute scheint die Sonne, <u>aber</u> morgen wird es regnen."

Zwei Gesichtspunkte einer Sache werden gegenübergestellt und ersterer dabei durch das *aber* entwertet. Wir drücken in unserer Sprache das Wesentliche üblicherweise im Hauptsatz aus, während die Nebensätze zur Ergänzung dienen. Bei Aber-Sätzen kehrt sich diese Regel um. Das, worauf es letztendlich ankommt, wird durch ein nachgeschobenes Aber eingeleitet. Den meisten Menschen wird bei dieser Aussage folglich die Aussicht auf schlechtes Wetter in Erinnerung bleiben, also eine problemorientierte Botschaft. Vergleichen Sie jedoch die Wirkung, wenn ein Wort verändert wird:

„Heute scheint die Sonne, <u>obwohl</u> es morgen regnet."

Haben Sie den Unterschied bemerkt? Bei der zweiten Variante wird mithilfe des Wortes *obwohl* der erste Teil der Aussage hervorgehoben und betont – der Sonnenschein. Übertragen auf die Arbeit mit Patienten kann diese einfache Technik angewandt werden, um den Fokus auf das Gelingende, das Positive zu richten.

---

[97] Vgl. Kühne de Haan (2016)

Patient: *„Ich kann zwar alleine essen, <u>aber</u> ich schaffe es noch nicht auf die Toilette."*

Pfleger: *„Ah, Sie können also schon alleine essen, <u>obwohl</u> Sie es noch nicht auf die Toilette schaffen."*

Der Pfleger bestärkt den Patienten durch seine Formulierung subtil in seinem Fortschritt, wohingegen die Aussage des Patienten problemorientiert ist. Entscheiden Sie selbst, welche Aussage Sie persönlich besser finden.

7.4 Was war gut? Ressourcenfragen & eine Skala von 1 – 10

„Wende dein Gesicht der Sonne zu, dann lässt du die Schatten hinter dir."

(Afrikanisches Sprichwort)

In Kapitel 7.2.2 wurde bereits deutlich, dass wir bei der Wahrnehmung von vermeintlichen Fakten tendenziell den Fokus auf negative Erlebnisse legen. Dies kann jedoch zu ungewollten Wahrnehmungsverzerrungen führen. Zur Verdeutlichung möchte ich Sie gerne zu einem kleinen Experiment einladen. Bitte betrachten Sie die zwei vertikalen Linien:

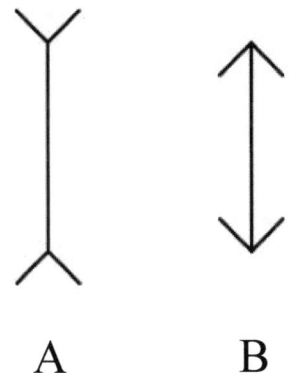

A   B

Welche der beiden Linien ist länger?

Linie A scheint auf den ersten Blick länger zu sein. Falls Sie dieses Experiment bereits kennen, wissen Sie sogar ganz genau, dass beide Linien gleich lang sind. Dennoch sehen wir unterschiedliche Längen. Der Grund dafür besteht darin, dass Verzerrungen in unserem Gehirn entstehen. Es handelt sich um eine systematische Fehlinterpretation, die nichts mit einem Sehfehler zu tun hat. Doch wie funktioniert diese Illusion? Wie kann es sein, dass viele Menschen ihre Umwelt systematisch falsch interpretieren? Warum geben Patienten eine schlechte Klinikbewertung ab, obwohl sie nach den neuesten und besten Standards versorgt worden sind?

Wie bei den meisten stark ausgeprägten psychologischen Phänomenen ist der Steinzeitmensch schuld. In Kapitel 5 habe ich bereits beschrieben, dass unser Denken und Handeln durch viele Jahre der menschlichen Evolution und damit durch Genetik beeinflusst wird. Wir sind mit bestimmten Instinkten ausgestattet, die unseren Vorfahren als Jäger und Sammler im Kampf ums Überleben hilfreich gewesen sind. Viele Entscheidungen entstehen demnach schnell und ohne rationale Überlegungen. Dies ist vor langer Zeit nützlich gewesen, um plötzlich auftretenden Gefahren aus dem Weg gehen zu können.[98] Wir interessieren uns für dramatische Geschichten, da sie vor vielen 1.000 Jahren die einzige Quelle von überlebenswichtigen Informationen waren. In gleicher Weise bewirken unsere schnell arbeitenden Gehirne und unser „Verlangen" nach Drama heute falsche Vorstellungen und eine überdramatisierte, mitunter problemorientierte Weltsicht. Selbstverständlich haben diese Instinkte eine Daseinsberechtigung. Schließlich dienen sie dem Zweck, unserer Welt Bedeutung zu verleihen und uns über den Tag zu bringen. Jeglichen Input genau zu filtern und Entscheidungen immer rational zu analysieren, würde ein normales Leben nahezu unmöglich machen. Es wäre jedoch hilfreich zu lernen, den Fokus auf Drama und Probleme in den Griff zu bekommen. Andernfalls gelingt es uns nicht, die Welt so zu sehen, wie sie ist, und führt uns damit in die Irre.[99]

Es heißt nicht umsonst, der erste Eindruck ist entscheidend. Der letzte ist jedoch häufig der, der bleibt. Positive Erfahrungen und Ergebnisse erhalten in vielen Fällen zu wenig oder gar keine Beachtung. Das Gleiche gilt im

---

[98] Vgl. Buss (2004)
[99] Vgl. Rosling (2020)

Krankenhaus bei der Wahrnehmung und Beurteilung der medizinischen Betreuung. Viele Patienten bewerten einen Klinikaufenthalt im Nachhinein schlechter als dieser objektiv tatsächlich war. Selbst, wenn der medizinische Outcome laut der Krankenkasse gut war, sind Patienten aufgrund deutlich übersteigerter Erwartungen und der *„Suche nach Drama"* häufig unzufrieden. Wie bereits beschrieben, können wir jedoch mithilfe der richtigen Fragen bei Patienten andere Denkprozesse aktivieren und in eine bestimmte Richtung lenken (*Wer fragt, der führt*). Problemorientierte Patienten mit einem Fokus auf Negatives werden stets davon sprechen, was ihnen missfallen hat. Stellen Sie in diesem Fall eine sog. *lösungsorientierte Ressourcenfrage*[100]:

> *„Welche Fortschritte haben Sie gemacht?"*
> *„Was hat Ihnen geholfen? Was war gut? Was noch?"*
> *„Haben Sie auch positive Erfahrungen gemacht? Wenn ja, welche?"*
> *„Woran merken Sie, dass Sie auf dem richtigen Weg sind?"*

Fragen Sie Patienten und Angehörige explizit nach ihren guten Erfahrungen während des Klinikaufenthaltes. Sie werden überrascht sein, wie viele positive Dinge Ihnen geschildert werden. Das Verbalisieren positiver Erlebnisse führt Patienten ihre Behandlungserfolge klar vor Augen und fördert eine bessere Reflektion. Eine etwaige Wahrnehmungsverzerrung der Behandlung kann somit abgefangen werden. *Ressourcenaktivierende Fragen* bieten zudem eine gute Möglichkeit, stark niedergeschlagenen Patienten wieder aufzubauen. Ein vermeintlich aufmunternder Satz wie *„Nur Mut, das wird schon wieder"* hat den faden Beigeschmack einer Floskel. Zudem zeichnet er sich dadurch aus, dass er von einem Dritten kommt (siehe Kapitel 4). Was würde passieren, wenn ein Patient stattdessen von selbst darauf kommt, dass er über die notwendigen Ressourcen und die eigene Stärke zur Überwindung seiner aktuellen Situation verfügt?

Der Dialog mit einem Patienten nach einer zweiwöchigen Reha-Maßnahme könnte wie folgt lauten:

---

[100] Vgl. Kindl-Beilfuß (2015)

Mediziner: „*Was klappt denn besser?*"
Patient: „*Das hat alles nichts gebracht.*"
Mediziner: „*Wirklich nichts?!*"
Patient: „*Nein, gar nichts!*"
Mediziner: „*Woher nehmen Sie dann die Kraft dafür weiter dranzublei-
ben? Wie haben Sie es bis hierhin geschafft?*"

Spätestens jetzt werden positive Energie und Ressourcen freigesetzt. An
dieser Stelle werden Menschen deutlich redseliger und kreativer. Die daraus
resultierenden Erkenntnisse haben für unseren Gesprächspartner eine ganz
andere Qualität und Tiefe, da er sich seiner eigenen Stärken und Ressourcen
selbst bewusst wird. Es entsteht wieder Kommunikation auf Augenhöhe.
Die daraus gewonnen Erkenntnisse sind für Patienten deutlich annehm-
barer.

Menschen möchten häufig „_nicht_ mehr gestresst sein" oder „_keinen_ Ärger
mit Kollegen haben."[101] Die Abwesenheit von Etwas legt jedoch nicht fest,
was stattdessen sein soll. Eine Abwesenheit bestimmt somit kein eindeu-
tiges Ziel.[102] Folglich führt negatives Denken in aller Regel nicht zu positiven Ergebnissen. Ein besserer Ansatz besteht darin, sich ganz konkret mit
den gewünschten Zielen zu beschäftigen. Wer genau weiß, was er möchte,
kann seine Wünsche in ein Bild übersetzen und diese somit bewusst oder
unbewusst implantieren. Der große Vorteil dieses Ansatzes besteht darin,
dass unser Gehirn nach erfolgreichem „Abspeichern" dieses Bildes Tag
und Nacht an dessen Erfüllung arbeitet, ohne dass wir es merken. Vorsichtig ausgedrückt kann man auch sagen, dass abgespeicherte Bilder die
Eigenschaft haben, sich zu verwirklichen.[103] Jeder von uns weiß genau, was
passiert, wenn wir uns vor dem Schlafengehen mehrfach einreden, dass wir
unter keinen Umständen (*problemorientiert*) verschlafen dürfen – wir wachen zu spät auf. Wenn wir hingegen den Wecker auf sechs Uhr stellen und
das klare Ziel formulieren, pünktlich aufstehen zu wollen, wachen wir
schon um 5:56 Uhr wie von selbst auf bevor der Wecker überhaupt klingelt.
Der Fokus ist immer entscheidend: *Beachtung schafft Verstärkung.*

---

[101] Vgl. Biedermann (2013)
[102] Vgl. Sparrer (2014)
[103] Vgl. Havener & Spitzbart (2010)

Wenn Patienten sich beschweren und darüber sprechen, was sie *nicht* mehr haben möchten, kann es sehr hilfreich sein, diesem Einwand mit lösungsorientierten Fragen entgegenzuwirken. Die Negation eines Problems ist mehrdeutig. Wenn jemand beispielsweise *keinen* Stress haben möchte, kann dies für eine Person bedeuten, mehr Zeit mit der Familie verbringen zu wollen, während ein anderer einer neuen Arbeit nachgehen möchte. Zumal alleine das Sprechen über Stress zusätzlichen Stress auslösen kann. Daher ist es wichtig, dass ein Patient weiß, was anstelle des Problems da sein soll. Durch den fixierten Blick auf das Problem wird dies jedoch häufig ausgeschlossen. In der Lösung wird das Ausgeschlossene wieder integriert und der Beginn von etwas Neuem sichtbar gemacht. Durch gezielte Fragen und Interventionen wird der Patient dabei unterstützt, möglichst viel über den gewünschten Lösungszustand zu artikulieren.[104] (*„Ich will nicht mehr andauernd ...“* – *„Was möchten Sie stattdessen?“*). Im Vordergrund stehen also Ziele, mögliche Lösungen, frühere Erfolge sowie konkrete Schritte, um das Lösungsbewusstsein des Patienten zu stärken und neue Energien wachzurufen. Ganz nebenbei werden dadurch seine *Appelle* bzw. Erwartungen an den Mediziner explizit gemacht (siehe Kapitel 5).

Diese Form der Aktivierung von Denkprozessen kann sogar sichtbare körperliche Auswirkungen haben. Vor einigen Jahren begann eine junge Assistenzärztin während der Vorstellungsrunde im Seminar mit einer problemorientierten Schilderung ihrer aktuellen Arbeitssituation. Sie erzählte, sie sei vollkommen überlastet, die Einarbeitung verlaufe schlecht, zu viel Zeit werde für administrative Aufgaben vergeudet usw. Im Laufe ihrer Ausführungen sackte sie immer weiter in sich zusammen. Ihre Stimme wurde leiser und brüchiger. Es war deutlich erkennbar, dass Sie sich mit negativen Gedanken beschäftigte. Mithilfe einer einzigen Frage änderte sich diese Situation jedoch in das komplette Gegenteil. Ich erkundigte mich bei ihr, welche Aspekte ihrer Arbeit Spaß machten bzw. was derzeit gut funktionierte. Mit aufrechter Körperhaltung und einem Strahlen in den Augen berichtete sie, die Stimmung im Team sei richtig toll. Alle zögen an einem Strang und sie sei herzlich von den neuen Kollegen aufgenommen worden. Die Arbeit im Krankenhaus sei schon immer ihr Kindheitstraum gewesen. Die Veränderungen in ihrer Körperhaltung und Ausdrucksweise fielen auch

---

[104] Vgl. Meier & Szabo (2014)

den anderen sofort auf und wurden anschließend thematisiert. Die Ärztin berichtete im Anschluss, dass sie nun einen ganz anderen Blick auf die zu Anfang beschriebenen Probleme hätte. Diese seien in Relation zu dem Positiven, dem guten Teamgeist und der Leidenschaft für die ausgewählte Arbeit doch nicht so schwerwiegend wie ursprünglich angenommen.

Ein chronischer Schmerzpatient wird mit starken Schmerzen von seinem Hausarzt an eine Reha-Klinik überwiesen. Mit welcher Erwartung kommt dieser Patient in die Reha? Idealerweise möchte er, dass die Schmerzen nach zwei Wochen verschwunden sind. Die Wahrscheinlichkeit, diesen Wunsch erfüllen zu können, ist aus medizinischer Sicht jedoch verschwindend gering. Außerdem neigen chronische Schmerzpatienten teilweise dazu, zu vergessen, wie stark ihre Schmerzen zu Beginn einer Therapie gewesen sind. Dieser Umstand ist insbesondere dann schwierig, wenn Ärzte und Pflegekräfte sich mit einer überhöhten Anspruchshaltung konfrontiert sehen, die sich in scheinbar völlig unrealistischen Erwartungen an den Behandlungserfolg ausdrückt. In solchen Fällen ist es hilfreich, zu Beginn der Therapie mit sog. *Skalierungsfragen*[105] zu arbeiten. Lassen Sie Patienten zu Beginn eines Klinikaufenthaltes ihren Schmerz auf einer Skala von eins bis zehn einstufen. Im Anschluss daran erkundigen Sie sich, was ein gutes Ergebnis für das Ende der Therapie sein könnte. Hierbei kann es unter Umständen passieren, dass der Patient schmerzfrei, d.h. mit Eins oder Null antwortet. Fragen Sie in diesem Fall einfach nach, für wie realistisch er dies halte. In den meisten Fällen wird der Patient seine Antwort revidieren. Erfragen Sie, womit er zumindest leben könnte.

Angenommen, Ihr Patient gibt bei dieser Erhebung an, den Schmerz auf einer Acht einzustufen. Ein gutes Ergebnis würde er bei einer fünf ansiedeln. Machen Sie sich hierzu eine Gesprächsnotiz. Es ist wichtig, dass Sie hier über das Ziel sprechen und dieses am Ende evaluieren. Ob es dabei um die Pflege oder um die Zufriedenheit im Allgemeinen geht, ist vollkommen gleich. Beim Entlassungsgespräch kommen Sie dann genau auf diesen Punkt zurück, indem Sie sich erkundigen, wie der Patient den Schmerz aktuell auf einer Skala von eins bis zehn einstuft. Wenn er beispielsweise mit fünf oder sechs antwortet, können Sie anhand Ihrer Gesprächsnotiz verdeut-

---

[105] Vgl. De Jong & Kim Berg (2014), vgl. Straß (2007)

lichen, dass ein Behandlungserfolg eingetreten ist. Der Patient erkennt durch die Quantifizierung anhand der Skalierung, dass er einen spürbaren Schritt in die richtige Richtung getan hat. Zahlen sind viel konkreter als Begrifflichkeiten wie *mehr, weniger* oder *schneller*. Patienten können die Behandlung mithilfe dieser Denkweise objektiver und somit besser einschätzen. Mithilfe der Skalierung können Sie Patienten im Abschlussgespräch immer wieder daran erinnern, was ihre Ziele gewesen sind. Zeigen Sie ihnen, was sie jetzt können und wie es sich entwickelt hat:

> *„Wissen Sie noch, wie wenig Sie sich am Anfang bewegen konnten und wie gut es jetzt geht?"*

Schmerzen oder Probleme von Patienten sollen nicht durch positive Entwicklungen verschleiert oder schöngeredet werden. Das wäre ebenso hilfreich wie der Versuch, zu viel Zucker durch mehr Salz auszugleichen. Dadurch wird das Gericht zwar pikanter, aber weniger bekömmlich. Vielmehr geht es darum, den Blick des Patienten von seinen Problemen und negativen Erfahrungen abzuwenden. Es ist wichtig, dass wir mithilfe der richtigen Gesprächstechniken Patienten vor Augen führen, dass die Dinge zugleich schlecht und doch besser sein können. Stellen Sie sich ein zu früh geborenes Kind im Brutkasten vor. Sein Gesundheitszustand ist kritisch und seine Atmung, Herzfrequenz und andere wichtige Signale werden ständig überwacht. Nach einiger Zeit geht es dem Kind etwas besser, dennoch muss es weiterhin im Brutkasten bleiben, da der Gesundheitszustand noch immer kritisch ist. Ist es in diesem Fall angebracht zu sagen, dass sich die Situation des Babys verbessert hat? Ja. Ist es angebracht zu sagen, dass die Situation noch immer kritisch ist? Ebenfalls ja. Bedeutet es, wenn man feststellt, dass sich die Lage verbessert, dass alles bestens ist und wir uns keine Sorgen mehr zu machen brauchen? Sicherlich nicht. Ist es hilfreich, wenn man sich zwischen schlecht und sich bessernd entscheiden muss? Eindeutig nicht. Es ist beides. Die Situation ist schlecht, aber es zeigt sich auch eine Tendenz zur Verbesserung. So sollten wir auch in Bezug auf den Umgang mit den Erlebnissen von Patienten in der Klinik umgehen. Schaffen Sie eine möglichst umfassende Bewertung der Situation unter Berücksichtigung aller relevanten Aspekte und Geschehnisse. Zu diesem Zweck sind *Skalierungs-*

fragen in Kombination mit *lösungsorientierten Fragetechniken* ein gutes Hilfsmittel. Formen Sie ein umfassendes Bild der Realität.

Der Fokus auf Lösungen ist zudem ein Ausdruck von *Hilfsbereitschaft* und wird im Folgenden weiter vertieft. Ein einziges Wort macht oft den Unterschied zwischen Problem- und Lösungsorientierung, zwischen Desinteresse und Hilfsbereitschaft aus.

8 Hilfsbereitschaft

„Man kann nicht nicht kommunizieren."

(Paul Watzlawick)

Hiermit meint *Watzlawick*, dass jegliches Verhalten bzw. Handeln eine Form von Kommunikation darstellt. Allerdings hat für ihn auch Nichthandeln Mitteilungscharakter. Darum ist es unmöglich, *nicht* zu kommunizieren.[106] Wenn Menschen sich sehen, unterhalten oder irgendwie aufeinander beziehen, können sie es nicht vermeiden, zu kommunizieren. Wenn ein Mediziner das Zimmer eines Patienten betritt und dem Patienten einen guten Morgen wünscht, woraufhin dieser mit den Augen rollt und sich teilnahmslos abwendet, beinhaltet das Verhalten des Patienten eine Information. Er teilt mit, dass er nicht kommunizieren möchte oder von dem anderen nichts wissen will (siehe Kapitel 5 – *Beziehungsbotschaft*).

Es besteht jedoch darüber hinaus die Möglichkeit, dieses berühmte Zitat von *Watzlawick* in Bezug zu einem weiteren Aspekt der Kommunikationspsychologie zu setzen. Wir können seinen Satz auch wortwörtlich nehmen, ohne dass dieser dadurch seine Gültigkeit verliert.

8.1 Blaue Elefanten, Skifahren & der Central Park in New York

Im alltäglichen Sprachgebrauch existiert eine Stolperfalle, die den meisten Menschen gar nicht bewusst ist. Diese Stolperfalle führt dazu, dass unser Gesprächspartner häufig das Gegenteil von dem tut, worum wir ihn kurz zuvor gebeten haben. Daraus resultieren Gefühle wie Frustration, Ärger und Unverständnis. Dieser Umstand lässt sich auf einfache Art und Weise demonstrieren, indem ich auch Sie als Leser in den nächsten Zeilen dazu bringen werden, das Gegenteil von dem zu tun, worum ich Sie jetzt bitte:

*Denken Sie in den nächsten 5 Sekunden **nicht** an einen blauen Elefanten!*

Woran haben Sie sofort gedacht?

---

[106] Vgl. Watzlawick (2013)

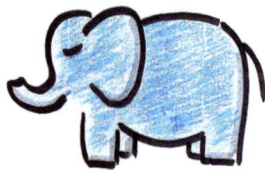

Dieser Klassiker ist ein eingängiges Beispiel für jedes Kommunikationstraining und dennoch lässt es mich auch nach vielen Jahren als Trainer immer noch schmunzeln. Sie haben wahrscheinlich soeben genau wie die meisten anderen Menschen sofort die Farbe Blau oder einen Elefanten vor Augen gehabt. Die Erklärung hierfür ist relativ einfach. Das menschliche Gehirn ist nicht in der Lage, Negationen bzw. Verneinungen wie *nicht, keine* oder *nie* zu verarbeiten.[107]

Unser Gehirn besteht aus zwei Hälften, die sich im Laufe der Evolution unterschiedlich spezialisiert haben. Die rechte Gehirnhälfte ist für das bildliche Erfassen, die Orientierung im Raum sowie für die Intuition und das Empfinden zuständig. In der linken Gehirnhälfte sind das Sprachzentrum sowie Logik und Vernunft verankert. Trotz ihrer Verbindung über das Corpus callosum gehen beide Hälften entsprechend ihrer jeweiligen Spezialisierung bei der Lösung von Problemen eigene Wege. Bei einer Verneinung handelt es sich um eine logische Funktion, die nur in der Sprache, also der linken Gehirnhälfte bearbeitet werden kann, während die rechte Gehirnhälfte mit der Negation sozusagen im wahrsten Sinne des Wortes *nichts* anzufangen weiß. Folglich führt die Aufforderung, *nicht* an einen blauen Elefanten zu denken genau zum Gegenteil, nämlich den Gedanken an blaue Elefanten.

Angenommen, Sie sitzen am Frühstückstisch und die Kakaotasse Ihres Kindes ist nur noch wenige Zentimeter von der Tischkante entfernt. Ihr Kind ist an diesem Morgen gut gelaunt und albert die ganze Zeit mit Ihrem Partner herum. Aufgrund vergangener Erfahrungen haben Sie wahrscheinlich bereits jetzt ein Bild vor Augen, was gleich passieren könnte?! Um diese Vision zu verhindern, fällt folgender Satz: *„Pass auf, dass die Tasse nicht runterfällt."* Dieser Satz lässt bei Ihrem Kind direkt ein Bild in der rechten Gehirnhälfte entstehen – eine fallende Kakaotasse. Ob die Tasse trotzdem auf dem Tisch stehen bleibt, ist ungewiss.

---

[107] Vgl. Weisbach & Sonne-Neubacher (2013)

Wenn wir dieses Prinzip auf die Arbeit mit Patienten und Angehörigen übertragen, stellt sich die Frage, woran diese denken, wenn man sagt:

„Keine Angst, das tut gar nicht weh."

Dieser nett gemeinte Satz dient dazu, Patienten zu bestärken und Mut zuzusprechen. Aufgrund der Negation erzeugen wir jedoch mit hoher Wahrscheinlichkeit den gegenteiligen Effekt bzw. ein ganz anderes Bild. Der Patient hört vor allem das Wort *Angst* in der Aussage. Wir können Menschen jedoch nicht ihre Angst nehmen, indem wir von Angst sprechen. Eine Lösung für dieses Dilemma folgt im weiteren Text.

Es gibt in jedem Skigebiet einen kleinen Hügel, an dem Fahranfänger die ersten Schritte auf Skiern erlernen können. Dieser Hügel wird von fortgeschrittenen Skifahrern auch liebevoll als Idiotenhügel bezeichnet. In einem Skigebiet in den USA wurde ein Experiment durchgeführt, um die Wirkung von Negationen in diesem Kontext zu untersuchen. Am ersten Tag wurde die Anzahl der Fahranfänger festgehalten, die nach der Abfahrt von dem Hügel in der Böschung oder einem Baum landeten. Dabei wurde festgestellt, dass dieser Anteil relativ gering ausfiel. Am Folgetag wurde das Experiment dahingehend verändert, als das oben auf dem Hügel ein Schild mit der Aufschrift *„Nicht in die Bäume fahren!"* aufgestellt wurde. Dies hatte zur Folge, dass sich die Anzahl derer, die tatsächlich in den Bäumen landete, drastisch erhöhte.[108] Dieses schier unglaubliche Ergebnis beschreibt einen Umstand, den sicher jeder von uns nur allzu gut aus seinem Alltag kennt. Sind Sie schon einmal mit dem Gedanken in den Supermarkt gegangen, dass Sie auf *gar keinen Fall* das Brot vergessen dürfen? Sobald Sie nach Hause kommen und die Einkaufstasche auspacken, stellen Sie fest, das Brot vergessen zu haben. Durch den Gedanken, das Brot *nicht* vergessen zu dürfen, programmieren wir unser Gehirn auf das Gegenteil. Die gespeicherte Nachricht lautet: *„Vergiss das Brot."*

Angenommen, Sie gehen mit ein paar Freunden abends in ein Restaurant und trinken Cocktails. Am Ende des Abends gehen Sie gemeinsam leicht

---

[108] Vgl. Herzog (2010)

angeheitert durch die Stadt und kommen an einer Wohnsiedlung vorbei. Die Häuser in dieser Wohnsiedlung sehen alle gleich aus und haben nahezu identische Vorgärten. Es gibt jedoch ein Haus, auf dessen Grundstück ein großes Schild aufgestellt ist:

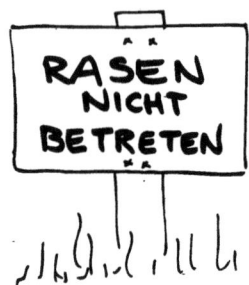

Was wird jetzt passieren?

Wir wollten eigentlich nur nach Hause gehen. Das Schild bringt uns jedoch auf die glorreiche Idee, genau diesen Rasen zu betreten. Die gleiche Beobachtung wurde bei einem sehr interessanten Versuch im Central Park von New York gemacht. Die Verantwortlichen der Stadt waren sehr verärgert darüber, dass die frisch gemähten Rasenflächen immer wieder unbefugt von Parkbesuchern betreten wurden. In zwei zweiwöchigen Intervallen wurde daraufhin die Wirksamkeit unterschiedlicher Gebotsschilder untersucht. In den ersten beiden Wochen wurde ein Schild mit der Beschriftung *„Rasen bitte nicht betreten!"* aufgestellt. Im Anschluss wurde ein neues Schild mit der Beschriftung *„Bitte benutzen Sie den Gehweg!"* auf den Rasenflächen platziert. Die Ergebnisse waren eindeutig. Durch die neue Formulierung (*„Bitte benutzen Sie den Gehweg!"*) verringerte sich die Anzahl der unbefugten Rasenbetretungen um knapp 50 Prozent.[109] Wenn Sie also verhindern möchten, dass Ihr Rasen unbefugt betreten wird, könnte eine probates Mittel in einem Schild mit folgender Aufschrift bestehen: *„Nicht den Rasen des Nachbarn betreten."* Das hätte durchaus gute Erfolgsaussichten. Allerdings könnte dieses Vorgehen einen ungewollten Nachbarschaftsstreit zur Folge haben.

---

[109] Vgl. Herzog (2010)

Nochmal zurück zu dem Cocktailabend. Im Laufe des gleichen Abends hat eine Freundin von Ihnen in dem Restaurant einen netten Mann kennengelernt und unverbindlich geflirtet. Am nächsten Morgen treffen Sie sich zu zweit in der Stadt zum Brunchen. Während Sie den letzten Abend gemeinsam Revue passieren lassen, geht die neue Bekanntschaft Ihrer Freundin völlig unverhofft hinter Ihnen vorbei. Was würde passieren, wenn Ihre Freundin Sie in diesem Moment dazu auffordert, sich jetzt bloß *nicht* umzudrehen? Sie würden sich vermutlich instinktiv umdrehen und es entstünde eine peinliche Situation.

Wenn wir bei anderen Menschen eine Verhaltensänderung bewirken möchten, ist es besser, von der Veränderung anstatt von dem Problem zu sprechen (*„Rasen bitte nicht betreten"* versus *„Bitte benutzen Sie den Gehweg"*). Solange das Zielverhalten nicht vorstellbar benannt wird, kann eine Verhaltensänderung nur schwer eintreten. Die peinliche Situation kann vermieden werden, indem sie charmant sagt: *„Schau mir in die Augen, Kleines."* Der kleine Marvin, der das Porzellan nicht fallen lassen soll, reagiert anders, wenn wir ihn darum bitten das Geschirr gut festzuhalten. Die Kakaotasse bleibt eher auf dem Tisch stehen, wenn wir unser Kind darum bitten, die Tasse vor den Teller zu stellen. Beim Einkauf am Wochenende schreibt schließlich auch niemand auf seinen Einkaufszettel, welche Lebensmittel er *nicht* einkaufen möchte.

Vor ein paar Wochen hatte unser Sohn seinen ersten Termin beim Zahnarzt. Meine Frau und ich haben im Vorfeld mehrmals darüber gesprochen, ob und wie wir ihn darauf vorbereiten können. Dabei waren wir uns schnell einig, dass wir ihm unter keinen Umständen sagen würden, er brauche vor der Untersuchung *keine* Angst zu haben. Dieser gut gemeinte Ratschlag hätte schlussendlich dazu geführt, dass sich die Synapsen der Begriffe Angst und Zahnarzt in seinem Gehirn miteinander verbinden. Folglich würde er zukünftig automatisch mit dem Arzttermin Angst assoziieren. Ich gehe mal davon aus, dass Sie Ihr Kind vor dem Spielplatz auch nicht darauf hinweisen, es brauche vor dem Spielplatz keine Angst zu haben, oder? Apropos Spielplatz. Ich erlebe es auf Spielplätzen regelmäßig, wie junge Väter ihren Kindern hinterherlaufen und ihnen zurufen, dass sie *nicht* hinfallen sollen. Prompt liegt das Kind auf dem Boden, da bei ihm der Gedanke des Hinfallens getriggert wird.

8.2 Lösungsorientierte Sprache

„Problem talk creates problems. Solution talk creates solutions."

(Steven de Shazer)

Bitte betrachten Sie die nachfolgenden Aufgaben:

$$5 + 3 = 8$$
$$9 - 7 = 2$$
$$4 + 1 = 6$$
$$8 - 4 = 4$$
$$2 + 1 = 3$$

Was fällt Ihnen auf?

In den meisten Fällen beantworten Menschen diese Frage damit, dass bei einer der fünf Gleichungen ein Rechenfehler vorliegt ($4 + 1 = 6$). Diese Antwort ist richtig. Sie verdeutlicht allerdings die Tragweite des beschriebenen Phänomens der *Problemorientierung* (siehe Kapitel 7). Negationen wie *nicht, kein* oder *nie* sind Beispiele für sog. *Problemsprache*. Das ist typisch deutsch. Wir sind die Meckernation. Ein Schüler schreibt bei einem Diktat 298 von 300 Wörtern richtig. Was passiert? Die beiden Fehler werden rot markiert. Bei der Dienstplangestaltung werden vier von fünf Wünschen eines Mitarbeiters berücksichtigt. Was passiert? Der entsprechende Mitarbeiter beschwert sich über den einen, nicht erfüllten Dienstplanwunsch, da dies der wichtigste gewesen sei. Bei der Beurteilung einer Schulung sind 13 der 14 Seminarteilnehmer hochgradig zufrieden, wohingegen ein Teilnehmer die Veranstaltung lediglich mit ausreichend beurteilt. In der anschließenden Reflexion kann es mir durchaus passieren, dass ich mich mehr über die schlechte Bewertung ärgere, als dass ich mich über die 13 tollen Beurteilungen freue. Diese Liste an Beispielen kann beliebig fortgeführt werden. An dieser Stelle sei nochmals auf die Eiskristalle und die Wirkung negativer Gedanken verwiesen. Jede Botschaft, die wir senden, kann immer positiv oder negativ formuliert werden. Selbstverständlich ist eine der fünf Rechenaufgaben oben falsch. Gleichzeitig sind jedoch vier der fünf

Aufgaben richtig. Es bleibt uns stets selbst überlassen, welche Perspektive wir einnehmen möchten. Wenn ein Patient nach einer Pflegekraft klingelt und der Zeitpunkt für den Pfleger ungünstig ist, kann er beispielsweise schlichtweg antworten: *„Ich habe jetzt keine Zeit dafür.“* Alternativ kann er sagen: *„Ich kann mich in zehn Minuten um Ihr Anliegen kümmern.“* Bei der zweiten Variante bietet er eine Lösung an, wohingegen er bei der ersten Aussage ein Problem beschreibt.

Angenommen, Sie kommen wie in dem Eingangsbeispiel beschrieben mit einem Drehschwindel an den Informationsschalter des Krankenhauses. Sie legen den Überweisungsschein Ihres Hausarztes vor. Der Mitarbeiter der Pforte teilt Ihnen daraufhin mit, er werde kurz nachfragen, weil er Ihnen *keine falsche* Auskunft geben möchte. Bei dieser Formulierung bleibt das Wort *„falsche Information“* in Verbindung mit ihm hängen. Er könnte alternativ eine positive Ansprache benutzen, indem er sagt: *„Ich erkundige mich kurz, damit ich Ihnen die richtige Information geben kann.“* Inhaltlich sind beide Aussagen identisch. Bei der zweiten Formulierung wird allerdings ein völlig anderer Fokus in der Sprache gelegt.

In Kapitel 2 wurde *Hilfsbereitschaft* als zentraler Wunsch von Patienten aufgezählt. Inwiefern Menschen uns tatsächlich als hilfsbereit wahrnehmen, kann auf einer kommunikativen Ebene zu unseren Gunsten beeinflusst werden, indem wir von Lösungen anstatt von Problemen sprechen. In der nachfolgenden Tabelle finden Sie eine kleine *„Aufwärmübung“* mit drei typischen Problembeschreibungen aus dem Krankenhausalltag. Bevor Sie weiterlesen, möchte ich Sie bitten, die entsprechenden Beispielsätze so umzuformulieren, dass aus den Problembeschreibungen eine lösungsorientierte Alternative entsteht. In den nachfolgenden Unterkapiteln werden dann mögliche Lösungen diskutiert.

Negative Problembeschreibung	Lösungsorientierte Formulierung
Vergessen Sie nicht genügend zu trinken.	
Sie brauchen keine Angst zu haben. Das tut gar nicht weh (EKG).	
10% der Patienten beklagen unangenehme Nebenwirkungen wie Kopfschmerzen und Übelkeit.	

8.2.1 Viel trinken, wenig belasten

Eine passende Alternative zu dem Satz „*Vergessen Sie nicht genügend zu trinken*" könnte lauten: „*Bitte achten Sie darauf, dass Sie ausreichend trinken.*" Diese Lösung ist technisch gesehen richtig. Vielleicht haben Sie es in der Übung genauso aufgeschrieben? Es bleibt bei diesem Satz allerdings unklar, was Patienten unter dem Begriff „*ausreichend*" verstehen.

Hier wird eine weitere Stolperfalle deutlich. Wir haben sehr unterschiedliche Vorstellungen davon, was die Wörter *viel, ausreichend* oder *genügend* zu bedeuten haben. Für den ein oder anderen von uns sind zwei Liter Wasser eine große Menge an Flüssigkeit, wohingegen andere Menschen schon einen halben Liter als *viel* erachten. Hieraus können Missverständnisse und unnötige Konflikte entstehen. Unklare Aussagen sind für die beteiligten Personen nicht direkt zu erkennen. Sie werden von Patient und Medizinern auf der inhaltlichen Ebene oft sehr unterschiedlich interpretiert.

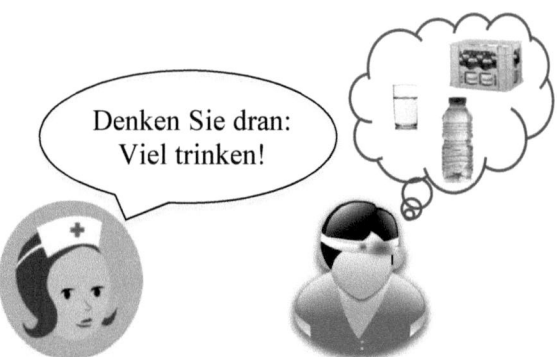

Infolgedessen können Situationen entstehen, bei denen sich Mediziner darüber ärgern, warum Patienten ihrer Aufforderung, *viel* zu trinken, nicht nachkommen. Auf Patientenseite hingegen entsteht Unverständnis, da sie sich keiner Schuld bewusst sind. Aus ihrer Sicht haben sie genau das getan, worum man sie gebeten hat. Schließlich haben sie *viel* getrunken!

Sie bitten einen Patienten, er möge sich in den kommenden Tagen *viel* bewegen. Es kann durchaus passieren, dass dieser Patient den Eindruck hat, Ihren Ratschlag verstanden zu haben. Doch was genau meinen Sie mit *viel*

Bewegung und wann ist es genug? Die Aussage kann im Kopf des Patienten verschiedene Szenarien auslösen. Ihm ist unklar, ob er mindestens dreimal die Woche Joggen oder lediglich einmal täglich die Treppe rauf und runter gehen soll. Wofür wird er sich im Zweifelsfall eher entscheiden? Vermutlich für die einfachere Variante. Folglich ist es bei medizinischen Anordnungen besser, möglichst konkrete Handlungsempfehlungen abzugeben. Die Aussage *„Bitte gehen Sie pro Tag mindestens 20 Minuten im Klinikgelände spazieren"* bietet mehrere Vorteile zugleich. Der Patient entwickelt ein besseres Verständnis davon, was von ihm erwartet wird, sodass sich die Wahrscheinlichkeit einer entsprechenden Umsetzung erhöht. Die sog. *Compliance* (Therapietreue) steigt. Es entsteht eine Win-Win-Situation für alle Beteiligten.

Das gleiche Prinzip ist auch auf die Kommunikation zwischen verschiedenen Berufsgruppen anwendbar. Die Arbeitsanweisung eines Arztes an die Pflege *„Medikation nach Bedarf"* lässt viel Interpretationsspielraum. Daraus resultierende Nachfragen der Pflege sind wenig verwunderlich. Es bleibt unklar, was und wieviel damit genau gemeint ist. Ein konkreter Arbeitsauftrag bestünde darin zu sagen: *„Bitte maximal vier Mal 30 Tropfen pro Tag von Medikament X."* Diese Aussage führt zu mehr Klarheit und Sicherheit auf Seiten der Pflegekräfte. Sie fördert selbstständiges Arbeiten und vermeidet unnötige, zeitraubende Rückfragen. Darüber hinaus haben klare, gut verständliche Anordnungen den schönen Nebeneffekt, dass Sie in Ihrer Funktion als Mediziner kompetenter wirken. Eine eindeutige Mengenangabe suggeriert, dass Sie sich in dem Thema auskennen. In Hinblick auf das Übungsbeispiel lautet daher eine gute Lösung: *„Es ist wichtig, dass Sie pro Tag vier große Becher à 0,3 Liter trinken."* Weiterhin kann man diese Empfehlung durch eine Begründung erweitern:

„Es ist wichtig, dass Sie pro Tag vier große Becher à 0,3 Liter trinken, damit wir in zwei Tagen die Infusion absetzen können."

Mit dieser Formulierung machen Sie das Ziel konkret. Klare und konkrete *Appelle* haben eine größere Chance, auch tatsächlich gehört zu werden.

Unterschiedliche Vorstellungen in Hinblick auf Quantität und Qualität können auch im Rahmen von Patientengesprächen zu Missverständnissen führen, beispielsweise durch unklare Fragen während der Anamnese. So setzt die Frage, ob sich der Patient gesund ernährt, ein gemeinsames Verständnis von gesunder Ernährung voraus. In diesem Fall erleichtert man sich die Arbeit durch eine konkretere und zeitlich eingegrenzte Fragestellung: *„ Was haben Sie heute gefrühstückt? "* Die Frage *„ Treiben Sie Sport? "* kann unter Umständen zu kuriosen Antworten führen, da sie möglicherweise bei Patienten eine sozial erwünschte Antwort indiziert. Die Antwort lautet dann: *„ Ich habe mal Fußball gespielt. "* Es ist besser danach zu fragen, wie oft der Patient in der letzten Woche Sport getrieben hat. Hinsichtlich des Alkohol- oder Zigarettenkonsums von Patienten sind Begrifflichkeiten wie *viel* oder *regelmäßig* eher unklar. Wenn Sie einmal im Jahr an Silvester ein Glas Sekt trinken, ist das bereits als regelmäßig einzustufen?! Außerdem zählt für manche Menschen Bier nicht zu Alkohol. Daher sind eindeutige Fragestellungen zur korrekten Erfassung der Trink- und Rauchgewohnheiten von Patienten effizienter (*„ Rauchen Sie mehr als fünf Zigaretten am Tag? "*, *„ Wie viel Bier, Wein oder anderen Alkohol haben Sie in der letzten Woche getrunken? "*).[110]

Praxistransfer

Viel trinken und wenig belasten

Unklare Angaben führen häufig dazu, dass Patienten sich nicht an Verordnungen / Verschreibungen halten. Die sog. Compliance (Therapietreue) sinkt.

Nicht: *„ Denken Sie daran: Viel trinken. "*
           Was bedeutet viel? 2 Liter?
Besser: *„ Bitte trinken Sie pro Tag vier Becher Wasser. "*

Nicht: *„ Bitte achten Sie auf genügend Bewegung. "*
Besser: *„ Bitte gehen Sie täglich 20 Minuten spazieren. "*

---

[110] Vgl. Rixen, Hax & Wachholz (2015)

8.2.2 Keine Angst – Das tut gar nicht weh

Wie bereits beschrieben kann dieser gut gemeinte Satz dazu führen, dass Patienten große Angst bekommen. Unser Gesprächspartner versteht bei dieser Aussage lediglich, dass es wohl die normale Reaktion ist, sofort ängstlich zu sein. Das ist jedoch unnötig, da eine Vielzahl von Untersuchungen wie EKGs oder MRTs tatsächlich vollkommen schmerzfrei sind. Dennoch kann hieraus eine *sich selbst erfüllende Prophezeiung* entstehen. Der Patient verkrampft aufgrund des vordergründig wahrgenommenen Wortes *Angst*. Dadurch steigert sich sein Schmerzempfinden. Eine mögliche Lösung dieses Problems besteht darin, Patienten bei einem EKG schlichtweg zu erklären, was untersucht wird und aus welchem Grund dies geschieht.[111] Eine mögliche Erklärung lautet:

„Sie sind bei uns in guten Händen.
Ich messe jetzt mit Hilfe dieses Gerätes Ihre Herzfrequenz.
Meine Hände sind etwas kalt und
das Ganze könnte ein bisschen kribbeln. "

Beurteilen Sie selbst den Unterschied zu der ursprünglichen Aussage („*Sie brauchen keine Angst zu haben. Das tut gar nicht weh"*). Es geht bei dieser Gesprächstechnik nicht darum, Patienten das Blaue vom Himmel zu versprechen. Unangenehme Untersuchungen sollten offen angesprochen werden, um *transparent* und *ehrlich* zu sein. Dennoch können wir die Wahrnehmung und Gefühle von Patienten in solchen Situationen positiv beeinflussen, indem wir Negationen vermeiden.

Im Rahmen einer Blutuntersuchung habe ich eine interessante Selbsterfahrung als Patient gemacht. In vielen Arztpraxen gibt es für die Blutentnahme Stühle mit speziellen Armlehnen. Auf dieser Lehne wird der Arm ausgestreckt, sodass die Arzthelferin die Spritze besser setzen und somit das Blut einfacher entnehmen kann. Ich für meinen Teil schaue eher ungern dabei zu. Folglich setzte ich mich in den Stuhl zum Blutabnehmen und drehte automatisch meinen Kopf zur Seite, um möglichst wenig davon mitzubekommen. Mit meinem Blick nach hinten gerichtet, saß ich also recht

---

[111] Auf die Weitergabe von Informationen über Abläufe und Untersuchungen wird in Kapitel 10 eingegangen.

angespannt und wartete auf den Einstich. In diesem Moment begannen die beiden Arzthelferinnen mit einer Unterhaltung über Legobausteine. Völlig verwirrt schoss mir die Frage in den Kopf, warum die beiden ausgerechnet während meiner Untersuchung über den neuesten Star Wars Bausatz des Millenium Falkens reden, anstatt sich mit mir zu beschäftigen? Zack, und schon war die Blutabnahme vorbei. Ich habe mich überrascht umgedreht und den beiden gesagt, dass ich ihre Vorgehensweise extrem clever fand. Die beiden erklärten mir daraufhin, dass sie diese Technik in einer Schulung erlernt hätten. Sobald sie merken, dass ein Patient ängstlich oder verunsichert ist, wechseln sie bewusst auf ein fachfremdes, abstruses Gesprächsthema, um auf diese Weise den Fokus des Patienten auf ein anderes Thema zu lenken. Bei mir hat diese Technik gut funktioniert. Das gleiche Vorgehen erkennt man immer wieder bei Medizinern mit viel Berufserfahrung. Pflegekräfte sprechen mit Patienten zumeist über Gott und die Welt, aber nicht über die Untersuchungen, die sie währenddessen am Patienten durchführen. Als besonders gutes „Ablenkungsmanöver" kurz vor einer Spritze eignen sich dabei Fragen nach auffälligen Kleidungsstücken: „Warum haben Sie sich heute eigentlich für diese bunten Socken entschieden?" Der Fokus des Patienten wird plötzlich und völlig überraschend auf ein anderes Thema gelenkt, sodass die Anspannung zumindest für den kurzen Moment der Spritze abfällt.

Praxistransfer

Machen Sie sich keine Sorgen – Das tut gar nicht weh

Anstatt zu beschreiben, was nicht passiert – und so ungewollt den Fokus darauf zu legen – hilft es zu sagen, was stattdessen passieren wird.

Nicht: *„Das tut nicht weh."*
Besser: *„Das fühlt sich gleich kühl an."*

Nicht: *„Nicht erschrecken."*
Besser: *„Bitte bleiben Sie ruhig und entspannen Sie sich."*

Denn: Denken Sie jetzt nicht an einen blauen Elefanten.

8.2.3 Der Glaube versetzt (manchmal) Berge – Placebos und ein besserer BMI als Nebenwirkung

Der Hinweis, dass lediglich zehn Prozent der Patienten unangenehme Nebenwirkungen wie Kopfschmerzen und Übelkeit beklagen, erscheint auf den ersten Blick vielversprechend. Die Problematik bei diesem Satz besteht allerdings darin, dass Patienten nun die Wörter *Nebenwirkungen, Kopfschmerzen* und *Übelkeit* mit dem Medikament in Verbindung setzen. Was wird infolge der Erwartung von Nebenwirkungen passieren? Ich bekomme Nebenwirkungen. Das Gleiche passiert, wenn wir Patienten stattdessen mitteilen, dass 90 Prozent der Patienten *keine* Nebenwirkungen spüren. In diesem Fall entsteht durch die Negation der gleiche Effekt, obwohl mit dem hohen Prozentsatz der <u>Nicht</u>-Betroffenen scheinbar das Positive hervorgehoben wird. Sprachlich können wir dem Ganzen vorbeugen, indem wir Patienten schlichtweg die Wahrheit mitteilen:

„Mit diesen Tabletten haben wir gute Erfahrungen gemacht.
Die meisten Patienten vertragen das Medikament gut."

Diese Aussage ist wahrheitsgetreu und hat den Effekt, dass der Patient mit großer Wahrscheinlichkeit davon ausgeht, das Medikament gut zu vertragen. Man spricht in diesem Zusammenhang von *positiver Suggestion*.[112] Die Wirkung positiver Suggestionen ist unumstritten.

In einem interessanten Experiment wurden 84 Zimmermädchen bei der Arbeit beobachtet und nach ihrem körperlichen Befinden befragt. Im Anschluss wurde der Hälfte der Zimmermädchen erklärt, dass ihre tägliche Arbeit (Boden schrubben, Fenster putzen, Staub wischen) einem optimalen Gesundheitsprogramm bzw. einem regelmäßigen Besuch im Sportstudio entspreche. Gruppe B erhielt diese Information hingegen nicht. Nach ein paar Wochen beschrieben die Mitglieder der Gruppe A einhellig, dass sie ein besseres Körpergefühl hätten. Außerdem wurde bei einer erneuten Messung der Körperdaten festgestellt, dass die Zimmermädchen aus Gruppe A einen besseren Bodymass-Index (BMI) hatten und der Körperfettanteil deutlich zurückgegangen war. An diesem faszinierenden Beispiel wird

---

[112] Vgl. Rixen, Hax & Wachholz (2015)

deutlich, wie eine positive Erwartung einen physisch messbaren Effekt erzeugt: Meine Arbeit entspricht einem Gang ins Fitnessstudio, also nehme ich ab. Hier zeigt sich, dass wir unsere Wortwahl im Sinne einer besseren Therapiewirkung einsetzen können. Das Experiment veranschaulicht die *Kraft der Sprache*. Positive Erwartungen und Einstellungen haben Einfluss auf die Heilung und können durch die richtige Wortwahl beeinflusst werden. *Sprache formt Realität*.

Die Erwartungshaltung bestimmt die Wirkung. So konnte beispielsweise gezeigt werden, dass Schmerzpatienten in der Erwartung einer Infusion mit schmerzstillenden Substanzen von einer Schmerzlinderung berichteten, obwohl sie lediglich Kochsalzlösung erhalten hatten. Wurde hingegen über eine verdeckte Leitung ein starkes Schmerzmittel in die Infusion gegeben, dauerte es erheblich länger, bis die Patienten eine Besserung spürten.[113] Dieser *Placebo*[114]*-Effekt* wurde von einem amerikanischen Militärarzt im Zweiten Weltkrieg an der italienischen Front entdeckt. Der Arzt hatte aufgrund eines Versorgungsengpasses kein Morphium. Um die Kriegsverletzten dennoch zu versorgen, spritzte er ihnen stattdessen Kochsalzlösung mit der Folge, dass die Schmerzen vieler Soldaten merklich nachließen. In den Folgejahren untersuchte der Arzt das Phänomen infolgedessen näher.[115] Placebos wirken an der gleichen Stelle wie „richtige" Schmerzmittel, da dieselben Andockstellen im Gehirn angesprochen und somit dieselben Verarbeitungsprozesse im Kopf verändert werden.[116] Patienten bilden sich weder Schmerzen noch deren Linderung nach der Einnahme eines Placebos ein. Das Gehirn bildet körpereigene Schmerzmittel in Form von Endorphinen – diese sind messbar und real.[117] Dieser Effekt beschränkt sich dabei nicht nur auf leichte Medikamente wie Aspirin. Es wurde nachgewiesen, dass Placebos auch bei der Medikation nach Organtransplantationen auf das Immunsystem wirken.

Der Placebo-Effekt reicht weit über den Krankenhausalltag hinaus. Es hat sich bei unserem Sohn als extrem probates Mittel zur Schmerzlinderung erwiesen, wenn ich im Falle eines Sturzes oder bei einem ungewollten Stoß

---

[113] Vgl. Pollo, Carlino & Benedetti (2008)
[114] Ein Placebo ist ein Scheinmedikament, also ein Mittel ohne Wirkstoff.
[115] Vgl. Beecher (1955)
[116] Vgl. Bartens (2013)
[117] Vgl. Von Hirschhauen (2017)

gegen den Kopf kurz auf die entsprechende Stelle puste. Jeder von uns, der selber Kinder hat, wird diese „wundersame" Heilmethode kennen und bereits ebenfalls des Öfteren mit Erfolg angewandt haben. Bei besonders großem Schmerz gibt es bei mir noch die Steigerung des sog. „Super-Pustens", bei der ich einfach noch etwas kräftiger puste. Die Wirkung ist scheinbar nur deshalb noch besser, weil mein Sohn aufgrund der Ankündigung des „Super-Pustens" auch eine größere Wirkung erwartet.

Bei unserem ersten gemeinsamen Umzug hat mein Bruder als Unterstützer eine große Menge schwerer Kisten getragen. Nach einiger Zeit klagte er über heftige Krämpfe in den Oberschenkeln und fragte meine Frau, ob wir Magnesium[118] hätten. Wir stellten leider fest, lediglich auflösbare Vitamintabletten vorrätig zu haben. Marie hatte jedoch die glorreiche Idee, meinem Bruder diese als *Placebo* zu verabreichen. Und jetzt raten Sie einmal, was passiert ist? Binnen weniger Minuten setzte laut meinem Bruder eine spürbare Verbesserung ein, sodass er wieder voller Energie tatkräftig anpacken konnte. Er fragte lediglich am Ende des Tages, ob er noch eine Tablette haben könnte, da diese so gut geholfen habe. Wer heilt, hat Recht!

Bei Aufklärungsgesprächen in der Anästhesie wird eine Vielzahl der Nebenwirkungen nicht durch die Medikamente selbst, sondern durch die Art und Weise der Gesprächsführung verursacht. Kopfschmerzen treten bei Patienten eher auf, wenn vorher darauf hingewiesen wird, dass dies eine mögliche Nebenwirkung sein könnte.[119] Andere Forschungsarbeiten bestätigen diesen Effekt. Ärzte, die ihren Patienten mögliche Nebenwirkungen mit sehr drastischen Worten schilderten, erhöhten damit die Wahrscheinlichkeit, dass die Nebenwirkungen tatsächlich auftraten.[120] Das bedeutet jedoch nicht, mögliche Nebenwirkungen zukünftig zu verschweigen. Es geht darum, sie anders zu formulieren.

Ärzte sind grundsätzlich per Gesetz dazu verpflichtet, Patienten auf mögliche Nebenwirkungen hinzuweisen. Außerdem ist es für die Therapietreue

---

[118] Magnesium kann seine Wirkung erst entfalten, wenn es in der Blutbahn bzw. in den Nervenzellen im Gehirn angekommen ist. Wer folglich binnen kürzester Zeit bereits der Meinung ist, dass die Einnahme von Magnesium eine spürbare Krampflinderung erzielt habe, kann den gleichen Effekt wahrscheinlich mit einem Biss in einen Apfel erzielen. Die Wirkung basiert in dem Fall eher auf Konditionierung.
[119] Vgl. Von Hirschhausen (2017)
[120] Vgl. Heier (2013)

förderlich, wenn Patienten auch auf die Nebenwirkungen eines Medikamentes vorbereitet werden. Insbesondere bei vorübergehenden Nebenwirkungen wissen Patienten dann, die Symptome einzuordnen und lassen sich dadurch nicht vom Weg abbringen.[121] Es macht dennoch einen nachweisbaren Unterschied, ob nach einem Aufklärungsgespräch noch einmal betont wird, dass bei zehn Prozent der Patienten Nebenwirkungen auftreten oder stattdessen darauf hingewiesen wird, dass 90% das Präparat gut vertragen. Sie entscheiden jedes Mal selbst, ob Sie den Fokus Ihrer Wortwahl auf das Negative oder das Positive legen wollen. Allerdings legen Sie damit auch immer ein Stück weit den Blickwinkel Ihres Patienten fest. *Eckart von Hirschhausen* beschreibt hierzu ein sehr einfaches, gut anschauliches Selbstexperiment[122]: Angenommen, Sie bekommen als Patient eine Spritze in den Rücken. Sie gehören zu Gruppe 1 und erhalten vor der Spritze folgende Information:

„Sie werden lokal betäubt.
Dadurch wird die Anästhesie später für Sie angenehmer. "

Wenn Sie jedoch zu Gruppe 2 gehören, sagt man Ihnen vor der Spritze folgendes:

„Sie werden einen heftigen Stich und ein Brennen am Rücken spüren.
Das ist vergleichbar mit einem Bienenstich.
Das ist der schlimmste Teil der Prozedur. "

Bei welcher Aussage würden Sie mehr Schmerzen erleiden? Alleine unsere Vorstellung führt sicher dazu, dass die Spritze in Gruppe 2 als schlimmer empfunden wird – bei Ihnen auch?

Viele Aufklärungen lassen sich positiv bzw. lösungsorientiert formulieren. Positive Erwartungen können schneller gesund machen[123], wohingegen negative Erwartungen krankmachend sein und fatale Auswirkungen haben können.

---

[121] Vgl. Heiland (2018)
[122] Vgl. Von Hirschhausen (2017)
[123] Vgl. Rief (2017)

Ein junger Mann namens Derek Adams unternimmt 2007 einen Suizidversuch. Er schluckt innerhalb kürzester Zeit eine Vielzahl von Tabletten eines Antidepressivums, das er ein paar Tage zuvor verschrieben bekommen hatte. Er bereute seinen Entschluss jedoch schnell, wählte daraufhin 112 und wurde schließlich zitternd, mit heftiger Schnappatmung und Schweißausbrüchen in die Notaufnahme des naheliegenden Krankenhauses eingeliefert. Kurz darauf erlitt er dort einen Kreislaufkollaps. Die Ärzte waren zunächst nicht dazu in der Lage, ihn zu stabilisieren. Plötzlich entdeckte jedoch einer der Ärzte, dass Derek Adams zu den Teilnehmern einer Medikamentenstudie gehörte und statt eines Antidepressivums lediglich ein Placebo eingenommen hatte. Wie üblich, waren der einen Hälfte der Teilnehmer echte Medikamente, der anderen Hälfte nur Placebos verabreicht worden. Die Pillen, die Derek Adams eingenommen hatte, waren harmlose Scheinmedikamente, die den Ärzten als Vergleichsmittel dienten, um die Wirkung der tatsächlichen Medikamente zu überprüfen. Und natürlich wussten die Versuchsteilnehmer nicht, zu welcher Gruppe sie gehörten – die Studie war ordnungsgemäß „verblindet". Die Ärzte teilten Adams sofort mit, dass er zur Kontrollgruppe gehörte, woraufhin er kurze Zeit später das Krankenhaus beschwerdefrei verlassen konnte.[124] Dieses Beispiel verdeutlicht, dass Worte sowohl heilen als auch verletzen können. Was wäre wohl passiert, wenn Derek Adams weiterhin davon überzeugt gewesen wäre, an einer Überdosis Antidepressiva zu sterben?

Als Gegenpol zu *positiven Suggestionen* und dem damit verbundenen *Placebo-Effekt* können (ungewollte) negative Suggestionen kontraproduktiv sein und sich ungünstig auf den Heilungsprozess auswirken.[125] Man bezeichnet die Auswirkungen negativer Erwartungen auch als ein *Nocebo* (lateinisch: „ich werde schaden"). Reiseübelkeit etwa stellt sich um so schneller ein, je mehr der Reisende sie befürchtet. Asthmapatienten erleben schon Attacken, wenn sie glauben, ein Allergen eingeatmet zu haben – auch wenn der Stoff in Wirklichkeit nur feuchte Luft ist. Patienten, die mit einer Gehirnerschütterung in die Klinik eingeliefert wurden, nannten zahlreiche Symptome, wenn sie einen Standardfragebogen mit entsprechenden Folgeerscheinungen zu lesen bekamen. In diesem Zusammenhang ist ein Fall bekannt, bei dem ein Patient die Diagnose von Speiseröhrenkrebs im fortge-

---

[124] Vgl. Reeves (2007). Es handelt sich um einen echten, dokumentierten Fall.
[125] Vgl. Häuser, Hansen & Enck (2012)

schrittenen Stadium erhalten hatte. Wenige Tage später war dieser Patient bereits tot. Erschreckenderweise stellte der Pathologe bei der anschließenden Autopsie fest, dass der Mann gar keinen Krebs, sondern lediglich angeschwollene Lymphknoten gehabt hatte.[126]

Unbekümmerte Begriffe wie *stechen, Schmerz* oder *brennen* erzeugen wirksame Bilder und Vorstellungen, die die Angst und den Schmerz verstärken. Sie zerstören positive Erwartungen. Man kann sich den Schmerz plötzlich bildhaft vorstellen. Die schmerzbezogenen Wörter haben dann für unser Schmerzempfinden eine auslösende und aufrechterhaltende Wirkung.[127] Die Erwartung eines Schmerzes aktiviert nahezu die identischen Areale im Gehirn wie bei einem realen Schmerz. Neurowissenschaftler erklären dieses Phänomen dadurch, dass bei negativen Suggestionen Angst vor Schmerzen induziert wird. Diese verbal bedingte Angst löst die Aktivierung von Cholecystokinin aus, wodurch die Schmerzübertragung erleichtert wird. Die ungute Wirkung entsteht nicht durch die Ankündigung selbst, sondern durch die daraus resultierenden Negativerwartungen. Patienten sind insbesondere dann für negative Suggestionen empfänglich, wenn sie die Situation als bedrohlich empfinden, beispielsweise vor einer Operation bei schwerer Krankheit oder bei starken Schmerzen und Müdigkeit. Wie bereits gesehen, ist es dabei unerheblich, ob ein Mediziner entsprechende Eingriffe als *nicht schmerzhaft* proklamiert, da Verneinungen von Patienten unbewusst ausgeblendet werden (Nicht an einen blauen Elefanten denken!). Folglich gilt es, den Reiz umzudeuten und mit einer positiven Erwartung zu verknüpfen („*Dadurch wird die Anästhesie später für Sie angenehmer*"). Ersetzen Sie Schmerz induzierende Begriffe durch positiv wirkende Bilder, da diese häufig eine starke, nahezu hypnotische Kraft haben. Insbesondere in medizinischen Situationen sind Menschen sehr empfänglich für ein bildhaftes Verstehen. *Seemann, Zech & Hansen* sprechen in diesem Zusammenhang von einer erhöhten Suggestibilität, die wir uns durch positive Suggestionen zunutze machen können.[128] Der „*Stich einer Biene*" lässt andere Bilder im Kopf entstehen als „*Das ist der nächste Schritt auf dem Weg zur Heilung*". Die Verwendung einer „falschen" Formulierung hat zumeist

---

[126] Vgl. Von Hirschhausen (2017)
[127] Vgl. Hermann & Hohmeister (2012)
[128] Vgl. Seemann, Zech & Hansen (2014)

negative Auswirkungen. Vermeiden Sie daher Begriffe wie *Angst, Sorgen, Stich, tut weh, brennt, schlimm.*

8.2.4 Hilfreiche Aussagen

Sprechen Sie von der Lösung anstatt von dem Problem. Sie wirken hilfsbereiter und tragen zu einer besseren Genesung der Patienten bei. Hier finden Sie eine vertiefende Übung, bei der Sie die jeweils positive Formulierung trainieren können.

Problembeschreibung	Ihre Lösung für eine positive Formulierung
1 Sie spüren gleich einen Stich und ein Brennen am Rücken. Das Schlimmste ist dann vorbei.	
2 Die meisten Patienten können damit eine Woche lang nicht aufstehen.	
3 Vielleicht hilft das. Versuchen Sie es zumindest mal.	
4 Manche Patienten beklagen daraufhin Übelkeit.	
5 Damit dürfen Sie zwei Wochen nicht auftreten.	
6 Sie brauchen sich keine Sorgen um Ihre Mutter machen.	
7 Nicht so zappeln.	
8 Dafür bin ich nicht zuständig.	

9 Das schaffen wir nicht vor Mittwoch.	
10 Sie sind frisch operiert. Sie dürfen jetzt nicht rauchen.	
11 Das tut gar nicht weh. (bei einem EKG)	
12 Wir haben momentan leider kein Bett mehr frei.	
13 Nicht erschrecken!	
14 Ich bin neu hier und kenne mich noch nicht aus.	
15 Wir haben keine freien Therapieplätze zur Verfügung. (Anrufbeantworteransage)	
16 Herzchirurg: Da können wir nichts mehr machen.	
17 Bitte nicht stören – Übergabe.	
18 Der Chefarzt ist am Wochen-ende nicht da.	

Die nachfolgenden Sätze dienen nicht dem Nachbeten, sondern der Inspiration. Die Lösungsansätze zeigen, wie Sie schwierige Dinge gut formulieren und beunruhigendes Beiwerk weglassen können. Vielleicht haben Sie sogar eine noch bessere Formulierung gefunden.

Zu 1: *„Atmen Sie bitte ruhig und tief ein und aus. Wir geben Ihnen jetzt eine Lokalanästhesie. Es wird dann angenehm taub am Rücken. "*

Bei dieser Variante beschreiben Patienten den Schmerz auf einer visuellen Skala mit 3,1 Punkten, wohingegen die erste Variante aus der Tabelle mit 5,2 Punkten erlebt wird.[129]

Zu 2: *„In einer Woche können Sie voraussichtlich wieder gut laufen. "*
Oder *„Bleiben Sie damit bitte eine Woche liegen und schonen Sie das Bein. "*

Es kommt hierbei darauf an, ob man dem Patienten Mut zusprechen oder darauf hinweisen möchte, was er in den kommenden Tagen tun kann, um eine schnellstmögliche Heilung zu unterstützen.

Zu 3: *„Das hat schon vielen Patienten geholfen. "*
Das Wort *„versuchen "* in der Problembeschreibung impliziert eine Verunsicherung bzw. die Erwartung des Scheiterns. Die Aufforderung *„Versuchen Sie mal aufzustehen "* drückt aus, dass man erwartet, der Patient könne es nicht schaffen.

Zu 4: *„Die meisten Patienten vertragen dieses Präperat gut. "*
Der Fokus dieser Aussage liegt auf dem überwiegenden Teil der Patienten, die positive Erfahrungen bei der Einnahme des Medikaments gemacht haben. Negationen lenken den Blick in die falsche Richtung.

Zu 5: *„Bitte schonen Sie das Bein in den nächsten 14 Tagen, indem Sie die Gehhilfe benutzen "* oder *„In zwei Wochen können Sie das Bein wieder voll belasten. "* (ähnlich wie Satz 2)

Zu 6: *„Ihre Mutter ist bei uns in guten Händen. Wenn Sie Fragen haben, können Sie jederzeit auf mich zukommen. "*
Wir können Menschen nicht ihre Sorgen nehmen, wenn wir von Sorgen sprechen. Betonen Sie stattdessen, dass die Mutter gut versorgt wird.

---

[129] Vgl. Varelmann (2010)

Zu 7: *„Bitte bleiben Sie ruhig liegen. Dann ist die Untersuchung schnell vorbei."*

Anstatt zu erklären, welches Verhalten kontraproduktiv ist und darüber zu sprechen, was der Patient *nicht* tun soll, ist es besser zu erklären, was er stattdessen tun kann. Mit dem zweiten Satz liefern Sie zudem eine Erklärung und schaffen *Transparenz*, da Sie ihm den Vorteil aufzeigen (*Begründung als Geschenk*).

Zu 8: *„Meine Kollegin, Frau Fröhlich ist dafür zuständig. Wenn es Ihnen reicht, informiere ich sie, damit sie sich umgehend bei Ihnen meldet."*

Es gibt niemanden, der für alles zuständig ist. Wenn eine Anfrage nicht in Ihren Zuständigkeitsbereich fällt, helfen Sie dennoch weiter, wenn Sie den Patienten an die entsprechende Stelle verweisen können. *„Wenn es Ihnen reicht"* bezieht den Patienten außerdem mit in den Entscheidungsprozess ein und verringert Widerstand (siehe Kapitel 4).

Zu 9: *„Wir kümmern uns am Mittwoch darum."*

Negationen sind häufig schwieriger zu verstehen, insbesondere wenn wir gestresst und ängstlich sind oder unter Medikamenteneinfluss stehen. Durch die Negation verstehen viele Menschen, dass ihr Anliegen erst am Donnerstag bearbeitet wird. Haben Sie auch geschrieben *„Wir erledigen das am Donnerstag"*?

Zu 10: *„Wenn Sie sich gut fühlen, können Sie sechs Stunden nach der Narkose in einem unserer Raucherbereiche eine Zigarette rauchen."*

Ein Raucher ist mit hoher Wahrscheinlichkeit weniger daran interessiert, wie lange er nicht rauchen darf. Stattdessen möchte er wissen, wann und wo das wieder möglich ist.

Zu 11: *„Das fühlt sich kurz kühl an. Manche Patienten empfinden es auch als ein Kribbeln. Dann ist es auch schon vorbei."*

Negative Aussagen verstärken, was wir vermeiden wollen (Denken Sie jetzt nicht an einen blauen Elefanten). Daher verunsichert diese Formulierung schnell. Die Worte *kühl* und *Kribbeln* sind deutlich positiver besetzt als *weh tun*. Sie spiegeln die Realität genauso wider. Folglich bleiben wir ehrlich in unserer Beschreibung.

Zu 12: *„Das nächste freie Bett bekommen Sie. "*
Hiermit stellen Sie ein positives Ziel in der Zukunft in Aussicht.

Zu 13: *„Entspannen Sie sich. Ich taste Ihren Bauch ab. Meine Hände sind etwas kalt. "*
Die Hebamme meiner Frau hat diesen Satz (*„Nicht erschrecken"*) während der Gesundheitserhebung gesagt. Marie ist daraufhin sichtbar zusammengezuckt. Eine kurze Erklärung, was als nächstes gemacht wird, erscheint hier besser.[130]

Zu 14: *„Damit Sie eine wirklich zuverlässige Antwort erhalten, möchte ich mich bei meinem Kollegen (Vorgesetzten) rückversichern. "*
Es ist vollkommen in Ordnung, neu zu sein und etwas nicht zu wissen. Diese Alternative bietet eine Lösung an und betont die *zuverlässige* Antwort. *„Ich möchte Ihnen keine falsche Antwort geben"* führt hingegen dazu, dass Ihr Gesprächspartner das Wort *falsch* im Hinterkopf behält.

Zu 15: *„Wenn Sie einen Therapieplatz suchen, wenden Sie sich bitte an die Therapeutenkammer, da meine Stunden derzeit alle belegt sind. Dort wird man Ihnen weiterhelfen. "*
Dieser Lösungsansatz kann durch eine *positive Suggestion* ergänzt werden: *„Sie haben mit der Suche nach fachlicher (professioneller) Hilfe schon den ersten Schritt zu Ihrer Genesung getan. Ich wünsche Ihnen alles Gute. "*[131]
Anstatt niedergeschmettert über den Sachverhalt nachzudenken, noch immer keinen Therapeuten gefunden zu haben, wird der Patient stattdessen in seinem Handeln bestärkt. Er erkennt, dass er bereits in die richtige Richtung geht.

---

[130] Unsere Hebamme hat einen ganz tollen Job gemacht und wir sind ihr noch heute sehr dankbar für die Unterstützung während der Geburt unseres Sohnes. Diese Formulierung und die Reaktion meiner Frau darauf war während der Anamnese lediglich sehr auffällig.
[131] Vgl. Hüllemann (2013)

Zu 16: *„Für Sie ist eine medikamentöse (oder andere) Therapie besser."*
Patienten sind niedergeschlagen und entmutigt, wenn sie von einem Herzchirurgen das Urteil erhalten, er könne nichts mehr machen. Die Erklärung, dass eine andere Therapieform sinnvoller sei, wirkt deutlich behutsamer.

Zu 17: *„Übergabe – wir sind ab 14:30 Uhr wieder für Sie da."*
Der Aussage mit „nicht" fehlt ein klares Bild. Darum kommt bei Patienten beim Betrachten des Schildes nur „stören" an. Benennen Sie daher, was Sie in Wirklichkeit zum Ausdruck bringen wollen.

Zu 18: *„Herr Dr. Fröhlich ist von montags bis freitags im Haus. Herr Dr. Sonnenschein macht die Vertretung am Wochenende. Sie bestimmen, ob Sie bis Montag warten oder jetzt mit seiner Vertretung sprechen möchten."*
Welche Bilder und Assoziationen löst diese Aussage (*„Der Doktor ist nicht da"*) bei Patienten aus? Verkriecht der Doktor sich hinter seinem Schreibtisch oder ist er „mal wieder" auf dem Golfplatz anstatt zu arbeiten?

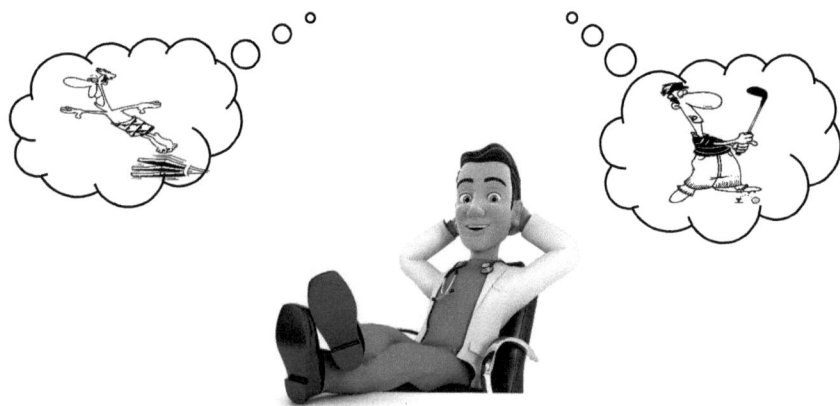

Durch die neue Aussage bieten Sie gleich zwei Lösungen an und überlassen es dem Patienten (*Selbstbestimmung statt Kontrollverlust*), ob und wann er mit welchem Arzt sprechen möchte. Es wird dadurch sehr unwahrscheinlich, dass der Patient jetzt mit Ihnen eine Diskussion darüber beginnt, wieso der Chefarzt nicht im Haus ist.

190

Lösungsorientierte Sprache

Sprechen Sie von der Lösung statt dem Problem.

Problem: *„Dafür habe ich jetzt keine Zeit.“*
Lösung: *„Ich kann mich in 20 Minuten darum kümmern.“*

Problem: *„Das schaffen wir nicht vor Mittwoch.“*
Lösung: *„Ich mache es am Mittwoch.“*

Vermeiden Sie Verneinungen wie **nicht, kein, nie**

Mithilfe der richtigen Worte und Sätze wirken Sie *hilfsbereit* und *kompetent*. Es können Gedanken freigesetzt werden, die spürbaren Einfluss auf die Wirksamkeit von Medikamenten und einer Behandlung haben. In vielen Untersuchungen wird immer wieder gezeigt, dass sich unsere Überzeugungen nachweislich auf unseren Körper auswirken.[132]

**8.3 Die Geschichte vom König und seinem Traumdeuter:
Ist das Glas halb voll oder halb leer?**

„Unser Kopf ist rund, damit das Denken die Richtung ändern kann.“

(Francis Picabia)

Wenn wir häufig wiederkehrenden Formulierungen aus unserem Berufsalltag den richtigen *„Rahmen“* geben, können Ängste ausgeräumt und positive Erwartungen geweckt werden. Auf diese Weise können wir Patienten bei der Überwindung wahrgenommener Einschränkungen und Grenzen helfen. Man spricht in diesem Zusammenhang vom sog. *Reframing*.

---

[132] Vgl. Havener & Spitzbart (2010), vgl. Wartolowska (2014)

Reframing bedeutet wörtlich, ein Bild oder ein Erlebnis in einen neuen Rahmen zu bringen oder es in einem anderen Licht zu betrachten. Man verändert die Bedeutung von etwas, indem man es in einen anderen Kontext stellt.[133] Wie bereits beschrieben, hat der Rahmen starken Einfluss darauf, wie wir bestimmte Informationen, Ereignisse und Erlebnisse interpretieren und dementsprechend darauf reagieren. Unsere Worte erzeugen einen geistigen Bezugsrahmen. Dieser wiederum beeinflusst unsere Bewertung der Realität ganz entscheidend. Es sind häufig nicht die Ereignisse selbst, die Menschen beschäftigen, sondern die Gedanken, Gefühle und Einstellungen zu den Ereignissen.[134] *Reframing* stellt eine hilfreiche Technik dar, um grundsätzliche Einwände von Patienten umzudeuten. Ein neuer Blickwinkel kann die Situation für alle Beteiligten einfacher machen. Wie wir Ereignisse beschreiben, wirkt sich enorm auf deren Bewertung aus. Wenn Patienten ihre Erfahrungen durch einen schwarzen Rahmen erleben, ist es nützlich, diesen Rahmen zu ändern oder das Bild direkt in einen ganz neuen Rahmen zu hängen.

Im Zuge einer Chemotherapie entstehen bei Betroffenen schnell Ängste und negative Assoziationen wie *Haarausfall, Erbrechen* oder *Gift*. Es steht außer Frage, dass eine Krebserkrankung (losgelöst von ihrer Form und dem Stadium) ein schwerer Schicksalsschlag ist. Dennoch beeinflusst die Sichtweise des Mediziners in Kombination mit seiner Sprache den Rahmen, der für den Patienten gesetzt wird. Manche Patienten haben aufgrund der negativen Assoziationen mit einer Chemotherapie das Gefühl, vergiftet zu werden. Die entsprechenden körperlichen Reaktionen sind unausweichlich. Vielleicht gelingt es Ihnen jedoch, den Patient dahingehend zu bestärken, dass er sich in guten Händen befindet und ein wirksames Medikament erhält, welches bereits Leben gerettet hat. Dieser Rahmen hat auf den Patienten eine andere Wirkung. Man kann ein und dieselbe Sache aus vielen verschiedenen Blickwinkeln sehen. Durch einen neuen Rahmen kann das Erleben der Situation so erweitert werden, dass man klüger und flexibler mit ihr umgehen kann. Unangenehme Nebenwirkungen können Ausdruck eines unausgereiften Medikamentes sein. Gleichzeitig sind die Nebenwirkungen ein Indikator für die Wirksamkeit des Medikamentes.[135]

---

[133] Vgl. Dilts (2005)
[134] Vgl. Krusche (1993), vgl. Rückerl & Rückerl (2008)
[135] Vgl. Von Hirschhausen (2017)

Lange Wartezeiten sind selbstverständlich unschön und werden von Patienten als typisches Beispiel für organisatorische Inkompetenz bewertet. Ungeduld ist jedoch ein Hinweis auf den stressigen Alltagstrott von Menschen. Im Wartebereich eines Krankenhauses bietet sich die Möglichkeit, einmal nahezu „klösterlich" zur Ruhe zu kommen. Diese Taktung ist sicherlich sinnvoller und heilender, als wenn Patienten in einem strikten Minutentakt von einer Untersuchung zur nächsten gejagt werden. Denken Sie an die positive Suggestion – nutzen Sie die Dinge im Sinne einer besseren Therapiewirkung!

Die hektische Arbeitsweise einer Pflegekraft kann sich negativ auf Patienten und Angehörige übertragen. Gleichzeitig ist Hektik ein Ausdruck dafür, dass jemand mit vollem Einsatz dabei ist und sich bemüht, allen schnellstmöglich helfen und gerecht werden zu können. Mithilfe dieser Betrachtungsweise kann die vermeintliche Hektik der Pflegekraft anders gewürdigt werden. Ebenso ist es kein akzeptabler Dauerzustand, wenn Patienten auf dem Flur liegen, weil keine Betten frei sind. Sie können dieser Beschwerde zumindest entgegensetzen, dass in Ihrem Haus niemand weggeschickt und allen bedürftigen Menschen geholfen wird. Dabei spiele die Auslastung der Klinik zunächst keine Rolle. Der ein oder andere Patient bringt Ihnen jetzt vielleicht etwas mehr Verständnis für die Situation entgegen.

Das Umdeuten bzw. *Reframen* ist ein sehr wirksames Mittel, mentale Sackgassen zu verlassen und neue Wege zu finden. Neue Worte schaffen neue Gefühle![136] Hierdurch können sowohl Ereignisse als auch Verhaltensweisen positiv, oder zumindest besser als vorher bewertet werden. Ein neuer Rahmen lässt eine Situation, ein Verhalten, eine Eigenschaft oder ein Gefühl anders wirken. An der Harvard Medical School erhielten Ärzte statistische Angaben über die Überlebensraten einer Bestrahlung, wohingegen eine zweite Gruppe von Ärzten die gleichen Informationen über die Sterblichkeitsrate erhielt.

A: Die Ein-Monats-Überlebensrate liegt bei 90%.
B: Im ersten Monat beträgt die Sterblichkeitsrate 10%.

---

[136] Vgl. Rückerl & Rückerl (2008)

Beide Angaben sind logisch äquivalent, d.h. sie sind exakt identisch. Wir sind jedoch selten empfänglich für negativ aufgeladene Wörter. Sterblichkeit ist mit negativen Assoziationen verbunden. Eine Überlebensrate von 90% hört sich ermutigend an, während eine Sterblichkeitsrate von 10% erschreckend klingt. Der erste *Frame* war bei den Ärzten deutlich beliebter als der zweite.[137] Logisch betrachtet hätte es jedoch keinen Unterschied geben dürfen. Ein Medizinstudium stellt somit keinen Schutz vor der Macht des *Reframings* dar.

Es soll nicht der Eindruck entstehen, unschöne Sachverhalte *nett reden* zu wollen indem schwerstkranken Patienten leere Versprechungen gemacht oder sogar Lügen aufgetischt werden, um sie vor ihrer Angst zu schützen. Insbesondere Alternativmedizinern wird genau dies häufig vorgeworfen, wenn sie Menschen in aussichtslosen Situationen Hoffnung machen, wo gar keine mehr zu sein scheint. Umgekehrt gilt es jedoch festzuhalten, dass es nahezu an Körperverletzung grenzt, wenn man Menschen aufgrund einer unbedachten Wortwahl unnötigerweise ihre Hoffnung nimmt.[138] Sätze wie *„Dieses eingeengte Blutgefäß ist ein Witwenmacher"* oder *„Sie leben mit geborgter Zeit"* stammen nicht aus dem Kabarett, sondern tatsächlich aus dem Klinikalltag – unfassbar!

Diese Überlegungen beschränken sich nicht nur auf den Krankenhausalltag, sondern finden in allen Lebensbereichen ihre Anwendung. Das Ersetzen des Wortes „verhaltensauffällig" durch „verhaltensoriginell" ist mittlerweile verbreitet und hat manch ernste Miene entzerrt. In der Tabelle finden Sie weitere Beispiele:

Eltern / Lehrer über Kinder (halb leer)	Reframe (halb voll)
hyperaktiv	energiegeladen
faul	in sich ruhend
schüchtern	respektvoll, nachdenklich
isoliert, steht im Abseits	selbstständig
haut von zu Hause ab	abenteuerlustig
langsam	gründlich

---

[137] Vgl. McNeil et al. (1982)
[138] Vgl. Karin Meissner in Heier (2009)

Männer über Frauen bzw. Frauen über Männer (halb leer)	Reframe (halb voll)
egoistisch	weiß, was er / sie will
wortkarg	bedacht, guter Zuhörer
launisch	authentisch
Autofimmel	begeisterungsfähig, mobil
konfliktscheu	diplomatisch
abhängig (von ihrer Mutter)	Familienmensch
Putzfimmel	ordentlich
eifersüchtig	hingebungsvoll

Die Geschichte vom König und seinem Traumdeuter ist eine passende Metapher, die den Kerngedanken dieses Kapitels gut zusammenfasst:

Ein König hatte einen beunruhigenden Traum. Darin sah er, wie ihm alle Zähne ausfielen. Besorgt ließ er seinen Traumdeuter kommen. Der König erzählte ihm von seinem Traum.

Der Traumdeuter hörte ihm aufmerksam zu, dann sprach er zum König: „Mein König, ich muss Ihnen leider eine schlimme Nachricht mitteilen. Sie werden alle Ihre Angehörigen und Freunde nacheinander verlieren – genauso wie im Traum Ihre Zähne."

Der König wurde wütend und ließ den Traumdeuter in den Kerker werfen. Dann holte er einen anderen Traumdeuter zu sich. Auch diesem erzählte er seinen Traum und fragte ihn, was dieser Traum wohl zu bedeuten hätte. „Mein König, ich bin froh Ihnen eine freudige Mitteilung zu machen. Sie werden älter werden als all Ihre Angehörigen. Sie werden sie alle überleben." Der König war ob der Botschaft glücklich und belohnte den Traumdeuter.

„Aber Du hast dem König doch nichts anderes mitgeteilt, als der Traumdeuter, der jetzt im Kerker sitzt. Warum hat Dich der König so reich belohnt?", wollten die Menschen wissen.

Der Traumdeuter antwortete: „Stimmt, den Traum haben wir beide gleich gedeutet. Aber es kommt immer darauf an, wie man etwas sagt."

Nossrat Peseschkian (iranisch-deutscher Psychothcrapeut)

195

8.4 Wie würden es zwei Nobelpreisträger formulieren?

Im *Rahmen* von Entscheidungen spielt *Reframing* ebenfalls eine wichtige Rolle. Zwei unterschiedliche Darstellungen des gleichen Sachverhaltes führen zu unterschiedlichen Assoziationen und damit zu anderen Entscheidungen. Logisch gesehen haben die Aussagen „Deutschland hat 2014 das Finale der Fußballweltmeisterschaft gewonnen." und „Argentinien hat 2014 das Finale der Fußballweltmeisterschaft verloren" zunächst die gleiche Bedeutung, weil sie ein und denselben Zustand beschreiben. Es existiert jedoch noch ein anderer Sinn von Bedeutung, wonach beide Sätze keineswegs die gleiche Bedeutung haben. In diesem Sinne ist die Bedeutung eines Satzes das, was sich in unserer assoziativen Maschinerie ereignet, während wir ihn verstehen. Beide Sätze lösen völlig unterschiedliche Assoziationen aus.[139] Der deutsche Titelgewinn ruft Gedanken an die deutsche Mannschaft hervor und an das, was sie getan hat, um diesen Titel zu erringen einschließlich des legendären Tores von Mario Götze. Der Gedanke an die Niederlage der Argentinier löst hingegen andere Assoziationen aus, womit beide Sätze in diesem Sinne eine unterschiedliche Bedeutung haben.

Der Einfluss unterschiedlicher Assoziationen soll durch folgendes Experiment verdeutlicht werden:

1. Würden Sie eine Lotterie eingehen mit einer 10-prozentigen Chance, 95 Euro zu gewinnen und einer 90-prozentigen Chance, 5 Euro zu verlieren?
2. Würden Sie 5 Euro bezahlen, um eine Lotterie einzugehen, die eine 10-prozentige Chance bietet, 100 Euro zu gewinnen und eine 90-prozentige Chance bietet, nichts zu gewinnen?

Überzeugen Sie sich zunächst, dass beide Sachverhalte inhaltlich identisch sind. In beide Fällen geht es darum, durch eine Lotterie 95 Euro reicher oder 5 Euro ärmer zu werden. Haben Sie dennoch eine Präferenz für eine der beiden Optionen?

---

[139] Vgl. Kahnemann (2014)

Die meisten Menschen empfinden die zweite Variante als deutlich attraktiver. Doch woran liegt das? Ein schlechtes Ergebnis ist deutlich akzeptabler, wenn es als Kosten eines Lotterieloses dargestellt wird, das keinen Gewinn erzielt hat, als wenn es als Verlieren einer Wette beschrieben wird. Die Psychologen *Amos Tversky* und *Daniel Kahnemann* haben mit ihrer sog. *Prospect Theorie*[140] die Entscheidungsfindung von Menschen in Momenten der Unsicherheit erforscht und dafür den Nobelpreis im Bereich Wirtschaftswissenschaften erhalten.[141] Sie konnten zeigen, dass Menschen mehr durch Verluste als durch Gewinne lernen und daher eher bestrebt sind, negative Erfahrungen zu vermeiden als positive herbeizurufen. Der Gedanke, etwas verlieren zu können, hat eine stärker motivierende Wirkung als der Gedanke, etwas Gleichwertiges gewinnen zu können.[142] Einfach ausgedrückt steckt hinter ihrer Forschung die Idee, dass wir uns über den Verlust von einem Euro deutlich mehr ärgern, als dass wir uns über den Gewinn von einem Euro freuen. Diese Idee wird in der nachfolgenden Grafik veranschaulicht:

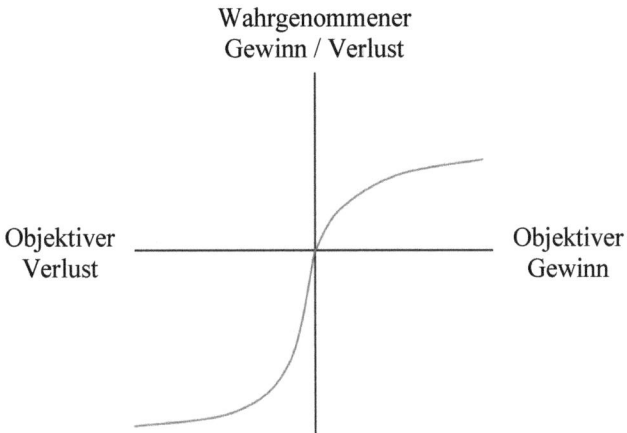

Abbildung: Prospekt-Theorie

---

[140] Vgl. Kahnemann & Tversky (1979)
[141] Daniel Kahnemann erhielt den Preis 2002. Amos Tversky war zu diesem Zeitpunkt bereits verstorben. Die Prospect-Theorie wurde jedoch von beiden in Kooperation entwickelt.
[142] Vgl. Cialdini (2002), vgl. Havener & Spitzbart (2010)

In einem Experiment[143] hatten Probanden die Aufgabe, sich auf den Ausbruch einer schwerwiegenden Krankheit aus Asien vorzubereiten. Sie erhielten die Information, das Experten mit dem Tod von 600 Menschen rechneten. Es bestünde jedoch die Möglichkeit, Gegenmaßnahmen zu ergreifen. Anschließend wurden den Testpersonen in der fiktiven Rolle als Gesundheitsminister zwei mögliche Rettungsprogramme vorgestellt. Sie sollten entscheiden, welche der beiden Alternativen umgesetzt würde. Die Alternativen beinhalteten dabei folgende Konsequenzen:

Option A: 200 Menschen überleben.

Option B: Es gibt eine Wahrscheinlichkeit von 1:3, dass 600 überleben und eine Wahrscheinlichkeit von 2:3, dass alle sterben.

Wofür würden Sie sich entscheiden?

72% der Testpersonen entschieden sich hier für Option A. Statistisch betrachtet sind beide Alternativen allerdings gleich „*gut*". Die enorme Wirkung des *Frames* wird im zweiten Teil des Experiments deutlich. Eine weitere Versuchsgruppe erhielt die Beschreibung der gleichen Bedrohung. Die Forscher stellten ihnen die inhaltlich gleiche Frage, jedoch mit einem anderen *Rahmen* bzw. *Frame* und somit anderen hervorgerufenen Assoziationen:

Option A: 400 Menschen sterben (steckt implizit auch in Option A bei Gruppe 1).

Option B: Es gibt eine Wahrscheinlichkeit von 1:3, dass niemand stirbt und eine Wahrscheinlichkeit von 2:3, dass alle sterben.

Hier votierte die Mehrheit für Option B (78%), obwohl die Optionen A und B in beiden Testgruppen inhaltlich identisch gewesen sind. Das Retten von 200 Menschen entspricht dem Tod von 400 in der zweiten Versuchsreihe. Die Betrachtungsweise der beiden Fragen beeinflusste allerdings unbewusst die Getesteten. Dies wurde jedoch nur wahrgenommen, wenn die Testpersonen explizit darauf hingewiesen wurden. Das Gefühl, mit einer

---

[143] Dieses Experiment wurde später als das „Problem der asiatischen Krankheit" bekannt. Ein Zusammenhang zu Corona besteht nicht.

Entscheidung etwas Gutes zu bewirken, treibt uns voran und führt dazu, dass wir negative Konsequenzen außer Acht lassen. Wird jedoch ausdrücklich auf die negativen Konsequenzen einer Entscheidung hingewiesen (400 Menschen sterben), nehmen wir meist Abstand davon. Der Unterschied besteht in der Darstellung: Die Konsequenzen werden unterschiedlich *eingerahmt* – der ersten Gruppe als *Gewinn* („*Menschen gerettet*"), der zweiten als *Verluste* („*Menschen sterben*"). Dieses Experiment wurde bei einem Vortrag vor einer Gruppe von Fachleuten aus dem Gesundheitswesen wiederholt. Die Fachleute waren ebenso anfällig für den *Framing-Effekt*.

Diese Befunde zeigen, dass Menschen bei Gewinnen auf Sicherheit setzen und ein Risiko vermeiden wollen, wohingegen Verluste den gegenteiligen Effekt haben. Man wählt eher das Risiko, um den Verlust möglichst zu vermeiden. Für die Entscheidungsfindung spielt die Herangehensweise somit eine essentielle Rolle. Die Präferenzen zwischen denselben objektiven Ergebnissen können sich aufgrund einer neuen Formulierung des gleichen Sachverhaltes komplett umkehren. Der Gedanke, etwas verlieren zu können hat eine stärker motivierende Wirkung als der Gedanke, etwas Gleichwertiges gewinnen zu können.[144] Insbesondere in Risiko- und Unsicherheitssituationen spielt die Gefahr eines Verlusts eine große Rolle bei Entscheidungsprozessen.[145] Im medizinischen Bereich entstehen regelmäßig Situationen, in denen Menschen mit Entscheidungen für oder gegen bestimmte Untersuchungen konfrontiert werden, zum Beispiel Mammographien oder Krebsvorsorgeuntersuchungen. Da entsprechende Untersuchungen mit dem Risiko verbunden sind, dass unheilbare Krankheiten entdeckt werden können, sind Botschaften, die den möglichen Verlust hervorheben, wirksamer.[146] Broschüren über Brustkrebsvorsorge bei jungen Frauen sind deutlich erfolgreicher, wenn sie darauf hinweisen, was die Frauen zu verlieren haben, als wenn die positiven Folgen einer frühzeitigen Krebserkennung in den Vordergrund gestellt werden. Ähnlich verhält es sich bei der Aufklärung zum Thema Rauchen. Der Hinweis, wie viele Jahre Raucher wahrscheinlich *weniger* leben, wenn sie weiter rauchen, ist deutlich effektiver als ihnen mitzuteilen, wie viele Jahre sie *mehr* leben, wenn sie damit

---

[144] Vgl. Cialdini (2002)
[145] Vgl. Tversky & Kahnemann (1981)
[146] Vgl. Rothman & Salovey (1997)

aufhören.[147] Eine Behandlung wird als vorteilhafter eingestuft, wenn die Erfolgsaussicht als Verringerung des Risikos zu Sterben gezeigt wird, als wenn die Zunahme der Wahrscheinlichkeit zu überleben vermittelt wird. Bei der Entscheidung für die weitere Vorgehensweise im Rahmen einer Krebstherapie entschieden sich lediglich 18% der Befragten für die Strahlentherapie, wenn ihnen zuvor die Überlebensraten dieser Therapieform mitgeteilt wurden. Die Angabe der Mortalitätsraten führte hingegen zu einem Anstieg auf 44%.[148] Verluste wiegen schwerer als Gewinne.

8.5 Leichter NEIN-Sagen –
Hinter (fast) jedem NEIN steckt auch ein JA

Was ist der wesentliche Unterschied zwischen Zeit und Geld?

Zeit kann nicht gespart oder gelagert werden. Man kann sie nicht vermehren. Sie verrinnt kontinuierlich und unwiderruflich. Zeit, die vergangen ist, ist weg und kann nicht zurückgeholt werden.[149] Geld hingegen kann man sehr wohl sparen und vermehren. Verlorenes Geld können wir uns unter Umständen auch wiederbeschaffen. Vor diesem Hintergrund erscheint es paradox, dass wir zwar niemals auf die Idee kämen, mit einem offenen Portemonnaie durch die Straße zu laufen und anderen die Möglichkeit zu geben, sich nach Lust und Laune daran zu bedienen. Mit unserer Zeit passiert jedoch genau das. Wenn wir gefragt werden *„Kannst Du mal eben…?"* springen wir sofort auf. Das gleiche passiert, wenn wir auf eine Feier eingeladen oder von einem Patienten um einen Gefallen gebeten werden.

Ein möglicher Erklärungsansatz besteht darin, dass viele Menschen die Ablehnung einer Frage oder Bitte mit der Angst verbinden, dies könne zu einem Sympathieverlust auf der Gegenseite führen.[150] Sie befürchten, den anderen zu verletzen, seinen Unwillen zu erregen oder der Beziehung zu schaden.[151] Hinter fast jedem Nein verbirgt sich jedoch auch immer ein Ja. Es kommt nur auf die richtige Technik bzw. gutes *Reframing* an. In diesem

---

[147] Vgl. Wilson, Purdon & Wallston (1988)
[148] Vgl. Kahnemann (2014)
[149] Vgl. Seiwert (2001)
[150] Vgl. Berne (1994), vgl. Seiwert & Gay (2016)
[151] Vgl. Gordon & Edwards (1997)

Kontext spielt lösungsorientierte Kommunikation eine große Rolle. Mithilfe der nachfolgenden Methoden lässt sich eine Vielzahl von Situationen mit dem Ergebnis einer Win-Win-Situation für beide Seite lösen.

Szenario 1: <u>Nicht jetzt</u>

Ein Kollege bittet Sie um einen Gefallen. Allerdings ist es im Moment ungünstig, da Sie noch eine Vielzahl anderer Aufgaben zu erledigen haben. Grundsätzlich möchten Sie dem Kollegen aber gerne helfen. In diesem Fall lautet ein mögliches Angebot:

> *„Ich helfe dir gerne. Im Moment bin ich noch mit ... beschäftigt.*
> *Reicht es dir, wenn wir das in einer Stunde machen?"*

Zunächst bedienen wir uns der Technik aus Kapitel 3, indem wir *begründen*, warum es derzeit ungünstig ist. Dadurch schaffen wir Transparenz und erhöhen die Akzeptanz des Bittstellers. Gleichzeitig bieten wir eine Lösung an, indem wir einen späteren Zeitpunkt in Aussicht stellen. An dieser Stelle können jetzt zwei Situationen entstehen. Entweder sagt der Andere, in einer Stunde sei es ihm zu spät. In diesem Fall haben wir jedoch gezeigt, dass wir hilfsbereit sind. Stimmt der Andere der Lösung hingegen zu, können wir ihm zum genannten Zeitpunkt mit Rat und Tat zur Seite stehen.

Ein besonderer Kniff bei dieser Variante besteht darin, den anderen darum zu bitten, dass er sich in einer Stunde wieder bei uns meldet. Dadurch entsteht für uns zunächst einmal kein weiteres „To-Do". Wenn wir stattdessen anbieten, in einer Stunde auf ihn zuzukommen, *müssen* wir es uns bis dahin merken. Entlasten Sie Ihr Gehirn und spielen Sie den Ball in das andere Spielfeld zurück. Erfahrungsgemäß hat sich das Anliegen des anderen in den meisten Fällen bis dahin bereits auf einem anderen Weg erledigt. Bei Anfragen von Patienten erweist sich diese Methode ebenfalls als hilfreich. Wenn die Klingel bereits betätigt wurde, können Sie dem Patienten kurz die Situation erklären und folgende Lösung anbieten:

> *„Hier brennt gerade der Baum. Ich bin in zehn Minuten bei Ihnen.*
> *Falls ich es bis dahin vergessen haben sollte - klingeln Sie bitte nochmal."*

So kann man das abfangen und unnötigen Stress vermeiden. Da hat noch niemand gemeckert.

Szenario 2: <u>Nicht Ich</u>

Ein Kollege bittet Sie um einen Gefallen. Allerdings sehen Sie für den Rest des Tages keinerlei Möglichkeit ihm zu helfen. Außerdem sind Sie unsicher, ob Sie überhaupt der richtige Ansprechpartner für seine Fragestellung sind. Grundsätzlich möchten Sie ihm aber helfen. In diesem Fall können Sie folgendes Angebot machen:

> *„Ich helfe dir gerne. Ich bin den Rest des Tages mit ... beschäftigt. Frag doch mal ... Der kennt sich damit besser aus. "*

Hier bieten wir wieder eine Lösung an, die für beide Beteiligten von Vorteil ist. Wir gewinnen Zeit und der Andere kann sich mit seinem Anliegen an den Experten für das Thema wenden. Es geht dabei nicht darum, zukünftig sämtliche Anfragen auf andere Personen abzuwälzen. Wenn jemand anderes allerdings besser weiterhelfen kann, ist diese Lösung ganz im Sinne des Kollegen. Ihr Vorschlag ist dann ein *Geschenk* (siehe Kapitel 3).

Szenario 3: <u>Nicht alleine</u>

Bei der Übernahme von Aufgaben eines Dritten besteht eine Schwierigkeit darin, dass die dort investierte Zeit am Ende des Tages für die eigenen Aufgaben fehlt. Zumeist wird man von Vorgesetzten nicht dahingehend beurteilt, wie gut die Aufgaben von Dritten erledigt wurden, sondern ob und in welcher Qualität die eigenen Arbeitsaufträge bearbeitet worden sind.[152] Eine Lösungsstrategie kann wie folgt aussehen:

> *„Ich helfe dir gerne. Hilfst du mir dann bei ...? "*

---

[152] Das ist eine vereinfachte Darstellung. Es ist offensichtlich, dass viele Aufgaben miteinander zusammenhängen. Außerdem ist Kollegialität eine wichtige und gute Eigenschaft. Demzufolge verbirgt sich hier kein Appell, zukünftig nie wieder jemand anderem einen Gefallen zu tun.

202

Auf diese Weise holen wir uns die verlorene Zeit an einer anderen Stelle zurück – von wegen, man kann Zeit nicht zurückgewinnen. Hier kommt ein starker, psychologischer Wirkungsmechanismus zum Tragen, die sog. *Reziprozitätsregel.*[153] Hinter diesem Fachbegriff verbirgt sich ein einfaches Prinzip: „Wie Du mir, so ich Dir" (siehe auch Kapitel 12). Diese Regel besagt, dass Menschen stets darum bemüht sind, anderen etwas zurückzugeben, wenn sie zuvor von ihnen etwas bekommen haben – eine Hand wäscht die andere. Es handelt sich dabei um ein Grundprinzip menschlichen Handelns, auch genannt *Prinzip der Gegenseitigkeit.* Stellen Sie sich vor, Sie haben einen Bekannten zum Essen eingeladen. Als es klingelt, steht er mit einem großen Präsentkorb als „kleines" Dankeschön für die Einladung vor der Tür. Ein halbes Jahr später sind Sie bei ihm zu Essen eingeladen. Glauben Sie im Ernst, dass Sie ohne ein Gastgeschenk dort auftauchen?

Eines der bekanntesten Experimente zu Reziprozität stammt von *Dennis Regan.*[154] Zwei Versuchspersonen warten gemeinsam auf den Versuchsleiter. Eine der beiden Versuchspersonen ist jedoch in Wirklichkeit ein „Verbündeter" des Forschers. Die beiden werden in einen Raum geführt und erhalten die Aufgabe, die Ästhetik einer Vielzahl von Kunstobjekten zu beurteilen. Sie dürfen dabei allerdings nicht miteinander sprechen, damit sie sich nicht gegenseitig beeinflussen. Der fiktive Versuchsteilnehmer verlässt plötzlich den Raum und kommt mit zwei Dosen Cola zurück. Er habe den Versuchsleiter gefragt und der sei einverstanden gewesen. Er stellt der Versuchsperson eine Dose auf den Tisch und widmet sich zunächst wieder seiner Aufgabe. Nach ein paar Minuten schiebt er dem Probanden einen Zettel zu, ob er ihm einen Gefallen tun könnte. Er verkaufe Lose für die Universität und es gäbe einen Preis. Er würde eine Prämie bekommen, wenn er noch ein paar mehr verkaufen könnte. Falls er ihn unterstützen wolle, kann er die Anzahl der gewünschten Lose auf dem Zettel eintragen. Entscheidend war bei diesem Experiment, dass nur die Hälfte der Probanden von der anderen „Versuchsperson" eine Cola bekam. Die andere Hälfte nicht. Welche Gruppe hat mehr Lose gekauft? Die Cola-Gruppe oder die Keine-Cola-Gruppe? Wenn es Ihnen wie den meisten Menschen geht, steigt Ihre Bereitschaft stark, jemandem einen Gefallen zu tun, wenn dieser Jemand Ihnen vorher ebenfalls einen Gefallen getan hat – das ist *Reziprozität.*

---

[153] Vgl. Adloff & Mau (2005)
[154] Vgl. Regan (1971)

In der Cola-Gruppe wurden fast doppelt so viele Lose verkauft wie in der Keine-Cola-Gruppe. Dabei spielte es keine Rolle, ob die Probanden überhaupt eine Cola haben wollten. Wenn wir jemandem helfen, wird diese Person darum bemüht sein, sich später zu revanchieren.

Dieses Prinzip wird häufig auch missbraucht, zum Beispiel von den Bettelmönchen der Hare-Krishna-Bewegung. Die Krishnas bedienten sich dieser Regel beim Spendensammeln. Sie gingen an öffentliche Orte mit hohem Fußgängeraufkommen und baten Fremde um eine kleine Spende. Bevor sie dies taten, erhielten die Passanten ein kleines Geschenk in Form einer Blume. Die Anschaffungskosten der Blumen lagen bei Null. Sie wurden vorher in einem Park „gesammelt". Die Fußgänger dürften die Blume nicht zurückgeben, selbst wenn sie deutlich sagten, dass sie die Blume unter keinen Umständen haben wollten. Im Anschluss erst wurde das „Opfer" um einen kleinen Beitrag zur Unterstützung der Gemeinschaft gebeten. Mit dieser Strategie war die Hare-Krishna Sekte in den USA sehr erfolgreich.[155]

Ich habe eine ähnliche Erfahrung mit Teppichverkäufern in Indien gemacht. An der Tür wurde ich zunächst freundlich und unverbindlich auf eine Tasse Tee eingeladen. Sobald ich jedoch den Tee in den Händen hielt, begann die Odyssee der Teppichpräsentation. Ich kam nicht mehr weg, da ich mich aufgrund des Geschenkes (eine Tasse Tee) dazu verpflichtet fühlte, mir zumindest alles einmal anzuhören. Die obligatorische Fleischwurst für Kinder an der Wursttheke des Supermarktes sei in diesem Zusammenhang ebenfalls erwähnt. Insofern ein kleiner Tipp am Rande: Seien Sie auf der Hut, falls Sie von einer fremden Person etwas geschenkt bekommen und im Anschluss um einen Gefallen gebeten werden. Es ist gut möglich, dass der Andere versucht, Sie mithilfe der *Reziprozitätsregel* zu manipulieren.

In diversen Studien konnte nachgewiesen werden, dass sich Menschen (bewusst oder unbewusst) dazu verpflichtet fühlen, einen Gefallen zu erwidern und dies auch tun. Dieses Phänomen wird auch bei Primaten und anderen Tierarten häufiger als zufällig beobachtet.[156] Die Reziprozitätsregel und das mit ihr verbundene Gefühl des Verpflichtet-Seins ist kulturübergreifend und in allen menschlichen Gesellschaften belegt. Dies hat sogar dazu geführt, dass eine Redewendung wie *„Ich bin Ihnen sehr verpflichtet"*

---

[155] Vgl. Cialdini (2002)
[156] Vgl. Trivers (1971)

zu einem Synonym für „*Danke*" geworden ist.[157] Sollten Sie also ihrem Kollegen im Vorfeld geholfen haben, ist es nahezu ausgeschlossen, dass er Sie bei einer Bitte zu einem späteren Zeitpunkt auflaufen lassen wird. Sollte er dies dennoch tun, wird Ihnen ein *Nein* beim nächsten Mal deutlich leichter über die Lippen gehen.

Szenario 4: <u>Chef</u>

Anfragen und Aufgaben durch eine weisungsbefugte Person sind ein Kapitel für sich. Ein Vorgesetzter hat aufgrund seiner Rolle und Funktion zunächst das Recht und den Anspruch darauf, dass seiner Arbeitsaufforderung nachgekommen wird, natürlich immer vor dem Hintergrund, dass diese ethisch vertretbar und Teil des Anforderungsprofils ist. Überstunden und/oder Überbelastung können jedoch die Folge sein, wenn falsch oder gar nicht darüber gesprochen wird.

Ein Freund von mir hat jahrelang übriggebliebene Arbeit mit nach Hause genommen und am Wochenende bearbeitet. Folglich hat sein Vorgesetzter Montagmorgens lediglich gesehen, dass das gesamte Arbeitspensum der Woche erledigt war. Er konnte somit gar nicht wissen, dass mein Freund nicht in der Lage war, seine Aufgaben in der regulären Arbeitszeit zu bewältigen. Dementsprechend hat sich sein Arbeitsaufkommen auch nicht verändert.

Aus dieser Zwickmühle gibt es einen Ausweg in Form der sog. ***Plus Minus Null Regel:***

*„Das mache ich gerne. Ich habe noch folgende Aufgaben zu erledigen: ...
Welche davon kann ggf. liegenbleiben?"*

Schaffen Sie Transparenz und fordern Sie eine Entscheidung von Ihrem Chef ein. Es gibt hier nur zwei Möglichkeiten. Er nimmt die Aufgabe zurück oder er sagt, was nachrangig behandelt werden kann. In beiden Fällen werden Sie entlastet.

---

[157] Vgl. Cialdini (2002)

Praxistransfer

Sich freundlich schützen

Bei dieser Methode schützen Sie sich mit einem
„Ja, das mache ich gerne für dich."

> *„Ich habe gerade sehr viel zu tun.*
> *Kannst du dann ... für mich machen? "*
> *„Ich mache gerade ... Wenn ich damit fertig bin,*
> *kümmere ich mich um dein ... Reicht dir das? "*

Bei Vorgesetzten

> *„Ja, mache ich. Was soll ich dafür liegen lassen? "*

Es hilft, vor jeder Antwort in den Kalender zu gucken.

Sicherlich lassen sich nicht alle Situationen mithilfe dieser Techniken lösen. Wenn es aber in fünf von zehn Fällen funktioniert, haben Sie 50% der Zeit für sich gewonnen.

8.6 „Könnte ich Frau Fröhlich sprechen?" & die verzweifelte Suche nach dem Schlüssel für den Seminarraum

Hin und wieder begegnen uns Menschen, die es mit dem Nein-Sagen etwas übertreiben, sodass man nicht mehr von *Hilfsbereitschaft* sprechen kann.

Vor ein paar Jahren habe ich in Hannover eine Schulung zu dem Thema „Zeitmanagement für Ärzte" durchgeführt. Eine Besonderheit bestand darin, dass das Seminar an einem Samstag stattfinden sollte. Normalerweise finden Fortbildungen immer von montags bis freitags statt, sodass beim Auftreten eventueller Probleme die entsprechenden Ansprechpartner direkt vor Ort sind. An einem Samstag sind die Personalabteilungen der meisten Kliniken hingegen nicht oder nur sehr spärlich besetzt. Daher wurde im Vorfeld der Veranstaltung vereinbart, dass ich den Schlüssel für den Seminarraum morgens an der Pforte abholen sollte. Da ich für die Vorbereitung des Raumes bei diesem Seminarthema eine größere Vorlaufzeit benötige, war ich bereits entsprechend früh vor Ort. Ich betrat den Eingangsbereich des Klinikums und ging zielstrebig auf die Dame an der Pforte zu. Sie war bereits darüber informiert, dass ich zur Abholung des Schlüssels für den Seminarraum kommen würde. Sie fing also an, in einem kleinen Koffer nach dem Schlüssel zu suchen. Nach kurzer Zeit entstand folgender Dialog:

Sie: *„Wenn der Schlüssel jetzt nicht da ist, haben wir ein **Problem**. "*
      (Sie wühlt ein bisschen weiter)
Sie: *„Nein, der Schlüssel ist tatsächlich **nicht** da. "* (und schweigt)
Ich: *„Ok, was können wir denn jetzt machen? "*
Sie: *„Ich habe zwar einen Generalschlüssel, den kann ich Ihnen aber **nicht** geben. "*

Zu diesem Zeitpunkt hatte sie also bereits zum dritten Mal von einem *Problem* gesprochen. Ich war mittlerweile ziemlich gestresst und zugegebenermaßen auch leicht genervt. Dementsprechend ging der Dialog weiter.

Ich: *„Verstehe ich Sie gerade richtig –*
      Rein theoretisch könnten Sie mich in den Raum reinlassen.
      Sie werden es aber praktisch nicht tun?! "
Sie: *„Nein, ich kann hier ja auch **nicht** weg. "*

Jetzt hatte sie also insgesamt vier Mal davon gesprochen, was gerade *nicht* funktioniere. Ich habe sie daraufhin gefragt, ob eine Möglichkeit darin bestünde, dass ich meinen Personalausweis als Pfand hinterlege und sie mir im Gegenzug den Schlüssel aushändigt. Ich würde den Raum aufschließen und den Schlüssel anschließend direkt zurückbringen, sodass sie mir dann meinen Personalausweis wiedergeben könne. Sie antwortete: *„Das können wir natürlich machen. "*

Man kommt manchmal nicht auf Anhieb auf eine Lösung. Dennoch war ihre ganze Art und Weise bzw. die dahinterstehende Attitüde meiner Meinung nach weder zielführend noch sonderlich hilfsbereit. Sie sprach die ganz Zeit ausschließlich davon, was nicht funktioniere, was nicht möglich sei und welche Probleme derzeit bestünden. Als ich zurück kam um ihr den Schlüssel wiederzugeben, setzte sie dem Ganzen bezeichnenderweise noch die Krone auf. Sie sah mich und fing an, mit den Augen zu rollen – als hätte ich gerade irgendetwas falsch gemacht?! Achtung: Kunde „droht" mit Auftrag.

Eine ähnliche Erfahrung habe ich beim Telefonvertrieb gemacht. Ich hatte mich bei der Suche nach dem Ansprechpartner für die Fort- und Weiterbildung der Pflegedienstmitarbeiter bereits durch eine Vielzahl von Abteilungen durchtelefoniert, als sich folgendes Gespräch ergab:

Ich: *„Guten Tag. Mein Name ist Christoph Sieper.*
             Ich bin auf der Suche nach dem Ansprechpartner für die
             Fort- und Weiterbildung der Pflegedienstmitarbeiter.
             Bin ich bei Ihnen richtig?"
Sekretärin: *„Nein. Da sind Sie hier falsch!"* (und schweigt)
Ich: *„Wer ist denn der richtige Ansprechpartner?"*
Sekretärin: *„Das weiß ich nicht."* (und schweigt)
Ich: *„Haben Sie denn eine Ahnung, wer das wissen könnte?"*
Sekretärin: *„Die Verwaltung vielleicht."* (und schweigt)
Ich: *„Haben Sie denn die Telefonnummer von der Verwaltung?"*
Sekretärin: *„Ja."* (wieder Schweigen)
Ich: *„Könnten Sie mir die auch geben?"*
Sekretärin: *„Ja, das ist die 022..."*

Zugegebenermaßen habe ich durch meine Form der Gesprächsführung ebenfalls einen Beitrag zu diesem wenig konstruktiven Dialog geleistet. Schließlich stelle ich ausschließlich sog. *geschlossene Fragen.* Diese Frageform führt automatisch dazu, dass mein Gesprächspartner nur mit Ja oder Nein antworten kann.[158] Dennoch könnte mein Gesprächspartner es uns beiden deutlich einfacher machen. Nachdem ich mich vorgestellt habe, hätte die Sekretärin wie folgt reagieren können:

---

[158] Geschlossene Fragen sind Entscheidungsfragen, die mit Ja oder Nein beantwortet werden können. Mit ihrer Hilfe stellt man Verbindlichkeit her und hält Gespräche eher kurz („Treiben Sie Sport?", „Haben Sie noch Fragen?").
Offene Fragen sind W-Fragen, also Was, Wie, Warum usw. Mithilfe dieser Frageform erhält man mehr Informationen und kommt in einen intensiveren Austausch („Welche Sportarten machen Sie?", „Warum gehen Sie gerne spazieren?").

Ich: „*Guten Tag. Mein Name ist Christoph Sieper* ...
              Bin ich da bei Ihnen richtig? "
Sekretärin: „*Da kann Ihnen die Verwaltung bestimmt weiterhelfen.*
              Ich stelle Sie gerne durch.
              Möchten Sie für alle Fälle auch die Durchwahl? "

Was passiert hier? Der ganze Dialog ist zunächst einmal deutlich kürzer. Viel entscheidender ist jedoch, dass die Sekretärin mit dieser Form der *lösungsorientierten* Kommunikation auf mich maximal *kompetent* wirkt. Auch wenn sie meine Frage nicht beantworten kann, zeigt sie durch ihre Vorgehensweise, dass sie weiß, was sie da tut – quasi maximale Kompetenz bei völliger Ahnungslosigkeit.

Hier wird ein wesentlicher Aspekt für erfolgreiches und professionelles Arbeiten deutlich. Es mag etwas provokant klingen, aber es ist zunächst einmal gar nicht von entscheidender Bedeutung, wie kompetent man tatsächlich ist, sondern wie kompetent man von anderen wahrgenommen wird. Es ist wenig hilfreich, über die beste medizinische Versorgung, die kompetentesten Ärzte und das einfühlsamste Pflegepersonal zu verfügen, wenn es von Patienten und Angehörigen nicht auch so erlebt wird. Selbstverständlich ist es unabdingbar, alle medizinischen Standards einzuhalten und bildlich gesprochen auch das richtige Bein zu operieren. Zunächst gilt es jedoch, diese Kompetenz zu vermitteln. Wie in den bisherigen Kapiteln dargestellt wurde, sind einfache Gesprächstechniken hierfür ein wichtiger Baustein. Durch einen bewussten Lösungsfokus in der Sprache drücken wir zum einen *Hilfsbereitschaft* aus, zum anderen können wir mit der richtigen Wortwahl tatsächlich zu einer besseren Genesung beitragen und als Mediziner „*wirken*".

Lösungsorientierte Sprache ist anspruchsvoll und erfordert mehr Training und Achtsamkeit als beispielsweise die Nutzung einer *befehlsfreien Sprache*. Viele Menschen werden von klein auf eher problem- bzw. defizitorientiert erzogen und bekommen dies in ihrem weiteren Leben tagtäglich vorgelebt. Wenn wir unsere Denk- und Sprachmuster dennoch ein Stück in die andere Richtung lenken, wird sich unsere Wahrnehmung der Außenwelt, als auch wie wir von anderen wahrgenommen werden, drastisch verändern. Wenn Ihnen beispielsweise Eltern eines jungen, hochgradig allergischen Patienten erklären, welche Lebensmittel ihr Kind nicht essen darf, können Sie mithilfe einer gezielten Frage die Denkweise der Eltern beeinflussen. Die Beantwortung der Frage *„ Was kann Ihr Kind denn essen?"* ist wesentlich relevanter und lösungsorientiert. Anstatt einen unruhigen Patienten aufzufordern, nicht zu zappeln, können Sie sagen: *„ Bitte bleiben Sie ruhig liegen, dann sind Sie schneller fertig."* Es klingt besser, bewirkt andere Emotionen und erleichtert die Arbeit. Es kommt zu einer Win-Win-Situation.

Negatives Denken führt nicht zu positiven Ergebnissen. Nutzen Sie daher eine lösungsorientierte Sprache. Wie bereits gezeigt wurde, beeinflussen Sie damit die Gefühle, den Behandlungserfolg und damit letztlich auch die Wahrnehmung Ihrer Klinik durch Patienten und Angehörige auf eine positive Art und Weise.

9 Verständlichkeit

„ Unverständlichkeit ist noch lange kein Beweis für tiefe Gedanken. "

(Marcel Reich-Ranicki)

Die Ausführungen des letzten Kapitels verleiten zu der Annahme, eine gute Alternative zu *„Sie dürfen vor der Operation nichts mehr essen "* bestünde darin, Patienten darum zu bitten, nüchtern zu bleiben. *„Bitte kommen Sie nüchtern "* enthält schließlich keine Negation. Allerdings ist bei dieser Aussage nicht zwangsläufig der *Rahmen*, sondern das erzeugte Bild ein falsches:

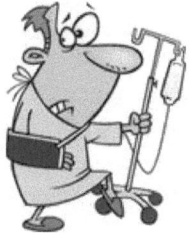
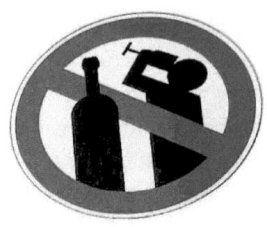

Nüchtern zu bleiben bedeutet umgangssprachlich, keinen Alkohol zu trinken. Im medizinischen Kontext hat diese Aussage eine deutlich umfassendere Bedeutung. Patienten sollen demnach weder Essen noch Trinken, nicht rauchen und oft selbst auf das Kaugummikauen verzichten. Zur Vermeidung einer Negation wird der Satz *„Vor der Operation dürfen Sie nichts mehr essen "* jedoch meistens genau in diesen Wortlaut umgewandelt. Wenn man allerdings einen Alkoholiker vor sich stehen hat, kann es gut passieren, dass er diesen Satz *„*in den falschen Hals*"* bekommt. Umgekehrt ist die Antwort von Patienten *„Ich habe doch gar keinen Alkohol getrunken "* ebenso wenig lustig wie zielführend.

Selbstverständlich kann man Patienten erklären, dass sie nüchtern kommen sollen. In diesem Zusammenhang ist allerdings eine zusätzliche Erklärung sinnvoll:

„Bitte kommen Sie nüchtern, d.h. Sie können bis zu X Stunden vor der Operation essen, trinken und auch rauchen sowie im Anschluss daran. "

Dieses Beispiel zeigt noch einmal die ungewünschte Wirkung von Negationen. Gleichzeitig wird die Bedeutung einer guten Erklärung deutlich. Eine empfängergerechte, verständliche Sprache wird im Folgenden genauer thematisiert.

9.1 So einfach wie möglich – so komplex wie nötig

In einer Schulung meinte ein Arzt, *„Bitte beachten Sie die Nahrungskarenz"* sei eine aussichtsreiche Alternative zu *„Bitte kommen Sie nüchtern."* Hier wird zwar die Negation vermieden, jedoch werden die meisten Menschen nicht wissen, geschweige denn verstehen, was eine *Nahrungskarenz* ist. Fachsprache ist häufig präziser und schneller als die Umgangssprache. Doch für eine Fachsprache gilt das gleiche wie für jede andere Sprache: Sie ist nur sinnvoll, wenn sie verstanden wird. Viele Patienten und Angehörige beklagen, dass sie im Krankenhaus kaum etwas verstehen. Würden Sie einem Menschen vertrauen, den sie nicht verstehen?

Mediziner lernen in der Ausbildung Fachbegriffe, um sich mit Kollegen in einer Fachwelt auszutauschen. Dafür erscheint eine Fachsprache notwendig und sinnvoll. Für die Kommunikation mit Patienten und Angehörigen ist diese Art der Gesprächsführung allerdings grundsätzlich ungeeignet. Die wenigsten fühlen sich gut informiert, wenn sie *Fachchinesisch* hören. Unverständliche Fachbegriffe verunsichern, führen zu Missverständnissen und verstärken Angst. Außerdem verringert sich die Therapietreue von Patienten, wenn sie nicht verstehen, was sie tun sollen. Es ist daher wichtig und doch nicht trivial, dass in der Medizin für Laien verständliche Begriffe benutzt werden. Ärzte und Pflegekräfte sollten nach Möglichkeit den medizinischen Fachjargon vermeiden, Erklärungen und Anweisungen möglichst einfach darlegen und sicherstellen, dass das Gesagte auch verstanden wird. Eine verständliche Kommunikation bzw. Sprache wird von Patienten als wesentliches Qualitätsmerkmal für eine gute Behandlung gesehen.[159] Zudem besteht nach dem Patientenrechtegesetz von Seiten der Patienten sogar ein rechtlicher Anspruch darauf.[160]

---

[159] Vgl. Stahl & Nadj-Kittler (2016)
[160] Vgl. Bundesgesetzblatt (2013)

Es ist nachgewiesen, dass Patienten, die die Informationen zu ihrer Behandlung verstanden haben, sachdienlichere Angaben zu ihren Beschwerden machen und eine bessere Therapietreue zeigen, was sich positiv auf ihre Gesundheit auswirkt.[161] In der Praxis zeigt sich jedoch, dass jeder fünfte Patient auf für ihn wichtige Fragen keine verständliche Antwort erhält. Bei der Erklärung von Untersuchungsergebnissen gibt sogar jeder dritte Patient an, die Ausführungen des Arztes nicht verstanden zu haben. Die Hälfte aller Patienten fühlt sich mit Informationen ihrer Ärzte überfordert.[162] Böse Zungen behaupten, die meisten Ärzte möchten gar nicht, dass Patienten sie verstehen. Ein Patient, der nicht versteht, wovon der Arzt redet, stellt ihm schließlich auch keine dummen Fragen. Dann kommen Ärzte auch nicht in die Verlegenheit, ihm antworten zu müssen.[163] Ich halte dies jedoch für eine böswillige Unterstellung. Hier spielt ein ganz anderes Phänomen eine entscheidende Rolle, der sog. *False Consensus Effect*.[164] Experten überschätzen, wie weit verbreitet ihr eigenes Wissen ist. Demzufolge übergeneralisiert man seinen eigenen Erfahrungsschatz. Das bedeutet, dass Experten eines bestimmten Fachgebietes unterschätzen, wie schwierig dieses unter Umständen für Laien ist. Eine Untersuchung von 1997 zeigt, dass 65% der Pflegenden und 94% der Ärzte das medizinische Vorwissen von Laien überschätzen. Für die Angestellten eines Krankenhauses sind Fachbegriffe alltäglich. Und selbst diejenigen, die sich zu Beginn ihrer Ausbildung noch über schwer zugängliche Abkürzungen wie IMC und CPU beklagen, erklären Patienten schon nach kurzer Zeit, dass *„die Vigo bleibt, bis der Quick bestimmt ist."* Ein Beispiel für die Diagnose zu Knieproblemen[165]:

„Das ist ein multifaktorielles Geschehen.
Die Ätiologie ist die Summation von genetischer Prädisposition,
biomechanischer Fehlbelastung und muskulärer Imbalance.

---

[161] Vgl. Ha & Longnecker (2010)
[162] Vgl. Kranz (2016)
[163] Vgl. Robinson (1973)
[164] Vgl. Aronson et al. (2015), vgl. Fischer & Wiswede (2002)
[165] Vgl. Von Hirschhausen (2017)
Ich habe dieses Beispiel eins zu eins übernommen, da es auf sehr humorvolle Art den dargelegten Sachverhalt widerspiegelt.

Dazu kommen multiple Traumata der Knorpeloberfläche sowie synoviale Reizzustände. Diese führen zu einer Hypersekretion, die wiederum eine Spannung in der Kapsel ergibt."

Dieses Phänomen lässt sich nahezu überall beobachten. Während einer Vorlesung zum Thema Angewandte Algebra füllt ein Professor die gesamte Tafel mit einer einzigen Formel. Im Anschluss wendet er sich an seine Studenten. Er ist völlig überrascht, als er bei „einfachen" Verständnisfragen lediglich mit großen Augen von den Studenten angeguckt wird. In diesem Moment fällt es dem Professor schwer zu erkennen, dass eine Thematik, mit der er sich bereits sein ganzes Leben lang beschäftigt, für junge Menschen mit Anfang 20 relativ schwer zu durchdringen ist. Ähnlich verhält es sich im Bereich der Rechtswissenschaften. Wer schon einmal mit einem Anwalt zu tun hatte, wird festgestellt haben, wie schnell sich dieser in seinen Paragraphen verlieren kann. Gleiches gilt bei Fernsehdebatten von Politikern und eben auch im Krankenhaus, wo Ärzte sehr häufig das medizinische Verständnis Ihrer Patienten überschätzen.[166] Allgemeine medizinische Ausdrücke und Sachverhalte, die für Mediziner allgemeinverständlich erscheinen, werden von vielen Patienten nicht oder nur bedingt verstanden.[167]

Bei Aufnahmegesprächen werden Patienten und Angehörige darüber informiert, dass zunächst eine *Anamnese* stattfindet. Dieser Begriff ist für jeden Mediziner gängige Alltagssprache. Wenn wir jedoch auf der Straße zehn Nicht-Mediziner willkürlich ansprechen, was unter einer Anamnese zu verstehen ist, bekommen wir mindestens acht verschiedene Antworten. Hierbei handelt es sich um die 64.000 Euro-Frage bei „Wer wird Millionär". Das Gleiche gilt bei der *Nahrungskarenz* – Laien verstehen diese Aussage nicht. *Informationen* über Abläufe und Diagnosen dienen allerdings dazu, Patienten und Angehörigen Sicherheit zu vermitteln. Durch Fachbegriffe und eine somit schwer verständliche Sprache kommt es genau zum gegenteiligen Effekt. Es entstehen Ängste und Verunsicherung. Der Patient hört von einer *Anamnese* und formuliert die unausgesprochene Frage, ob er direkt aufgeschnitten werden soll. Um dies zu vermeiden ist eine einfache Erklärung des Vorgangs (Anamnese) besser:

---

[166] Vgl. Klemperer (2003)
[167] Vgl. Hadlow & Pitts (1991)

„Wir führen jetzt ein kurzes Gespräch über ihre Symptome
und den bisherigen Krankheitsverlauf.
Ihre Antworten dazu werden in der Akte vermerkt. "

Hier verstehen Patienten deutlich besser, was als Nächstes auf sie zukommt. Sie entspannen und können sich auf das Beantworten der Fragen konzentrieren. Der Begriff einer *Triage* wird in diesem Kontext ebenfalls häufig verwendet. Hierbei handelt es sich um *„eine Vorselektion und Auswahl, also Priorisierung von Patienten nach Verletzungsgrad"*[168], d.h. Patienten werden bei der Aufnahme kurz dahingehend begutachtet, ob sie sofort behandelt werden müssen, kurze Zeit warten können oder nachrangig aufgerufen werden. Dieser Vorgang ist mit einer Art Ampelsystem vergleichbar. Für das Personal der Notaufnahme handelt es sich dabei um einen Routinevorgang. Ich habe es allerdings erlebt, dass selbst Pflegekräfte anderer Fachrichtungen (und das sind auch Mediziner) nicht zwangsläufig wissen, was sich hinter dem Begriff verbirgt. Die Aussage *„ Wir triagieren Sie"* ist demnach keines Wegs gut verständlich. Es hört sich eher danach an, als ob man wie ein Fisch ausgenommen werden soll.

Auf der Intensivstation eines Krankenhauses in Süddeutschland wurde den Angehörigen einer älteren Patientin Folgendes mitgeteilt:

„Ihre Mutter wurde extubiert. "

Hört sich diese Aussage positiv und vertrauenserweckend an? Eine gut nachvollziehbare, ermutigende Aufklärung über die aktuelle Situation klingt sicherlich anders. Stattdessen kann man den Angehörigen mitteilen:

„Der Beatmungsschlauch wurde entfernt,
so dass Ihre Mutter wieder selbstständig atmen kann. "

Die Wirkung dieser Aussage ist eine ganz andere, obwohl inhaltlich der gleiche Sachverhalt dargestellt wird. Die Verwendung laienverständlicher

---

[168] Vgl. https://www.wortbedeutung.info/triagiert/

Begriffe ist folglich ein wichtiges Instrument für mehr Transparenz und vermittelt Patienten das Gefühl von Sicherheit. In diesem Zusammenhang scheint ein genauerer Blick auf ärztliche Befunde ebenfalls sinnvoll. Die in Kapitel 7 beschriebene Aussage *„Nur schlechte Nachrichten sind gute Nachrichten"* bekommt noch einmal eine andere Note, wenn ein Patient mit folgender Aussage konfrontiert wird:

„Ihr Testergebnis ist negativ."

Ist das jetzt eine gute oder eine schlechte Nachricht? Bei einem Schwangerschaftstest handelt es sich (vorausgesetzt es besteht ein Kinderwunsch) eher um eine schlechte Nachricht, wohingegen bei einer Vorsorgeuntersuchung für Darmkrebs der gleiche Satz ein gutes Ergebnis widerspiegelt. Die Aussage, dass die Suche nach Metastasen negativ verlaufen ist, bewirkt unter Umständen eher Sorge statt Beruhigung.

9.1.1 Metastasierte Karzinome, ein VW Käfer & die „Götter in Weiß"

Mithilfe einer verständlichen Sprache können unnötige Nachfragen und unangenehme Gesprächssituationen vermieden werden. Bei der Diagnose *„Sie haben ein metastasiertes Karzinom mit Raumforderung"* entstehen mehr Fragezeichen als Antworten. Die mögliche Reaktion *„Puh, dann bin ich aber beruhigt, dass ich keinen Krebs habe"* wäre sicherlich für alle Beteiligten mehr als unangenehm. Selbst, wenn Missverständnisse dieser Art nicht entstehen, kann es passieren, dass Patienten die Diagnose nicht verstanden haben. Im Anschluss an das Arzt-Patienten-Gespräch betätigen sie dann direkt die Klingel, um eine Pflegekraft zu fragen, was sich hinter dem Befund verbirgt. Dementsprechend ist die Aussage *„Es handelt sich um eine Krebserkrankung, bei der ..."* klarer und besser verständlich.

Doch warum trauen sich Patienten bei Verständnisproblemen nicht, beim Arzt nachzufragen? Ist es nicht durchaus angebracht, einem Arzt Feedback zu geben, wenn man seinen Ausführungen nicht folgen kann? Bei Pflegekräften machen Patienten das schließlich auch. Warum ist das bei Ärzten teilweise anders? Was hindert Patienten daran?

Ein Doktortitel und der weiße Kittel sind Statussymbole. Sie verleihen ihrem Besitzer eine gewisse Form von Autorität. Nachweislich ändern Menschen ihr Verhalten, wenn sie in Kontakt mit einer Autoritätsperson kommen.[169] Dieser Effekt ist in einer Vielzahl von psychologischen Experimenten über Jahrzehnte hinweg untersucht und nachgewiesen worden.[170] Allerdings wird die Wirkung von Autorität im Alltag zumeist unterschätzt oder sogar bestritten.[171]

Eine aus Ärzten und Pflegekräften zusammengesetzte Forschergruppe untersuchte die Wirkung eines Doktortitels auf den Gehorsam von Pflegern gegenüber Ärzten. Sie gingen dabei davon aus, dass selbst hochgradig erfahrene und qualifizierte Pflegekräfte sich ihres Wissens nicht genügend bedienen, um ärztliche Entscheidungen zu hinterfragen und stattdessen mechanisch der ärztlichen Anweisung folgen. Diese These wurde im Zusammenhang mit einem schwerwiegenden Behandlungsfehler untersucht: der Verabreichung einer Überdosis eines nicht genehmigten Medikaments.[172] Die Forscher riefen auf insgesamt 22 verschiedenen chirurgischen, pädiatrischen, psychiatrischen und inneren Krankenhausstationen an. Sie gaben sich als Arzt der Klinik aus und gaben der Pflegekraft am Telefon die Anweisung, einem bestimmten Patienten der Station 20 Milligramm Astrogen zu verabreichen. Diese Anweisung hätte aus mehreren Gründen in Zweifel gezogen werden müssen:

1. Die Anordnung fand am Telefon statt und verletzte somit die Grundsätze des Krankenhauses.
2. Astrogen war nicht zum Gebrauch freigegeben.
3. Die Dosis war zu hoch. Auf der Verpackung war unmissverständlich eine Tageshöchstdosis von 10 Milligramm angegeben.
4. Die Anordnung kam von einer Person, die die Pflegekraft noch nie zuvor persönlich kennengelernt hatte.

Trotz all dieser Faktoren gingen 95% der Pflegekräfte direkt zu dem Medizinschrank auf der Station, entnahmen die verschriebene Dosis Astrogen

---

[169] Vgl. Milgram (2002)
[170] Vgl. Cialdini (2002)
[171] Vgl. Bickman (1974), vgl. Doob & Groß (1968), vgl. Milgram (2002)
[172] Vgl. Hofling et al. (1966)

und machten sich auf dem Weg zum Patienten. An dieser Stelle wurde das Experiment von einem heimlichen Beobachter aufgelöst. Kaum jemand griff auf sein Wissen zurück, um die ärztliche Anordnung infrage zu stellen. Dieser Fehler ist bezeichnender Weise nicht einmal als Reaktion auf eine echte Autorität, sondern lediglich auf die Nennung eines Doktortitels begangen worden. Weitere Daten dieses Experiments liefern zudem Hinweise, dass sich die meisten Pflegekräfte nicht bewusst sind, wie sehr sie sich in ihrem Denken und Handeln von dem Doktortitel beeinflussen lassen.[173] Das Gleiche gilt sicherlich für Patienten und Angehörige.

Ein weiterer Aspekt in diesem Zusammenhang ist die Kleidung. Der Ausruf *„Ärzte sind die Götter in Weiß"* stellt einen Bezug zwischen dem Doktortitel und dem Kittel her. Erwiesenermaßen stellt Kleidung neben dem Titel ein weiteres Autoritätssymbol dar. *Bickman*[174] zeigte in einer Studie, wie schwer es sein kann, einer anderen Person in Autoritätskleidung eine Bitte abzuschlagen. Passanten wurden auf der Straße angesprochen und darum gebeten, eine weggeworfene Tüte aufzuheben. In der Hälfte der Fälle trug der Bittsteller gewöhnliche Freizeitkleidung, in der anderen Hälfte eine Wachdienstuniform. In der zweiten Variante sind der Bitte deutlich mehr Personen nachgekommen als in der ersten Versuchsbedingung mit der Freizeitkleidung. Dieser Effekt war unabhängig von dem Geschlecht des Bittstellers.[175]

Neben der Funktion als Uniform kann Kleidung noch für eine andere Form von Autorität stehen. Das ist der Fall, wenn stilvolle Kleidung als Luxusartikel eine Aura von Rang und Status verbreitet, ähnlich wie teure Autos. Einer der hierzu interessantesten Versuche hat in den 60er Jahren in San Francisco stattgefunden. Wissenschaftler beobachteten das Verhalten von Autofahrern beim Warten an der Ampel. Dabei wurden große Verhaltensunterschiede in Abhängigkeit des Fahrzeugmodells in der ersten Reihe deutlich. Die Autofahrer hatten wenig Geduld, wenn der Fahrer eines alten VW Käfers nicht auf die grüne Ampel reagierte und stehen blieb. Fast alle schimpften vehement und betätigten die Hupe mehrmals. Zwei Fahrer stupsten den Käfer sogar mit der eigenen Stoßstange an, um ihn zum

---

[173] Vgl. Hofling et al. (1966)
[174] Vgl. Bickman (1974)
[175] Vgl. Bushman (1988)

Weiterfahren zu animieren. Doch wie verhielten sich die Wartenden, wenn anstelle des VW Käfers eine Limousine der Marke Rolls Royce oder Bentley vor ihnen stand? Über 50% der Autofahrer warteten ohne zu hupen respektvoll auf dessen Weiterfahrt.[176]

In einem anderen Experiment haben Psychologen an der University of California in Berkeley die Wirkung vom Status als Führungskraft untersucht. Gruppen von je drei Personen wurden in ein Labor eingeladen. Eine der drei Personen wurde vollkommen zufällig zum Gruppenleiter ernannt, danach machte sich die Gruppe an eine elend langweilige Aufgabe. Nach einer halben Stunde brachte jemand einen Teller mit vier Keksen, die sich die drei Probanden aufteilen sollten. In allen Fällen bekam der wahllos ausgewählte Gruppenleiter den überzähligen vierten Keks.[177]

Diese Experimente zeigen, dass Statussymbole wie Kleidung oder Titel die wahrgenommene Autorität einer Person maßgeblich beeinflussen und zu teilweise irrationalem Verhalten und mechanischem Gehorsam führen. Ärzte, Pflegekräfte, Patienten und Angehörige unterliegen diesem Phänomen gleichermaßen. Kritisches Hinterfragen und Reflektieren aller Beteiligten in Bezug auf dieses Thema sind dementsprechend wichtig und erforderlich. Das Befolgen der Anweisungen einer Autoritätsperson ist in vielen Fällen sinnvoll und effizient, allerdings sollte es nicht zu blindem Aktionismus führen. Insbesondere Patienten, die ein starkes Abhängigkeitsgefühl empfinden (siehe Kapitel 4), trauen sich nicht nachzufragen, wenn ihnen etwas unklar ist, da sie niemandem zur Last fallen wollen. Sie verhalten sich eher unterwürfig und wollen nicht zu viel Ihrer kostbaren Zeit in Anspruch nehmen. Das hat jedoch unter Umständen Fehler bei der Therapie zur Folge. Viele Menschen üben sich zudem bei Verständnisproblemen in Zurückhaltung, da sie Angst haben als Ignoranten dazustehen.[178] Folglich gilt es, Patienten für diese Thematik zu sensibilisieren. Bestärken Sie Patienten darin, regelmäßig Verständnisfragen zu stellen (*„Ich habe das viele Jahre studiert und bin beruhigt, wenn Sie es nicht in fünf Minuten verstanden haben"*). In diesem Zusammenhang besteht ein weiterer, wichtiger Baustein in der Fähigkeit, ein für Laien schwer verständliches Thema auf einfache und nachvollziehbare Weise zu erörtern.

---

[176] Vgl. Doob & Groß (1968)
[177] Vgl. El Ouassil & Karig (2023), vgl. Gruenfeld, Keltner & Anderson (2003)
[178] Vgl. Svarstad (1974)

9.1.2 Verständlich = Kompetent

„Einfach ist intelligent. "

(Eleonore Sieper-Haubach)

Die Fähigkeit, einen schwierigen Sachverhalt gut verständlich zu erklären, ist ein wichtiger Indikator für Kompetenz.[179] Drücken Sie sich nicht kompliziert aus, wenn Sie das Gleiche auch in einfachen Worten sagen können. Sie werden dadurch für glaubwürdiger und intelligenter gehalten. Studien zeigen, dass geläufige Ideen in einer hochtrabenden Sprache bzw. unter Verwendung von Fachjargon als unsinnig und unglaubwürdig abgetan werden.[180] Der Gebrauch einer verständlichen Sprache beeinflusst signifikant die wahrgenommene Qualität der Behandlung und erzeugt Vertrauen. Denn nur, wer ein Thema selbst vollständig durchdrungen hat, kann dieses auch entsprechend weitervermitteln. Die Verwendung medizinischer Fachbegriffe (am besten noch auf Latein) führt hingegen dazu, dass dieser Schuss genau nach hinten losgeht. Die Patienten des Arztes verstehen nicht, worüber gesprochen wird und empfinden ihn dementsprechend als weniger kompetent. Eine gute Handlungsmaxime kommt von meinem ehemaligen Professor für Psychologie und lautet:

„So einfach wie möglich,
so komplex wie nötig. "

Ein Patient bekommt mitgeteilt, dass er einen Herzschlag, einen Myokardinfarkt, eine Koronararterien-Thrombose und eine akute ischämische Episode erlitten hat. Alle vier Bezeichnungen sind medizinisch korrekt. Sie haben allerdings alle die gleiche Bedeutung – Herzinfarkt. Ein Herzinfarkt ist gefährlich. Der Patient hatte jedoch Glück im Unglück. Die Diagnose ist allerdings zum einen unverständlich und zum anderen hört es sich so an, als wenn vieles zugleich nicht in Ordnung sei.

---

[179] Vgl. Kahnemann (2014), vgl. Nasher (2019)
[180] Vgl. Oppenheimer (2006)

Eine ältere Patientin wird darum gebeten, ihr Gebiss herauszunehmen, damit sie es nicht aspiriert (übersetzt = verschluckt). Für einen Mediziner ist diese Aussage umgangssprachlich. Für die Patientin hingegen ist das keine nachvollziehbare Begründung. *„Wir können das behandeln"* bedeutet nicht zwangsläufig *„Wir können das heilen"*. Bei einem Schädel-Hirn-Trauma handelt es sich um eine Kopfverletzung, eine Fraktur ist ein Bruch usw.

Praxistransfer

Verständliche Sprache schafft Vertrauen

Verständliche Sprache vermittelt Fachkompetenz und schafft Nähe. Nutzen Sie daher im Gespräch mit Patienten laienverständliche Bezeichnungen anstelle von Fachbegriffen.

Abszess – Ambulant – Anamnese – Arthrose – Braunüle – Endoskopie – Fraktur – Gastritis – Invasiv – Karzinom – Metastasen – MRT – Nahrungskarenz – Nüchtern – Pathologisch – Pädiatrie – Pneumonie – Thorax – Stent – Trauma

Fraktur = Bruch / pathologisch = krankhaft usw…

In all diesen Fällen handelt es sich für Mediziner um Alltagssprache. Wir können jedoch nicht voraussetzen, dass Laien diese Begriffe immer verstehen. Wenn wir von einer *örtlichen* Betäubung statt von einer *Lokalanästhesie* sprechen, sind wir für mehr Patienten gut verständlich. Überlegen Sie daher genau, an welchen Stellen Sie häufig verwendete Fachbegriffe durch einfache, kurze Erklärungen oder Alltagswörter ersetzen können. Patienten schätzen es, wenn sie klare, verständliche Informationen zu ihrer Erkrankung und Behandlung erhalten. Sie sind Ihnen dafür dankbar und es schmälert nicht Ihre Fachexpertise – ganz im Gegenteil. Nachfolgend finden Sie eine Liste von alltäglichen, medizinischen Fachbegriffen sowie mögliche Übersetzungen in die Sprache von Patienten:

Abdomen = Bauch
Administration = Verwaltung
Ambulant = zu Hause übernachten
Anamnese = Krankengeschichte
Anästhesie = Narkose
Angina = Mandelentzündung
BK = Blutkonserve
BZ = Blutzucker
Cast = Kunststoffschiene
Cerebral = Gehirn
Chronisch = dauerhaft
CPU = Überwachungsstation für Herznotfälle
CT = spezielle Röntgenaufnahme, Schichtaufnahme, die große Röhre
Dekubitus = Wunde durch langes Liegen
Demenz = Nachlassen des Gedächtnisses
Dyspnoe = Luftnot
EKG = Herzaktivität messen
Endoskopie = kleiner chirurgischer Eingriff zur Untersuchung
Ergotherapie = Bewegungstherapie
Triage = Ersteinschätzung
Fraktur = Bruch
Gastroskopie = Magensonde / -spiegelung
Geriatrie = Abt. für ältere Patienten
Harnwegsinfektion = Blasenentzündung
ISO = Isolierung
Kardioversion = Wiederherstellung des normalen Herzrhythmus
Konsil = Mitbehandlung durch einen anderen Arzt im Haus
Kontinenz = Urin und Stuhlgang kontrollieren können

Koronar = das Herz betreffend
Monitor = Kontrolle auf einem Bildschirm
MRT = Spezielles Aufnahmeverfahren / die kleine Röhre
MVZ = Hausarztpraxis im Haus
Nüchtern = nichts trinken, nichts essen, nicht rauchen (Ist Wasser / Tee / Kaffee erlaubt?)
OSG = oberes Sprunggelenk
Pädiater = Kinderarzt
PEG = künstlicher Zugang von außen in den Magen
Perfusor = Langzeitmedikament geben
Pneumonie = Lungenentzündung
Polytrauma = gleichzeitige Verletzungen mehrerer Körperregionen
Positiv = bösartig / negativ = gutartig
Prokto = Enddarmuntersuchung
Quick = Blutwert
Radiologie = Röntgenabteilung
Skrotum = Hoden
Sono = Ultraschalluntersuchung
Stationär = im Krankenhaus übernachten
Stent = medizinisches Implantat zum Offenhalten von Gefäßen
Stuhlgang = das große Geschäft
Thrombose = Gerinnsel in einer Ader
UAG = Unterarmgestützte Gehhilfe
Vigo = Kleiner Schlauch, der im Arm bleibt. „Sie können sich normal bewegen."
Visite = Der Arzt kommt zu Ihnen
Vitalzeichen = Blutdruck, Puls und Temperatur messen
Viszeralchirurgie = Bauchchirurgie
Wasserlassen = Blase leeren, pinkeln

Im Jahr 2011 wurde die Onlineplattform „Was hab` Ich?" ins Leben gerufen (www.washabIch.de). In den ersten vier Jahren haben auf dieser Webseite mehr als 1.300 ehrenamtlich tätige Medizinstudenten und Ärzte über 26.000 medizinische Befunde in eine verständliche Sprache übersetzt. Die daran anknüpfenden Patientenbefragungen zu diesem Service lieferten beeindruckende Ergebnisse. 78% der Patienten mit einem medizinischen Eingriff gaben an, dass ihnen die Übersetzung bei der Entscheidung für oder gegen eine Operation geholfen habe. 76% der Patienten berichteten, dass ihnen die Übersetzung einen Großteil ihrer Angst genommen hätte. 58% der Nutzer der Webseite achteten nach der Übersetzung mehr auf ihre Gesundheit und knapp die Hälfte der Befragten gab an, ihre Medikamente seitdem regelmäßiger einzunehmen.[181]

Ein schöner Nebeneffekt von diesem Service besteht darin, dass nicht nur den Patienten geholfen wird. Die Studenten und Ärzte können ihre Fähigkeit zur laienverständlichen Kommunikation verbessern. In Pilotprojekten wurde der Service dieser Seite weiterhin genutzt, um auf Basis der Entlassungsbriefe von Ärzten einen weiteren in laienverständliche Sprache übersetzten Patientenbrief zu versenden. Durch diese nachlesbaren, stets verfügbaren Informationen steigt das Verständnis für die Erkrankung und die notwendigen Therapien werden für Patienten und Angehörige nachvollziehbarer. Die daraus entstehende Transparenz stärkt das Vertrauen in das Krankenhaus und seine Angestellten. Die Gesundheitskompetenz der Patienten erhöht sich, womit der Patientenbrief nachhaltig zu einer verbesserten Gesundheit beitragen kann.

Eine patientengerechte Sprache spielt zudem auch auf der *Beziehungsebene* (siehe Kapitel 5) eine wichtige Rolle. Sie vermittelt Patienten das Gefühl, wichtig zu sein und verdeutlicht: *„Du hast ein Recht auf Verständnis. Ich möchte, dass du mitentscheiden kannst."* Bei schwer verständlichen Fachbegriffen lässt sich hingegen folgende Beziehungsbotschaft raushören: *„Du bist nicht in der Lage zu verstehen, worum es hier geht. Gehorche, ich will gar nicht mit dir reden. Du bist ein zu reparierendes Objekt. Ich weiß viel und du nichts."[182]*

---

[181] Vgl. Stahl & Nadj-Kittler (2016)
[182] Vgl. Heiland (2018)

9.2 Gehört heißt nicht verstanden

„Information ist Energie. Bei jeder Weitergabe verliert sie etwas davon.“

(Wolfgang Herbst)

Viele schwierige Situationen entstehen dadurch, dass Patienten oft weniger als die Hälfte von dem verstehen, was man ihnen vermitteln möchte. Dies betrifft sowohl Angaben zur Einnahme von Medikamenten, die Erklärung von Übungen für zu Hause oder sonstige Informationen, die Patienten übermittelt werden. Die Nutzung laienverständlicher Begriffe ist ein Baustein für mehr Verständlichkeit. Alleine genommen ist sie jedoch noch kein Garant dafür, dass Patienten alle Informationen tatsächlich verstanden haben. Patienten sind aufgrund ihres Alters, Krankheitsbildes, dem Bildungsstand sowie unterschiedlicher kognitiver Fähigkeiten mit mehr oder weniger großen Mengen an Informationen über- bzw. unterfordert. Wer beispielsweise im Lesen geübt ist, kann mehr Informationen am Stück erfassen. Trotz dieser individuellen Unterschiede wird bei Patientenbefragungen immer wieder deutlich, dass Patienten sich von Ärzten nicht ausreichend informiert fühlen.[183] Diesen Umstand kann man jedoch niemandem zum Vorwurf machen, da die Weitergabe von Informationen im Rahmen eines Gespräches durch eine Art *Trichter* läuft:

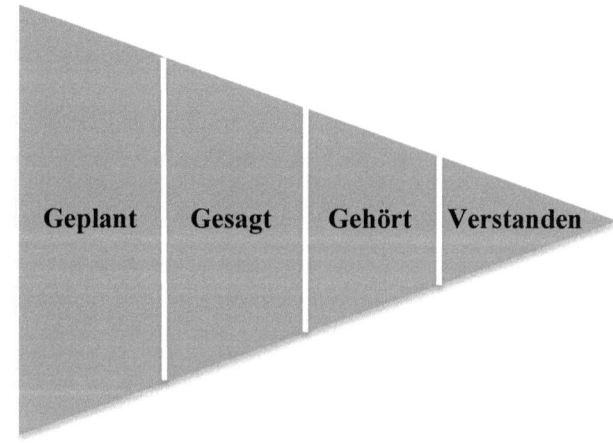

Geplant   Gesagt   Gehört   Verstanden

---

[183] Vgl. Rixen, Hax & Wachholz (2015)

Von dem, was wir mit einem Patienten besprechen möchten, wird nicht alles tatsächlich gesagt. Wir können davon ausgehen, dass teilweise bis zu 20% der erwähnenswerten Informationen aufgrund von Zeitdruck und Zwischenfragen unausgesprochen bleiben. Von den verbleibenden 80% kommt nur ein Teil beim Patienten an, weil er während des Zuhörens versucht, sich ein Bild zu machen, abgelenkt ist oder unter Medikamenteneinfluss weniger aufnahmefähig ist als normalerweise. Von den gehörten Informationen wiederum, verstehen Patienten nur einen Bruchteil, da ihr medizinisches Verständnis überschätzt wird (*False Consensus Effekt*). Patienten behalten jedoch meist nur das, was sie auch verstehen. Alles andere wandert sofort in Ablage P, den Papierkorb. Insofern erhöht Verständlichkeit auch die Nachhaltigkeit. Folglich benötigen wir eine Rückmeldung, was beim Patienten angekommen ist. Außerdem begrüßen es Patienten, wenn nachgehalten wird, ob die Informationen verstanden und ihre persönliche Situation ausreichend berücksichtigt worden ist. Doch wie genau funktioniert das? Die Antwort darauf ist weniger trivial, als man zunächst annehmen könnte.

Die Frage *„Haben Sie alles verstanden?"* erscheint auf den ersten Blick als gutes Werkzeug zur Lösung dieses Dilemmas. Es entstehen jedoch zwei Probleme bei dieser Fragestellung. Einerseits geben Menschen ungerne zu, wenn sie etwas nicht verstanden haben. Demzufolge kann es passieren, dass unser Gesprächspartner die Frage mit Ja beantwortet, um sein Gesicht zu wahren. Andererseits besteht die Möglichkeit, dass er der festen Überzeugung ist, wirklich alles verstanden zu haben und die Frage dementsprechend ebenfalls bejaht. Forschungsarbeiten zeigen jedoch, dass Patienten trotz der Überzeugung, gewisse Informationen verstanden zu haben, diese tatsächlich nicht oder nur eingeschränkt erfasst haben. Sie gaben mit hoher Sicherheit an, die Erklärungen ihres Arztes vollständig durchdrungen zu haben, auch wenn ihre Antworten objektiv gesehen völlig falsch waren.[184] Wozu unser Gesprächspartner also Ja sagt, wissen wir gar nicht. Dieses Phänomen betrifft nicht nur Aufklärungsgespräche zwischen Ärzten und Patienten.

---

[184] Vgl. Wagner (2011)

Ein Praxisanleiter erklärt seinem Schüler im Rahmen der Ausbildung zum ersten Mal den Ablauf zum Wechsel einer Infusion. Anschließend erkundigt er sich danach, ob der Schüler alles verstanden habe. Der Schüler bejaht die Frage. Ob er sich nicht traut etwas anderes zu sagen, irrtümlicherweise meint, alles verstanden zu haben oder tatsächlich gut folgen konnte, bleibt unklar. Folglich führt die gut gemeinte Frage, ob er alles verstanden habe, eher zu Missverständnissen, als dass diese aufgedeckt werden.

Ein Lösungsansatz besteht darin, den Gesprächspartner das Gesagte mit eigenen Worten wiederholen zu lassen. Allerdings besteht bei dieser Aufforderung (*„Bitte wiederholen Sie das noch einmal"*) die Gefahr, dem anderen das Gefühl zu vermitteln, man halte ihn für dumm (siehe Kapitel 5 – Beziehungsbotschaft: *„Du bist zu blöd, um dir die einfachsten Dinge zu merken"*). Mithilfe einer einfachen Gesprächstechnik können wir diese Stolperfalle umgehen. Nutzen Sie die sog. *Blaming-myself-Technik* (frei übersetzt: *Sich selbst die Schuld geben-Technik*):

„Ich bin mir ehrlich gesagt nicht sicher,
ob ich diesen Aspekt gut erklärt habe.
Sie würden mir daher einen großen Gefallen tun, wenn Sie mir
mit Ihren Worten sagen, was Sie gerade verstanden haben. "

Alternativ:

„Ich finde diesen Punkt sehr schwierig
zu beschreiben, er ist jedoch sehr wichtig.
Bitte sagen Sie mir in eigenen Worten, was bei Ihnen angekommen ist.
So kann ich überprüfen, ob meine
Ausführungen gut verständlich gewesen sind. "

Diese Formulierung wirkt zunächst etwas hölzern und gewöhnungsbedürftig. Dennoch ist sie ein geeigneter Weg, um Verständnis auf Seiten des Gesprächspartners zu überprüfen. Die Prüfung des Verständnisses ist wichtig, weil hierdurch der Behandlungserfolg beeinflusst wird. So wurde bei Patienten mit Diabetes nachgewiesen, dass die Wahrscheinlichkeit eines unterdurchschnittlichen HbA1c-Wertes wesentlich davon abhängt, wie der

Arzt neue Informationen diesbezüglich vermittelt. Wenn Ärzte bei diesen Patienten das Verständnis neuer Informationen durch Nachfragen überprüften, war der Erfolg 15-fach höher.[185]

Es ist sicherlich wenig praktikabel, in Gesprächen nach jedem zweiten Satz innezuhalten und dem Gegenüber nach einer kurzen Zusammenfassung des Gesagten zu fragen. Diese Technik ist vielmehr in Situationen hilfreich, in denen besonders wichtige oder schwer verständliche Sachverhalte besprochen und erklärt werden. Außerdem ist sie sinnvoll, wenn man den Eindruck hat, der Andere kann nicht mehr ganz folgen. Wir bringen Aufmerksamkeit zum Ausdruck, wenn wir uns erkundigen, inwiefern unsere Erklärungen verständlich gewesen sind. Machen Sie daher deutlich, dass es für Sie eine Hilfe darstellt, wenn Ihr Gesprächspartner noch einmal mit eigenen Worten wiedergibt, was er Ihren Ausführungen entnehmen konnte. Darüber hinaus kann man nachfragen, ob die Anwesenheit eines Angehörigen hilfreich ist, um etwaige Verständnisprobleme zu reduzieren.

Praxistransfer

Haben Sie alles verstanden? Besser: „Blaming myself"-Technik

Oft wird überschätzt, wie viel Patienten von dem Aufklärungsinhalt verstanden haben. Patienten trauen sich hingegen meist nicht, Unverstandenes zu hinterfragen und merken naturgemäß auch nicht, wenn sie etwas falsch verstanden haben. Überprüfen Sie daher immer wieder, was Ihr Gegenüber im Gespräch mitbekommen hat:

„Ich finde das schwer zu erklären. Bitte sagen Sie mir, was Sie bis hierhin verstanden haben. So kann ich sicher sein, dass ich es richtig erklärt habe."

---

[185] Vgl. Schillinger (2003)

Der Trick zur Vermeidung einer negativen *Beziehungsbotschaft* (*„Du bist zu doof...“*) besteht bei dieser Technik darin, dass wir die bereits in Kapitel 6 beschriebenen *Ich-Botschaften* einsetzen (*„Ich finde es schwierig zu erklären...“*). Wir suggerieren damit, dass der Fehler nicht bei dem anderen liegt, sondern in der Erklärung und/oder der Schwierigkeit des Themas begründet ist.

Ein berechtigter Einwand besteht darin, man könne bei dieser Formulierung das Gefühl bekommen, sich selbst in ein schlechtes Licht zu rücken: *„Muss ich immer die Schuld auf mich nehmen?“* Dem ist jedoch entgegenzuhalten, dass es einen großen Unterschied macht, ob ich mich „schuldig“ bekenne oder schlichtweg meine persönliche Sicht der Dinge schildere (*„Ich habe es schlecht erklärt“* versus *„Ich finde es schwierig, das zu erklären“*).

Das Trichter-Modell ist ebenso hilfreich, um der Enttäuschung oder dem Ärger vorzubeugen, dass Patienten ihre „Hausaufgaben“ nicht gemacht haben. Häufig verbirgt sich dahinter keine böse Absicht, sondern ein Verständnisproblem. Erinnern Sie sich in einem solchen Fall daran:

> *Gesagt ist noch nicht gehört.*
> *Gehört ist noch nicht verstanden.*
> *Verstanden ist noch nicht angewandt.*
> *Einmal angewandt ist noch nicht behalten.*

Außerdem sollten wir uns stets selbst hinterfragen, inwiefern *unsere* Erklärung wirklich gut gewesen ist. Ein gutes Stichwort für das nächste Kapitel.

9.3 Der Traumflieger – Ein Bild sagt mehr als 1.000 Worte

Ich möchte Sie gerne zu einem kleinen Experiment einladen. Diese Übung ist sehr eindrucksvoll, wenn Sie sich dabei genau an die Anweisung halten. Lesen Sie die nachfolgende Geschichte einmal sich selbst oder einer dritten Person laut und deutlich vor. Im Anschluss besteht die Aufgabe darin, dass Buch beiseite zu legen und die Geschichte nachzuerzählen bzw. Ihren Zuhörer die Geschichte wiederholen zu lassen:

Ein Zwei-Bein sitzt auf einem Drei-Bein
und hält ein Ein-Bein in der Hand.
Da kommt ein Vier-Bein und
nimmt dem Zwei-Bein das Ein-Bein weg.
Daraufhin steht das Zwei-Bein von dem Drei-Bein auf,
nimmt das Drei-Bein in die Hand
und wirft es dem Vier-Bein hinterher.
Auf diese Weise erhält das Zwei-Bein das Ein-Bein zurück.

Bitte erzählen Sie es jetzt nach.

Hat es funktioniert?

In den meisten Fällen ist das Nacherzählen dieser Geschichte schwierig bis nahezu unmöglich. Ich verspreche Ihnen jedoch, dass Sie und Ihr Zuhörer diese Geschichte nach dem Umblättern auf die nächste Seite direkt nacherzählen können. Sie erhalten eine weitere Information. Lesen Sie anschließend die Geschichte noch einmal laut vor und versuchen Sie dann erneut, den Inhalt wiederzugeben.

Das Ein-Bein ist ein Hähnchenschenkel.
Das Zwei-Bein ist ein Mensch.
Das Drei-Bein ist ein Stuhl.
Das Vier-Bein ist ein Hund.

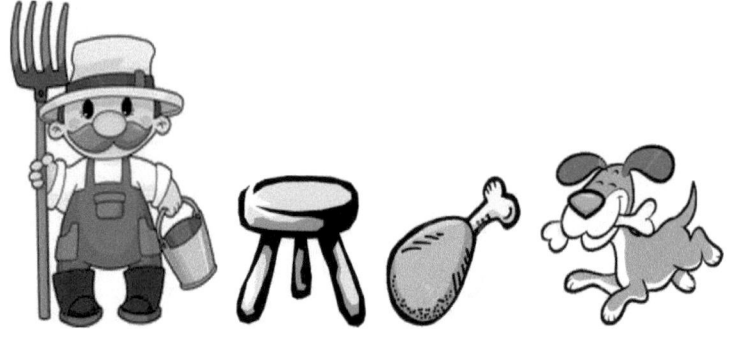

Ein Zwei-Bein sitzt auf einem Drei-Bein
und hält ein Ein-Bein in der Hand.
Da kommt ein Vier-Bein und nimmt dem Zwei-Bein das Ein-Bein weg.
Daraufhin steht das Zwei-Bein von dem Drei-Bein auf,
nimmt das Drei-Bein in die Hand und wirft es dem Vier-Bein hinterher.
Auf diese Weise erhält das Zwei-Bein das Ein-Bein zurück.

Hat es jetzt besser geklappt?

Ich bin immer wieder fasziniert, wie gut das Nacherzählen der Geschichte beim zweiten Anlauf funktioniert. Menschen, die dies vorher als unmöglich beschrieben haben, sind völlig erstaunt, mit welcher Leichtigkeit sie plötzlich in der Lage sind, den Inhalt 100%-ig korrekt wiederzugeben. Sie haben soeben wahrscheinlich eine ähnliche Erfahrung gemacht. Doch wie funktioniert das?

Durch die Verwendung von Bildern bzw. einer bildhaften Sprache sind Menschen besser in der Lage, sich Dinge zu merken. Aus der zuvor abstrakten Aneinanderreihung von Zahlen-Begriffen (Ein-Bein, Zwei-Bein) entsteht mithilfe der Bilder plötzlich eine Geschichte (Ein Mensch sitzt auf einem Stuhl usw.), die unsere Vorstellungskraft anregt und die Geschichte verständlich werden lässt.

Die Mitarbeiter an der Pforte eines Klinikums waren über einen längeren Zeitraum immer wieder darüber verärgert, dass viele Besucher nicht ihren Wegbeschreibungen folgten. Am Ende des Flures gab es eine große Glastür, auf der ein Schild mit folgender Aufschrift hing: *„Stopp. Zutritt nur für Krankenhauspersonal."* Sie erklärten Besuchern immer wieder, dass Sie auf dem Weg zu den Stationen bis zum Ende des Flures gehen und dann rechts abbiegen sollten. Dies hatte jedoch zur Folge, dass Besucher häufiger als zufällig durch die besagte Glastür mit dem Verbotsschild hindurch gingen. Folglich betraten sie unbefugt den Bereich der Mediziner. Die Mediziner wurden bei ihrer Arbeit gestört. Dies hatte unnötige Diskussionen zur Folge. Die Mitarbeiter an der Pforte hatten die Einstellung, die Besucher hielten sich nicht an Regeln und seien schlichtweg zu blöd, um die einfachsten Wegbeschreibungen zu verstehen. Möglicherweise war jedoch die Beschreibung des Weges nicht *empfängeradäquat* bzw. mehrdeutig? Die Lösung bestand darin, in Bildern zu sprechen:

„Bitte gehen Sie den Flur hinunter. Sie kommen dann zu einer Glastür, auf der sie ein 'Betreten-Verboten-Schild' <u>sehen</u>. Biegen sie dort rechts ab."

Mit dem Ende eines Flures assoziieren viele Menschen eine Wand. Hier war aber eine Glastür gemeint. Da man jedoch durch eine Tür hindurch gehen konnte, blieben viele Besucher an dieser Stelle nicht stehen. Es war unklar, wo sich das Ende des Flures befand. Das Verbotsschild wurde von vielen Besuchern schlichtweg ausgeblendet.

Waren die Besucher etwa nicht in der Lage, ein einfaches Verbots-Schild zu erkennen? Wieso gaben sie vor, dieses Schild nicht zu sehen? Die Antwort ist einfach. Sie haben es tatsächlich nicht gesehen. Hierzu ein kleines Experiment. Was sehen Sie hier?

23   7   58   96
  93   48   78
49
  15   3   14   86

67   9   5   34   66   22
  81   2

Scheinbar sehen wir hier lediglich einen großen Zahlensalat. Unsere Wahrnehmung ist jedoch immer selektiv und begrenzt. Wir sehen nur das, was wir kennen, teilweise selbst nicht einmal das. Das, was wir nicht sehen, ist stets der größere Teil. Außerdem sind wir dazu geneigt nur das zu sehen, was wir sehen „wollen".

Was sehen Sie jetzt?

$$23 \quad 7 \quad | \quad 58 \quad 96$$
$$93 \quad 78$$
$$49 \quad | 48$$
$$15 \quad 3 \quad 14 \quad 86$$
$$67 \quad 9 \quad 5 \quad | 34 \quad 66$$
$$2 \quad 22$$
$$81$$

Auf einmal erkennt man, dass auf der linken Seite ausschließlich ungerade Zahlen stehen, wohingegen auf der rechten Seite gerade Zahlen zu sehen sind. Mithilfe der Linie erkennt man das sofort. Aber eigentlich sollte man das vorher auch schon erkannt haben, oder? Wir sehen es erst, wenn wir genau wissen, wonach wir suchen und eine visuelle Hilfestellung erhalten. Bei Wegbeschreibungen innerhalb eines fremden Hauses ist es daher hilfreich, nach Möglichkeit darauf hinzuweisen, was ein Besucher sehen kann. Eine Erklärung im Sinne von *„zweimal rechts, dann links, anschließend die Treppe hoch, wieder rechts ..."* hat letztlich den gleichen Effekt wie die Geschichte von dem Ein-Bein – es bleibt wenig bis gar nichts hängen. Man kennt dieses Phänomen ja selbst, wenn man jemanden in einer fremden Stadt nach dem Weg fragt. Bereits nach 50 Metern fragen wir die nächste Person, da wir die Hälfte bereits wieder vergessen haben. Wenn es uns jedoch gelingt, den Weg im Kopf mitzulaufen und zu beschreiben, was der Andere an wichtigen Stellen sehen kann, stellt das eine erhebliche Erleichterung für das Kurzzeitgedächtnis dar. Mithilfe der bildlichen Erklärung war das Problem für die Mitarbeiter an der Pforte binnen kürzester Zeit behoben.

Losgelöst von Wegbeschreibungen können Bilder und Vergleiche zudem als *Verständlichmacher* von Krankheitsbildern dienen. Sie unterstützen die Anschaulichkeit des Gesagten und sind oft genau das, was hängen bleibt. *Rixen, Hax & Wachholz*[186] weisen darauf hin, dass es im medizinischen Kontext hilfreich ist, überzeugende Vergleiche aus der Erfahrungswelt des Patienten zu finden. Automechaniker betrachten die Welt aus einem anderen Blickwinkel als ein Kassierer, sodass dementsprechend andere, bildhafte Vergleiche zur Veranschaulichung eines Sachverhaltes nützlich sind:

„Stellen Sie sich die Biegung in einem Kühlwasserschlauch vor, die sich im Laufe der Zeit zugesetzt hat. Der Zulauf zu Ihrem Herzen ... "
„Wenn Sie die Treppen steigen, dann staut sich ... Das ist so, als ob Sie in der wichtigsten Verkaufszeit drei von vier Kassen schließen würden. "

Unser Sohn wurde vor Kurzem von einer Kinderchirurgin operiert. Es handelte sich um einen Routineeingriff. Dennoch war ich relativ nervös, da Moritz im Rahmen dieser Operation eine Vollnarkose bekam. Ich durfte zu Beginn mit in den OP-Saal, um meinem Kind bei der Verabreichung des Narkosemittels zur Seite zu stehen. Die Art und Weise, wie die Chirurgin dabei vorging, hat mich nachhaltig zutiefst berührt. Der Ablauf bestand darin, dass unser Sohn zunächst eine *Vigo*, also einen Venenzugang erhielt. Über diesen Zugang wurde anschließend das Narkosemittel verabreicht. Die Chirurgin benutzte die gesamte Zeit über eine kindgerechte, bildliche Sprache, um ihr Vorgehen für Moritz verständlich zu machen. Zunächst fragte sie nach seiner Lieblingsfarbe. Nachdem er Blau als seine Lieblingsfarbe angegeben hatte, holte Sie einen blauen Venenzugang aus dem Schrank und erklärte ihm:

„Das ist der Traumflieger. Er beschert dir gleich einen schönen Traum. "

Anschließend sollte er den rechten Arm nach hinten nehmen, sodass er nicht sehen konnte, was als nächstes passieren würde. Er wurde dabei allerdings etwas nervös und wackelte mit seinem Arm hin und her. Daraufhin sagte die Chirurgin:

---

[186] Vgl. Rixen, Hax & Wachholz (2015)

„Der Traumflieger ist im Anflug auf deine Hand.
Deine Hand ist die Landebahn.
Es ist wichtig, dass die Landebahn ruhig und still bleibt,
damit der Traumflieger sicher landen kann."

Er hielt daraufhin sofort inne und konnte die Hand binnen kürzester Zeit wieder nach vorne nehmen – der Zugang war gelegt. In einem letzten Schritt wurde ihm das Narkosemittel verabreicht:

„Das ist das Benzin für den Traumflieger.
Der Traumflieger wird jetzt betankt."

Unser Sohn blieb die ganze Zeit ruhig und wurde anschließend ohne weitere Komplikationen operiert. Für mich war vollkommen klar, dass die verständlichen Erklärungen der Ärztin maßgeblich dazu beigetragen hatten, dass Moritz diesen Vorgang mutig und ohne große Querelen überstanden hat. Interessanterweise hat diese Form der Aufklärung auch mir als Vater dabei geholfen, die Situation den Umständen entsprechend gut zu verkraften und mein Vertrauen in die Fähigkeiten der Chirurgin bestärkt. Ihre bildliche Sprache war ein Ausdruck ihrer Zugewandtheit und für Moritz und mich eine Art verbales Medikament, um den Ablauf einfach und einprägsam verstehen zu können.

Zumindest manche Mediziner vertreten die Auffassung, dass gewisse Leute einfach zu doof sind. Und viele TV-Sender machen es sich zur Aufgabe, uns genau diese Leute zu zeigen. Ein Patient wird darum gebeten, *„seinen Fuß nicht zu belasten"* und drei Wochen später ist der Knochen schief zusammengewachsen. Wenn man weiß wie etwas geht, ist es immer einfacher, als wenn man es nicht weiß. Insofern ist es sicherlich ein anderer Ansatz, die Qualität der eigenen Erklärung infrage zu stellen, anstatt sich über die vermeintliche Dummheit des Gegenübers aufzuregen. Wie bereits deutlich wurde, überschätzen wir das Wissen von Laien. Angst, Stress und Medikamenteneinfluss sind weitere Faktoren, die die eigene Auffassungsgabe beeinträchtigen. Wenn wir hingegen eine laienverständliche Sprache verwenden, auf Negationen verzichten (*„Nicht belasten"*) und regelmäßig das Verständnis unserer Erklärungen überprüfen, werden Missverständnisse, Ärger und zusätzlicher Arbeitsaufwand vermieden.

10 Informationen vermitteln Sicherheit

„Ich weiß, dass ich nichts weiß. "

(Sokrates)

Ein grundlegendes Bedürfnis von Patienten und Angehörigen besteht darin, Informationen zu erhalten. Losgelöst von einer verständlichen Sprache ist die Weitergabe von Informationen dabei keineswegs selbstverständlich. Es konnte bspw. in einer Untersuchung gezeigt werden, dass Ärzte bei zwanzigminütigen Gesprächen mit Patienten nur wenig mehr als eine Minute damit verbrachten, ihren Patienten Informationen zu geben. Dabei überschätzten die Ärzte die Zeit, die sie dafür aufwandten, durchschnittlich um das Neunfache.[187] Dementsprechend ist ein genauerer Blick auf dieses Thema lohnenswert.

10.1 „Informierte Patienten sind ruhige Patienten"

Meine Frau und ich sind vor vier Jahren in eine neue Wohnung gezogen. Wir hatten die verrückte Idee, für die Renovierung unserer neuen Bleibe einen Maler zu engagieren. Leider haben wir schnell feststellen müssen, dass die Kosten dafür jeden Rahmen gesprengt hätten. Dennoch waren hier zwei völlig unterschiedliche Szenarien vorstellbar:

<u>Szenario 1</u>

Der Maler kommt 20 Minuten zu spät und begrüßt mich an der Tür mit falschem Namen. Nach dem Betreten der Wohnung packt er seine Arbeitsutensilien aus und beginnt ohne ein weiteres Wort direkt mit dem Streichen. Sie merken wahrscheinlich, wo die Reise gerade hingeht...

---

[187] Vgl. Gordon & Edwards (1997)

Szenario 2

Der Maler kommt pünktlich und begrüßt mich mit dem richtigen Namen. Zunächst erklärt er mir sein weiteres Vorgehen. Er erzählt mir, dass er für das Abkleben der Wohnung ungefähr 45 Minuten benötigen wird. In dieser Zeit könnte ich die Bilder abhängen und etwaige Schränke von den Wänden wegziehen. Das Streichen dauere anschließend ungefähr fünf Stunden. Wenn ich die Fenster offenließe, wäre die Luft bis zum frühen Abend wieder in Ordnung. Außerdem sei die Farbe bis zum nächsten Morgen definitiv getrocknet.

Ich verfüge über keinerlei Fachexpertise in Bezug auf Malerei, aber eine Sache weiß ich: Dem zweiten Maler würde ich hundertprozentig vertrauen. Doch wodurch gewinnt er mein Vertrauen? Er gibt mir detaillierte *Informationen* darüber, warum er etwas tut, wie er es tut und wie lange das Ganze dauern wird (Was, Warum, Wie, Dauer – siehe Kapitel 2). Er erklärt mir Abläufe und gibt einen Überblick, wie es weitergeht. Das ist genau das, was auch Patienten wissen möchten. Die Informationen des Malers vermitteln mir Sicherheit und suggerieren, dass er kompetent ist.

Die Weitergabe von Informationen ist für den Umgang mit Patienten und Angehörigen ein wichtiges Instrument. Hierdurch kann die beschriebene Informationsasymmetrie (siehe Kapitel 4) ein Stück weit aufgehoben werden. Patienten erwarten transparente Informationen über Abläufe, Räumlichkeiten, Wartezeiten und ihre Ansprechpartner. Sie gewinnen Selbstsicherheit, wenn sie eine ungefähre Vorstellung davon erhalten, was auf sie zukommt. Andernfalls entstehen Gefühle von Willkür und des Nichteingebundenseins. Darüber hinaus wirkt es kompetent. Andernfalls wäre man nicht in der Lage, über diese Themen aufzuklären.

Die Pflegedienstleitung eines Krankenhauses in Herne erzählte in einem Podcast, wie Informationen für effiziente Arbeitsabläufe instrumentalisiert werden können. Auf der Führungsebene hatte man beschlossen, dass jeder Patient morgens nach der Übergabe einen kurzen Überblick zu seinem Tagesablauf erhält. Der Fokus sollte darauf liegen, den Tagesablauf in seiner groben Struktur individuell zu veranschaulichen. Dies sollte kurz und einfach gehalten werden. Für jeden Patient wurde ein Zeitfenster von ein bis maximal zwei Minuten vorgesehen. Ein Beispiel:

> *„Um 7:30 bekommen Sie Frühstück.*
> *Der Arzt kommt zwischen 10:30 und 11:30 zur Visite.*
> *Im Anschluss erhalten Sie eine Tablette zur Schmerzlinderung.*
> *Nach dem Mittagessen haben Sie dann noch 30 Minuten Reha ... "*

Die Pflegekräfte waren von dieser Idee wenig begeistert, da es sich um ein Krankenhaus mit knapp 450 Betten handelte. Die Sorge bestand darin, dass diese Vorgehensweise im allerbesten Fall 450 zusätzliche Arbeitsminuten zur Folge hätte. Und das auch nur dann, wenn der Vorgang tatsächlich bei allen Patienten ohne Rückfragen und Diskussionen innerhalb von einer Minute abgeschlossen wäre. Der daraus entstehende zusätzliche Arbeitsaufwand sei nicht zu bewältigen.

Die nachfolgende Geschichte macht die Paradoxie dieses Einwands deutlich:

Ein Waldarbeiter steht im Wald und zerkleinert mühsam einen riesigen Stapel Holz. Die Arbeit ist sehr anstrengend und er kommt nur langsam voran. Irgendwann kommt ein Spaziergänger vorbei und beobachtet den Waldarbeiter eine Weile. Schließlich sagt er: „Lieber Mann, schärfen Sie doch einmal Ihre Säge. Die ist ja völlig stumpf!" Der Waldarbeiter schüttelt nur mit dem Kopf und entgegnet, dass er eine Menge Arbeit hat und ihm absolut keine Zeit bleibt, um seine Säge zu schärfen. Und so arbeitet er mit seiner stumpfen Säge mühsam weiter.[188]

Trotz diverser Vorbehalte seitens der Pflegekräfte wurde die Maßnahme als verbindliche Vorgabe beschlossen und trug bereits nach kürzester Zeit Früchte. Die Pflegedienstleitung erhielt bereits nach wenigen Wochen zahlreiche Rückmeldungen, die Patienten seien viel entspannter. Die Anzahl der Rückfragen (somit auch das Betätigen der Klingel) war deutlich zurückgegangen. Die zuvor investierte Zeit wurde bereits am Vormittag zurück-

---

[188] Vgl. Covey (2018), vgl. Pöhm (2007)

gewonnen. Die Patienten hatten im weiteren Tagesverlauf weniger Fragen. Folglich wurden die Pflegekräfte wesentlich weniger abgelenkt und aus ihren Arbeitsprozessen herausgerissen.

Eine Seminarteilnehmerin aus einem anderen Krankenhaus hat diesen Umstand aus eigener Erfahrung mit einem für mich sehr einprägsamen Satz zusammengefasst:

„Informierte Patienten sind ruhige Patienten."

Salopp formuliert möchten viele Patienten zunächst ohnehin nur folgende Fragen beantwortet bekommen: Gibt es W-Lan? Wie geht es hier weiter? Wann kann ich wieder nach Hause? Es bieten sich verschiedene Möglichkeiten an, um Patienten einen Überblick über den weiteren Ablauf zu verschaffen. Je besser dies gelingt, umso mehr ein roter Faden erkennbar ist, desto *kompetenter* werden Sie wahrgenommen.[189] Die Minimalstufe besteht dabei darin, Patienten zu erklären, was im Hier und Jetzt passiert und welcher Schritt im Anschluss daran vorgenommen wird:

„Ich gucke mir jetzt Ihr Knie an und dann überlegen wir gemeinsam, ob wir das Röntgen lassen."

Anschließend:

„Ok, wir machen jetzt die Röntgenaufnahme und besprechen in einer Stunde die Ergebnisse."

„Wir machen jetzt die pflegerische Aufnahme, dann haben Sie Zeit für sich und gegen 16 Uhr kommt der Arzt für das Erstgespräch."

Auf der zweiten Stufe wird, wie in dem Beispiel aus dem Podcast, der gesamte Tagesablauf erklärt. Ein Beispiel aus der Aufnahme:

„Sie kommen morgen um 8. Gegen 10:30 haben Sie Ihr Bett auf Station. Um 13 Uhr gibt es Mittagessen usw."

---

[189] Vgl. Nasher (2019)

Die dritte Stufe (m.E. nach Aufgabe des Arztes) ist die Königsdisziplin und besteht darin, dass Patienten bei der Aufnahme erfahren, wie der gesamte geplante Verlauf im Krankenhaus angedacht ist. Bei einer geplanten Hüftoperation:

> *„Am Montag findet die Aufnahme statt. Dienstag vormittags werden Sie operiert und am Mittwoch finden folgende Untersuchungen statt... Donnerstag können Sie wahrscheinlich bereits die ersten Schritte machen, sodass wir Sie am Freitag bei einem normalen Heilungsverlauf nach Hause schicken können. "*

Hier erhält der Patient direkt den gesamten medizinischen Ablauf. Dieser wird anschließend bei jeder Visite aktualisiert und unter Umständen korrigiert – das ist Struktur und somit *Kompetenz*. Der Hinweis auf den geplanten Entlassungstermin bietet für Patienten den Vorteil, sich frühzeitig darum kümmern zu können, freitags von einem Angehörigen abgeholt zu werden. Wenn man erst am Vorabend der Entlassung erfährt, dass für den nächsten Tag eine Abholung organisiert werden <u>muss</u>, kann man das unter Umständen nicht gewährleisten. Man wird unter Zeitdruck gesetzt und ärgert sich über gegebenenfalls entstehende Taxikosten. Ganz zu schweigen von der Diskussion, warum man nicht früher Bescheid gegeben hätte.

Dieser Ansatz ist nicht in allen Fällen und bei jedem Krankheitsbild anwendbar. Es existiert jedoch immer eine gewisse Anzahl an Patienten, bei denen man klar voraussagen kann, wann sie mit hoher Wahrscheinlichkeit entlassen werden. Hierzu zählen beispielsweise geplante Blinddarmoperationen oder eine Kniespiegelung. Sobald es sich irgendwo am Horizont absehen lässt, wann der Patient entlassen werden soll, empfiehlt es sich, ihn und seine Angehörigen über den voraussichtlichen Termin zu informieren: *„Rechnen Sie damit, dass Sie in vier Tagen ... "*. Durch diese Vorabinformation können Sie sich die Arbeit und das Entlassungsmanagement ein Stück weit erleichtern. Mithilfe von Informationen lassen sich jedoch nicht nur Rückfragen, zusätzliche Arbeit und unnötige Diskussionen, sondern auch Konflikte und Beschwerden vermeiden.

10.2 MRTs, eine Kiste Wasser & der schweigsame Zahnarzt

Aus Sicht vieler Mediziner neigen immer mehr Patienten dazu, den Aufenthalt in einer Klinik mit einem Hotel und eine Pflegekraft mit einem Hotelangestellten zu verwechseln. Selbst bei scheinbar einfachsten Sachen wird die Klingel betätigt, damit eine Pflegekraft beispielsweise ein Glas Wasser holen kann. Hierzu habe ich einmal eine interessante Erfahrung gemacht. Im Sommer 2004 war ich mit einem Darmverschluss im Krankenhaus. Nach zwei Tagen wurde ich von der Intensivstation auf eine normale Station verlegt. Die Folgen des Eingriffs waren allerdings so schwer, dass ich mehrere Tage weder Aufstehen noch Essen konnte. Als nach einiger Zeit etwas Besserung eintrat, wurde mir von den Ärzten empfohlen, zur Stabilisierung meines Kreislaufs mindestens vier bis fünf Mal am Tag einen kleinen Spaziergang auf dem Flur zu machen. Dieser Empfehlung bin ich gefolgt. Als ich eines Morgens feststellte, dass mein Wasser leer war, taten sich mir zwei Optionen auf. Ich hätte nach einer Krankenschwester klingeln können, um zu fragen, ob sie mir eine Flasche Wasser bringen kann. Aus heutiger Sicht wäre das in Anbetracht meines Gesundheitszustands durchaus legitim gewesen. Ich entschied mich jedoch für eine andere Variante mit schwerwiegenden Konsequenzen.

Bei einem meiner Spaziergänge hatte ich auf dem Flur gesehen, dass die Station über eine kleine Küche verfügt. In dieser Küche standen zu jeder Tages- und Nachtzeit mehrere Kisten mit Mineralwasser. Anstatt nach der Schwester zu klingeln, entschied ich mich daher, zwei Fliegen mit einer Klappe zu schlagen. Ich wollte das Praktische mit dem Nützlichen verbinden, indem ich schlichtweg einen Spaziergang dazu nutzen würde, um meinen Kreislauf hochzufahren und auf dem Rückweg eine Flasche Wasser mit auf mein Zimmer zu nehmen. Auf diese Weise würde ich der Krankenschwester Arbeit ersparen – zumindest war das meine Überlegung. Es kam allerdings ganz anders.

Während ich auf dem Rückweg die Küche betrete und in die Kiste greife, sehe ich bereits aus dem Augenwinkel, wie eine Krankenschwester hochgradig erbost mit knallrotem Kopf angestürmt kommt. Sie bleibt vor mir stehen und weist mich zurecht, was mir denn einfallen würde, ohne zu fragen an die Wasserkisten zu gehen und mich dort einfach nach Lust und Laune zu bedienen. Glauben Sie, dass ich nach dieser einschlägigen Erfahrung jemals wieder auf die Idee komme, mir eigenständig eine Flasche Wasser in einem Krankenhaus zu besorgen? Wohl eher nicht. Sie können mich jedoch durch entsprechende Informationen unter Zuhilfenahme bereits beschriebener Techniken vom Gegenteil überzeugen. Was würde passieren, wenn ich zu Beginn des Krankenhausaufenthaltes folgende Informationen erhalte:

„Sie haben vielleicht bereits gesehen, dass es auf unserer Station eine kleine Küche gibt. Wenn Sie Durst haben und Ihr Wasser aufgebraucht ist, können Sie gerne nach uns klingeln – das kann allerdings ein bisschen dauern. (**Nachteil**) *Sie haben jedoch auch die Möglichkeit, sich das Wasser selbst zu holen. Das hätte für Sie den Vorteil, dass ...*

> *1. es wahrscheinlich deutlich schneller geht.*
> *2. Ihr Kreislauf in Schwung kommt und Sie ein bisschen Bewegung bekommen.* (**Zwei Begründungen als Geschenk**)

Es bleibt an Ihnen zu entscheiden, wie Sie es machen möchten. " (**Selbstbestimmung statt Kontrollverlust**)

Wie hoch schätzen Sie die Wahrscheinlichkeit ein, dass ich jetzt noch nach der Krankenschwester klingeln werde? Ich habe soeben erfahren, dass es vollkommen in Ordnung ist, sich selbst zu bedienen. Darüber hinaus wurden mir Vor- und Nachteile meiner Handlungsalternativen explizit aufgezeigt und verdeutlicht, dass ich selbst entscheiden kann. Das Ergebnis ist vorprogrammiert – *Sprache formt Realität!*

Es wird immer wieder dazu kommen, dass Patienten trotzdem schellen, aber die Anzahl dieser Anfragen wird deutlich sinken. Es ist wichtig, Patienten und Angehörige zu Beginn eines Krankenhausaufenthaltes darüber aufzuklären, was sie von Medizinern erwarten können und was nicht. Mithilfe dieser *Enttäuschungsprophylaxe* lassen sich viele Konflikte im Vorfeld vermeiden. Ebenso gilt es klar zu kommunizieren, welche Erwartungshaltung Mediziner an das Verhalten der Patienten und deren Angehörige haben.

Statistiken zeigen, dass über 70% aller Beschwerden aufgrund fehlender oder falscher Informationen entstehen.[190] In diesem Zusammenhang kenne ich ein banales Beispiel aus meinem Sportstudio. Es kommt hin und wieder vor, dass Geräte defekt sind. In diesem Fall wird direkt ein Schild an dem entsprechenden Gerät angebracht mit dem Hinweis, die Reparaturfirma sei bereits beauftragt worden. Es sei mit einer Behebung des Fehlers am x-ten Tag des Monats zu rechnen. Losgelöst davon, dass die Angaben des Reparaturdatums stets verlässlich sind, erkenne ich durch diese kurze Information, dass sich der Betreiber des Sportstudios darum kümmert. Mein Ärger über das defekte Gerät verpufft. Schließlich werde ich auf dem Laufenden gehalten. Ich halte es für durchaus möglich, dass ich mich ohne die entsprechende Information beschweren würde. Der monatliche Mitgliedsbeitrag ist schließlich nicht von schlechten Eltern.

Bei einem MRT wurde mir erklärt, dass in der Röhre eine Art Röntgenbild von meinem Kopf erstellt wird. Die Krankenschwester wies darauf hin, dass die Prozedur ein paar Minuten dauern würde. Ich solle am besten so ruhig wie möglich liegen bleiben, damit eine korrekte Aufnahme meines Schädels möglich ist. Außerdem wurde mir der Notfallknopf gezeigt. Sie erklärte mir, dass ich den Knopf betätigen kann, falls irgendetwas nicht in Ordnung sei – soweit, so gut. Ich hörte noch wie sie die Tür hinter sich zuzog, als ein grelles Licht in der Röhre anging und ein extrem lautes, bohrendes Geräusch von der Maschine erzeugt wurde. Ich erschrak mich so sehr, dass ich reflexartig sofort den Notfallknopf betätigte. Infolgedessen kam die Arzthelferin völlig entnervt wieder in das Untersuchungszimmer und begann eine Diskussion darüber, warum ich den Kopf gedrückt hätte. Dieser sei schließlich nicht zum Spielen, sondern ausschließlich für Notfälle vorgesehen. Wenn sie mir vorab die Information gegeben hätte, dass das MRT von einem entsprechenden Dröhnen begleitet wird, wäre die Situation sicherlich anders verlaufen.

Die Hebamme meiner Frau kann die unangenehme Situation aus dem Vorwort verhindern, indem sie vorab erklärt, dass sich ihre Fragen zunächst ausschließlich an meine Frau richten. Sobald sie Fragen an mich hätte, würde Sie Blickkontakt zu mir aufnehmen und sich direkt an mich wenden.

---

[190] Vgl. Stahl & Nadj-Kittler (2016)

Mithilfe dieser kurzen Information über den Ablauf der Gesundheitserhebung wäre ich ihr wahrscheinlich nicht ins Wort gefallen.

Praxistransfer

Angst verringern – Informierte Patienten sind ruhige Patienten

Geben Sie Patienten Sicherheit, indem Sie …

✓ erklären, was am heutigen Tag noch passiert.
✓ Überblick über den Stationsablauf geben.
✓ informieren, welche Tätigkeiten Sie bei ihr / ihm jetzt gleich ausführen – und warum.
✓ sagen, was Sie von ihr / ihm erwarten.
✓ über Räumlichkeiten sprechen: Wo ist die Toilette? Wo kann man essen? Usw…

Mit Informationen vermitteln Sie Sicherheit.

In meinem Beispiel mit der Wasserkiste betätige ich die Klingel extra nicht, weil ich mitdenken wollte und als Dank dafür werde ich ausgeschimpft. Ich habe durch diese negative Erfahrung aus der Vergangenheit gelernt, zukünftig immer nach einer neuen Wasserflasche zu schellen. Diese „Unselbstständigkeit" ließe sich durch ein kurzes Gespräch auflösen und würde viel Ärger sowie unnötige Arbeit vermeiden. Informationen haben dann in Kombination mit der richtigen Kommunikationstechnik gute Erfolgsaussichten. Im Rahmen des Krankentransportes ist es beispielsweise zur Gewährleistung eines reibungslosen Ablaufs neben der *befehlsfreien Sprache* (siehe Kapitel 3 – „*Sie müssen zum Röntgen"*) natürlich ebenso hilfreich, wenn der Patient zuvor darüber in Kenntnis gesetzt wurde, dass diese Untersuchung zum Zeitpunkt X stattfindet. Andernfalls ist er unter Umständen nicht vor Ort oder mit etwas anderem beschäftigt.

Grundsätzlich gibt es meiner Meinung nach, kein Maß an zu viel Informationen. Es ist vielmehr entscheidend, dass sie zum richtigen Zeitpunkt unter Berücksichtigung der individuellen Situation und Aufnahmefähigkeit des

Patienten gut verständlich und nachvollziehbar vermittelt werden. Über entsprechendes Nachfragen kann der Wissenstransfer sichergestellt werden (siehe Kapitel 9). Darüber hinaus sollte hinterfragt werden, welches Wissen vorausgesetzt werden kann und welche Informationen Patienten unbedingt benötigen. Informationen vermitteln Sicherheit und nehmen somit Ängste.

Aufgrund eines Kindheitstraumas habe ich seit jeher ein ungutes Gefühl bei meinem alljährlichen Zahnarztbesuch. Mein Zahnarzt verfügt jedoch über die Gabe, durch eine gezielte Ansprache mit kurzen Erklärungen zum Untersuchungsablauf dafür zu sorgen, dass ich mich binnen kürzester Zeit entspannen kann. Während meines Studiums habe ich mir eine große Zahnecke abgebrochen. Die Schmerzen waren so groß, dass ein unmittelbarer Gang zum Arzt unvermeidbar war. Ausgerechnet zu dieser Zeit war mein Zahnarzt jedoch im Urlaub, sodass ich dazu gezwungen war, seine Vertretung aufzusuchen. Als wenn eine Wurzelbehandlung an sich nicht schon schlimm genug wäre, kam auch noch der Umstand hinzu, dass dieser Arzt während der gesamten Tortur von über drei Stunden kein einziges Wort mit mir gewechselt hat, sofern man in dieser Situation denn von einem „Wort-Wechsel" überhaupt sprechen kann. Ich habe den OP-Stuhl klitsch nass geschwitzt verlassen. Dieser Arztbesuch wäre erträglicher gewesen, wenn er mir zumindest zwischendurch immer wieder den aktuellen Stand der Operation durchgegeben hätte. Eine Information über die verbleibende Dauer des Eingriffs hätte ich als besonders hilfreich empfunden. Durch fehlende Zeitangaben wurden hier Minuten im wahrsten Sinne des Wortes zu Stunden. Allerdings gibt es auch hierbei ein paar Stolperfallen zu beachten.

10.3 Beschwerden über Wartezeiten

„Die Wartezeit, die man bei Ärzten verbringt,
würde in den meisten Fällen ausreichen, um selbst Medizin zu studieren. "

(Dieter Hallervorden)

Warten ist ein Zustand der unfreiwilligen Untätigkeit, der durch *Fremdbestimmung* dominiert wird. Für den Wartenden ist es Zeit ohne Wertschöpfung, oder mit anderen Worten: verschwendete Zeit. Unsicherheit und Kontrollverlust erhöhen zudem häufig die gefühlte Wartezeit. Neben der

Freundlichkeit des Personals sind demzufolge kurze Wartezeiten beispielsweise in der Notaufnahme einer der wichtigsten Faktoren, der die Zufriedenheit von Patienten bestimmt.[191] Dabei werden Wartezeiten über 30 Minuten als „sehr unangenehm" empfunden und führen zu einem deutlichen Absinken der Patientenzufriedenheit. Von besonderer Bedeutung ist in diesem Zusammenhang die Wartezeit bis zum ersten Arztkontakt.

Die Wartezeit in einem Krankenhaus kann mehrere Stunden betragen. Patienten warten jedoch lieber zu kurz als zu lang. Folglich wünschen sich Patienten und Angehörige deutlich kürzere Wartezeiten, wodurch es immer wieder zu Beschwerden kommt.

Diese Situation wird für die Mitarbeiter in den Wartebereichen (Aufnahme, Ambulanzen, Arztpraxen) zusätzlich dadurch erschwert, dass wartende Patienten aufgrund verschiedener Facharztrichtungen nicht zwangsläufig der Reihe nach aufgerufen werden. Die *Triage* (siehe Kapitel 9), also die medizinische Einschätzung der Dringlichkeit eines Patienten, tut ihr übriges, um Wartenden das Gefühl zu vermitteln, völlig willkürlich nach vorne gerufen zu werden. Als Resultat entstehen endlose Diskussionen darüber, warum Patient A vor Patient B drankommt, obwohl B bereits eine Stunde länger im Wartebereich sitzt. Diese Streitigkeiten im Beisein anderer Patienten tragen natürlich nicht gerade zur Beruhigung der Gemüter bei.[192] Im Gegenteil: Die gereizte Stimmung überträgt sich auf alle.

22% aller Beschwerden im Krankenhaus beziehen sich auf die Wartezeit. Wartezeiten sind der häufigste Kritikpunkt.[193] Beschwerden über zu lange Wartezeiten sind jedoch häufig ein Zeichen für fehlende oder unklare Informationen. Die Dauer des Wartens kann in den seltensten Fällen von Einzelnen beeinflusst werden, da die Ursachen für lange Wartezeiten zumeist struktureller Natur und an bestimmte Arbeitsabläufe gekoppelt sind. Eine Vielzahl der Einflussfaktoren auf die Dauer der Wartezeit (Notfälle, interne Prozesse, Strukturen, etc.) entzieht sich der Einflussnahme des Einzelnen.

---

[191] Vgl. Welch (2009)
[192] Dies gilt übrigens für beide Seiten: Patienten und Angehörige gleichermaßen wie Pflegekräfte und Ärzte in der Aufnahme.
[193] Vgl. Bundesverband für Beschwerdemanagement in Gesundheitseinrichtungen e.V.

Die Art und Weise, wie Wartezeiten kommuniziert werden, liegt hingegen sehr wohl im Einflussbereich jedes Mediziners. Hierfür gibt es ein paar einfache Kommunikationstricks, mit deren Hilfe Sie in Zukunft die Anzahl an Beschwerden über vermeintlich lange Wartezeiten deutlich reduzieren können. Durch gezielte Informationen kann es gelingen, den Aufenthalt von Patienten im Wartezimmer angenehmer zu gestalten und dafür zu sorgen, dass sie selbst nach vermeintlich langen Wartezeiten zufrieden nach Hause gehen. Es gibt jedoch auch Informationen, die in Bezug auf Wartezeiten kontraproduktiv sind.

10.3.1 Bitte bringen Sie ein „bisschen" Zeit mit

Wir gehen gedanklich noch einmal zurück zu Kapitel 2. Sie befinden sich als Patient mit Drehschwindel und starken Kopfschmerzen in einer fremden Klinik. Mittlerweile ist es später Nachmittag und Sie sind den ganzen Tag von einer Untersuchung zur nächsten geschickt worden. Im Rahmen dieser Untersuchungen sind sie nüchtern geblieben, d.h. Sie haben den ganzen Tag nichts getrunken und keine Mahlzeiten zu sich genommen. Sie haben mit verschiedenen Ärzten gesprochen und sind nun endlich auf Ihrem Zimmer. Nach kurzer Zeit merken Sie, dass Sie extrem durstig sind. Jedoch hat Ihnen der Arzt Ruhe verordnet. Er hat Sie darum gebeten vorerst im Bett liegen zu bleiben, damit Sie sich ausruhen können. Sie betätigen also die Klingel. Kurze Zeit später kommt Pfleger Klaus in Ihr Zimmer. Es entsteht folgender Dialog:

Klaus:	*„Guten Tag, was kann ich für Sie tun?"*
Sie (Patient):	*„Ich habe großen Durst.*
	Ist es möglich, dass ich etwas zu trinken bekomme?"
Klaus:	*„Selbstverständlich. Was möchten Sie trinken?"*
Sie (Patient):	*„Am liebsten Wasser."*
Klaus:	*„Mit oder ohne Kohlensäure?"*
Sie (Patient):	*„Gerne mit Kohlensäure."*
Klaus:	*„Kleinen Augenblick, ich bin sofort zurück."*

Bei genauerer Betrachtung der letzten Aussage des Pflegers stellt sich die Frage, mit welcher Zeitspanne wir als Patient jetzt rechnen? Es geht um ein

Glas Wasser mit Kohlensäure. Der Pfleger hat gesagt, er sei *sofort* zurück. Was meinen Sie, wie lange es dauert bis Klaus zurückkommt?

Sofort bedeutet umgangssprachlich maximal zwei Minuten, während Menschen bei *einem Augenblick* ungefähr an eine Zeitspanne von fünf bis zehn Minuten denken.[194] Jeder Mediziner in Deutschland weiß an dieser Stelle allerdings ganz genau, dass fünf bis zehn Minuten im Klinikalltag absoluter Pustekuchen sind. Sobald Klaus das Zimmer verlassen hat, trifft er zufällig auf seine Kollegin Stefanie. Sie bittet ihn darum, Frau Schmidt auf Station B zu verlegen. Diese Station liegt allerdings am anderen Ende des Gebäudes. Da „*Nein-Sagen*" nicht zu seinen größten Stärken gehört, kommt er ihrer Bitte nach (siehe Kapitel 8.5). Auf dem Rückweg wird er vom leitenden Oberarzt um ein kurzes Gespräch gebeten, da es im letzten Nachtdienst Komplikationen bei einem anderen Patienten gegeben hat. Wenn Klaus anschließend überhaupt noch an unser Wasser denkt, kommt er nach ungefähr 30 Minuten zurück in unser Zimmer.

Experimente zeigen, dass die Dauer der Wartezeiten von Wartenden häufig überschätzt wird. Sie ist tatsächlich oft kürzer, als sie subjektiv empfunden und angegeben wird.[195] Teilweise geben Wartende an, die Wartezeit als bis zu dreimal länger empfunden zu haben als Menschen, die in der gleichen Zeit mit einer konkreten Aufgabe beschäftigt waren. Hierdurch entsteht das Phänomen, dass sich Patienten nach 20 Minuten im Wartebereich beschweren, sie hätten bereits über eine Stunde gewartet.

Wie bereits erwähnt, haben Sie den ganzen Tag nichts getrunken und rechnen mit einer Zeitspanne von zwei bis maximal zehn Minuten. Klaus kommt aber erst nach 30 Minuten wieder. Diese Zeit fühlt sich bis zu dreimal länger an. Wie oft werden Sie bzw. ein Patient nach Ablauf der maximal erwarteten zehn Minuten die Klingel betätigen? Es beginnt das sog. Sturmklingeln. Patienten drücken wieder und wieder auf die Klingel, bis

---

[194] Befragungen zeigen, mit welchen Wartezeiten Menschen bei verschiedenen Zeitangaben rechnen:
„Ich bin sofort wieder da" – zwei bis drei Minuten
„Warten Sie bitte noch einen Augenblick" – fünf bis zehn Minuten
„Es kann etwas dauern" – 15 bis 20 Minuten
[195] Vgl. Nie (2000)

endlich jemand kommt. Es entsteht eine schwierige Situation, sowohl für den Patienten als auch für das Pflegepersonal.[196]

Pünktliche Patienten werden beim Betreten des Wartebereichs häufig dazu aufgefordert, *„noch einen Moment Platz zu nehmen"*. Dies entspricht jedoch in den meisten Fällen nicht der Wahrheit, da es kein *„Moment"* ist. Dieser definiert sich als kurzes Zeitintervall und liegt deutlich unter den 15 Minuten der akademischen Viertelstunde. Obwohl Mediziner es aufgrund ihrer professionellen Erfahrung besser wissen sollten, dauert dieser *„Moment"* nicht selten länger als eine Stunde. Das daraus resultierende Problem besteht nicht nur in der Wartezeit an sich, sondern in der Tatsache, dass Patienten mehr als eine Stunde lang darüber im Unklaren gelassen werden, wann sie an der Reihe sind. Auf Nachfragen, wie lange es noch dauert, hört man oft Sätze wie: *„Sie sind bald dran"*, *„Es kann etwas dauern"* oder *„Stellen Sie sich auf etwas Wartezeit ein."* Diese vagen Aussagen dienen vermutlich der Vorbeugung von Konflikten, die entstehen könnten, wenn man konkrete Zeitangaben nicht einhalten kann. Doch genau das funktioniert in der Praxis nicht. Diese vermeintlich vagen Aussagen erzeugen nämlich bei Patienten erstaunlich klare Erwartungen! Der erste Tipp in Bezug auf Wartezeiten lautet daher: Vermeiden Sie Killerphrasen wie *einen kleinen Augenblick*, *Moment noch* oder *Sofort*. Es handelt sich hierbei in der Regel um Versprechungen, die Sie niemals einhalten können. Vertrauen entsteht jedoch durch die Summe der eingehaltenen Versprechen.

Es gibt einen anderen Weg, der für beide Seiten deutlich besser funktioniert. In einer großen Augenklinik werden Montagmorgens um acht Uhr 40 Patienten einbestellt. Bei der Terminvereinbarung wird den Patienten mitgeteilt, sie mögen bitte *ein bisschen Zeit* mitbringen. Mit welcher Wartezeit würden Sie rechnen? Ich persönlich lege mir in diesem Fall den nächsten Termin auf elf Uhr, d.h. ich rechne mit maximal zwei Stunden. In Seminaren erlebe ich bei der gleichen Frage immer wieder, dass teilweise sogar deutlich weniger Zeit eingeplant wird. Jeder von uns hat sehr unterschiedliche Vorstellungen davon, was *„ein bisschen Zeit"* zu bedeuten hat. Für den einen sind es 30 Minuten, für den anderen eher zwei Stunden. An dieser Stelle wird bereits das Dilemma deutlich.

---

[196] Einen Lösungsansatz für dieses Dilemma finden Sie in Kapitel 8.5.

Der letzte Patient dieser Klinik verlässt den Wartebereich nachmittags gegen 16 Uhr! Die Mitarbeiter dieser Praxis beschreiben die Situation so, dass im Wartebereich bereits um 11:30 Uhr der Baum brennt. Dieser Umstand ist nicht weiter verwunderlich, da die meisten Wartenden mit einer Zeit zwischen 30 und 120 Minuten rechnen. Die Patienten, die um 13 Uhr noch immer dort sitzen und realisieren, dass Sie wahrscheinlich den Rest des Tages nichts anderes tun werden, reißen vor Frust im wahrsten Sinne des Wortes die Bude ab. Das Personal kann jedoch an der Verweildauer von bis zu acht Stunden wenig ändern. Der Grund dafür liegt beim Untersuchungsablauf und der damit verbundenen Einwirkzeit der Augentropfen, die für Folgeuntersuchungen an dem gleichen Tag notwendig sind. Dementsprechend ist es nicht möglich, dass morgens lediglich zehn Patienten einbestellt werden und der nächste Schub erst gegen elf Uhr kommt. In diesem Fall wäre die Untersuchung für diese Patienten am Ende des Tages nicht abgeschlossen.

Ähnliche Dialoge finden tagtäglich in den Notaufnahmen von Krankenhäusern und beim Hausarzt statt.

Patient:	*„Wann komme ich dran?"*
Arzthelferin:	*„Ja gleich, kann ein Weilchen dauern."*
Patient:	*„Wie lange ungefähr?"*
Arzthelferin:	*„Da müssen Sie schon ein bisschen Zeit mitbringen."*

Mal abgesehen davon, dass der Patient warten muss (siehe Kapitel 3), verbirgt sich hinter der Aussage der Arzthelferin lediglich eine einzige Information. Sie sagt gerade über sich selbst, dass sie keinerlei Ahnung von ihrem Job hat und sich von Zufällen überrennen lässt. Getreu dem Motto: *„Mal gucken, was so passiert."* Ihre Antworten sind vage, unverbindlich und somit wenig kompetent. Doch was kann man an dieser Stelle tun? Wie kommt man aus dieser Zwickmühle heraus, ohne das Gesicht zu verlieren? Was passiert, wenn man Angaben zur Wartezeit macht, die sich im Nachhinein als falsch herausstellen und somit noch mehr Stress bei allen Beteiligten erzeugen?

So banal es an dieser Stelle klingen mag: Seien Sie ehrlich und machen Sie gegenüber Patienten klare und transparente Zeitangaben. Sagen Sie

Patienten (im Fall der Augenklinik), dass Sie alles dafür tun, um die Wartezeit so kurz wie möglich zu halten. Dennoch besteht die Möglichkeit, dass es bis zum Nachmittag dauern kann. Durch diese Aussage werden Patienten vorbereitet sein und sich auf die Situation einstellen. Das Smartphone ist aufgeladen, die Butterbrotdose ist gefüllt, es gibt keine Folgetermine und im besten Fall hat man noch sein Lieblingsbuch dabei. Ehrliche Zeitangaben verkürzen die gefühlte Wartezeit. Ich fühle mich wohler, wenn ich weiß, wie viele Minuten ich noch warten werde.

Wenn ein Patient mit einem Termin erfährt, dass sich seine Untersuchung um eine halbe Stunde verzögert, ist er zunächst verärgert, wird aber in den meisten Fällen die unvermeidbare und mitgeteilte Verzögerung akzeptieren.[197] Wenn wir dem gleichen Patienten hingegen mitteilen, dass der Arzt jeden Augenblick kommt, wird der Betroffene dreißig Minuten in einem angespannten und nervösen Zustand verbringen. Unzufriedenheit und Verärgerung sind die Konsequenz, da der nachfolgende Sachverhalt nicht beachtet wurde:

Falsche Informationen plus unbestimmte Wartezeit
führen zu einer unangenehmen Situation.

Ich war vor ein paar Jahren als Patient für eine ambulante Operation an meinem linken Bein einbestellt. Die Operation war für morgens um halb neun angesetzt. Folglich wurde ich circa 30 Minuten vorher gerufen, so dass ich genügend Zeit für das Entkleiden und die entsprechenden Vorbereitungen durch die Arzthelferinnen hatte. Während des Ausziehens klopfte es plötzlich an meiner Tür. Mir wurde mitgeteilt, dass es zu Verzögerungen käme, da ein Notfall dazwischengekommen sei. Ich solle mich wieder anziehen und auf mein Zimmer gehen. Die Aussage der OP-Schwester lautete an dieser Stelle wörtlich *„Bitte gehen Sie noch einmal kurz auf Ihr Zimmer. Wir rufen Sie gleich wieder runter."* Die Operation begann nachmittags um 15:30 Uhr. Was glauben Sie, wie sich die Wartezeit zwischen 8:30 Uhr und 15:30 Uhr angefühlt hat? Obwohl es sich um einen kleinen Routineeingriff handelte, saß ich stundenlang im (Angst-)Schweiße meines Angesichts auf dem Bett in der Erwartung, dass es jeden Moment losgehen könnte. Man

---

[197] Vgl. Maurer (2011)

hatte mir schließlich gesagt, ich werde „*gleich*" gerufen. In dieser Stress-situation wurden Minuten zu Stunden. Wenn ich stattdessen die Information erhalten hätte, dass es aufgrund eines Notfalls zu einer Verzögerung von mehreren Stunden kommen kann, hätte ich mich erkundigt, ob ich mit einem Buch zum Warten in den Park gehen kann. Selbstverständlich wäre das nicht ideal, aber es hätte mir die Wartezeit erheblich erleichtert.

Unter Umständen regt sich bei Ihnen gerade etwas Widerstand. Schließlich kann man Wartezeiten nicht immer genau vorhersagen?! Es geht jedoch nicht darum zu sagen, wie lange es dauert. Sagen Sie stattdessen, wie lange es dauern *kann*. Mediziner können in den meisten Fällen sehr gut abschätzen, wie lange es ungefähr dauern wird und somit auch konkrete Zeitangaben machen. Sie sind schließlich Profi und können in der Regel gut abschätzen, welche Wartezeiten mit einem entsprechenden Patientenaufkommen einhergehen. Allerdings wissen Sie auch, dass manchmal etwas dazwischenkommt. Hier kommt es zu der eigentlichen „*Magie*".

Überlegen Sie sich in Abhängigkeit der jeweiligen Situation, mit welcher Wartezeit Patienten im allerschlimmsten Fall zu rechnen haben. Kreieren Sie ein sog. *Worst-Case-Szenario*, indem Sie überlegen, wie lange es dauern wird, wenn wirklich alles drunter und drüber geht (ein unerwarteter Notfall, Stromausfall, Röntgengerät geht kaputt usw.). Wenn Sie dann zu dem Schluss kommen, dass durchaus drei Stunden möglich sind, sagen Sie dem Patienten, dass es bis zu vier Stunden werden können. Jetzt haben Patienten die Möglichkeit zu überlegen, ob sie die Zeit investieren möchten bzw. können. Möglicherweise stehen noch Folgetermine an und die Kinder sollen vom Kindergarten abgeholt werden. Mit diesem Vorlauf ist es nun möglich, Termine umzuplanen und das Abholen der Kinder anderweitig sicherzustellen. Andere Patienten werden hingegen gehen. Allerdings werden sie dies weniger verärgert tun, als wenn sie zuvor zwei bis drei Stunden vergeblich gewartet haben.

Bei dieser Vorgehensweise bezahlen Sie anfangs einen Preis. Patienten werden zunächst eher unzufrieden sein. Wenn Sie stattdessen die klassischen Sätze aus Deutschlands Wartezimmern benutzen, wie zum Beispiel: „*Bitte nehmen Sie noch einen Moment Platz, Sie werden gleich aufgerufen*", werden Patienten das Wartezimmer zunächst einmal mit einem Gefühl vollkommener Glückseligkeit betreten. Hier geht es ja anscheinend richtig schnell. Dieses Blatt wird sich jedoch binnen weniger Minuten komplett drehen. *Ein Moment* ist nach 15 Minuten schon lange vorbei. Es passiert nichts – das Auto steht auf einem Kurzzeitparkplatz, der nächste Termin ist in 45 Minuten, vorher sollten noch die Kinder abgeholt werden und es bleibt keine Zeit mehr, um all das zu organisieren. Jetzt sind Patienten richtig wütend.

Was passiert, wenn Sie stattdessen eine Wartezeit von vier Stunden angekündigt haben und der Patient bereits nach zwei Stunden und 45 Minuten aufgerufen wird? Er verlässt das Wartezimmer mit einem Gefühl großer Dankbarkeit: *„Heute ging es ja richtig schnell."* Schließlich hatte er mit einer deutlich längeren Wartezeit gerechnet. Sagen Sie Patienten in Bezug auf Wartezeiten immer, was im schlimmsten Fall passieren kann. Die Versprechungen, was im besten Fall passieren würde, können Sie ohnehin kaum einhalten. Das *Worst-Case-Szenario* mit einer Pufferangabe hat den großen Vorteil, dass Sie die versprochene Zeit immer, wirklich immer unterbieten werden. Dann sind Sie der Beste! Bei *Sofort* können Sie hingegen direkt den Beschwerdezettel ziehen. Entscheidend ist an dieser Stelle nicht, mit welchem Gefühl Patienten sich in das Wartezimmer hineinsetzen, sondern in welcher Stimmung sie es wieder verlassen. Durch konkrete Zeitangaben vermittelt man den Eindruck, Ahnung von Abläufen und Strukturen zu haben. Folglich ist man kompetent. Ein ähnliches Prinzip wird in vielen Freizeitparks angewendet. Als Kind bin ich in der Nähe des Phantasialandes in Brühl bei Köln aufgewachsen. Am liebsten fahre ich in diesem Park mit der Wildwasserbahn. Hier ist am Ende der Warteschlange ein Schild mit der Aufschrift befestigt, es sei von dort an mit einer Wartezeit von 150 Minuten zu rechnen. Das bedeutet im Umkehrschluss, dass ich 30 Euro Eintritt bezahle, um im Laufe des ganzen Tages genau dreimal mit dieser Bahn fahren zu können. Ich habe jedoch noch nie länger als eine Stunde in dieser Warteschlange gestanden. Das erscheint auf den ersten Blick seltsam, da dieses Fahrgeschäft von deutschen Ingenieuren gebaut worden ist. Hier ist aufgrund maximaler Genauigkeit in der Konstruktion gut vorhersehbar, wie viele Menschen pro Minute damit fahren können. Außerdem kann an jeder Stelle der Warteschlange genau abgeschätzt werden, wie viele Menschen dort gerade anstehen. Von daher sollte mithilfe einfachster Mathematik berechenbar sein, wie lange es an welcher Stelle der Warteschlange dauert. Warum hat es dann bei mir noch nie die angekündigten 150 Minuten gedauert? Ich bin der festen Überzeugung, dass die

Angabe von 150 Minuten bewusst übertrieben ist. Was passiert, wenn ich dort anstehe und mit dieser Zeit rechne, dann aber bereits nach 60 Minuten drankomme? Ich stelle mich direkt noch einmal an, weil es gerade „so schnell" ging. Ich habe die gleiche Vorgehensweise bei vielen anderen Vergnügungsparks ebenfalls beobachten können. In Disney World werden die Besucher exakt informiert, wie lange sie bis zum jeweiligen Einlass warten müssen. Die vom Management veranschlagte Wartezeit liegt dabei bewusst höher. So freuen sich die Gäste am Ende, dass es schneller geht als befürchtet.

Ein weiteres Beispiel sind viele Lieferservices. Wenn ich bei meiner Lieblingspizzeria an einem Freitagabend Pizza bestelle, heißt es auf Nachfrage, es könne ungefähr eine Stunde dauern. In den meisten Fällen rufe ich dort jedoch erst an, wenn ich bereits großen Hunger habe. Von daher stößt diese Aussage zunächst einmal auf wenig Gegenliebe. Die Pizza kommt allerdings regelmäßig schon binnen der nächsten 30 Minuten. Dies hat zur Folge, dass ich überglücklich bin und mehr Trinkgeld gebe – völlig verrückt. Mittlerweile habe ich aufgrund einer gewissen Regelmäßigkeit festgestellt, dass sich dahinter eine klare Strategie verbirgt. Der Lieferservice hat bewusst einen Zeitpuffer eingebaut, falls beispielsweise die Pizza versehentlich im Ofen verbrennt. Es wäre genug Zeit, um die Pizza noch einmal zu backen und dennoch die veranschlagte Wartezeit zumindest einzuhalten. Sollte ich einmal zum Pizzabäcker umschulen, werde ich auf die gleiche Art meinen Lohn erhöhen.

10.3.2 Zugfahrten & der Besuch beim Frauenarzt

Meine Frau hatte um 16 Uhr einen Termin bei ihrem Frauenarzt. Am gleichen Abend waren wir um 18:30 Uhr in Köln zum Geburtstagsessen meiner Mutter eingeladen. Damals lebten wir noch in Wuppertal, sodass wir eine Stunde Autofahrt eingeplant hatten. Um 16:05 Uhr klingelte mein Telefon und Marie teilte mir mit, ihr sei eine Wartezeit bis 18 Uhr in Aussicht gestellt worden. Zu Beginn war ich hierüber sehr verärgert, da dies vice versa bedeutete, dass wir es unter keinen Umständen pünktlich zu dem Treffen in Köln schaffen würden. Nach einer kurzen Diskussion mit Marie über das weitere Vorgehen konnte ich meine Mutter zumindest frühzeitig darüber informieren, dass wir erst zwischen 19:30 Uhr und 20 Uhr in Köln sein würden. Sie änderte daraufhin die Tischreservierung und musste nicht unnötig auf uns warten. Wir konnten im Anschluss an den Arzttermin entspannt nach Köln fahren. Hier wird deutlich, dass eine offene und transparente Kommunikation der Wartezeiten dazu führt, dass Wartende sich darauf einstellen und dadurch auch besser damit umgehen können.

Diese Überlegungen lassen sich ebenso auf die Kommunikation zwischen verschiedenen Berufsgruppen übertragen. Zur Veranschaulichung des Konfliktpotenzials aufgrund ungenauer Zeitangaben dient nachfolgendes Beispiel.

Ein Patient bittet Sie darum, den Stationsarzt sprechen zu dürfen. Sie rufen daraufhin über das hausinterne Telefon bei dem entsprechenden Arzt an und tragen das Anliegen des Patienten vor. Daraufhin antwortet er: *„Ich komme gleich.“* Diese Antwort geben Sie wörtlich an den Patienten weiter. Aus den bisherigen Ausführungen sollte klar geworden sein, dass *gleich* nach spätestens zehn Minuten vorbei ist. Der Patient kommt also nach spätestens 15 Minuten leicht genervt ein zweites Mal zu Ihnen. Vielleicht kommt er aber auch schon nach sieben Minuten, da er diese Zeit mit großer Wahrscheinlichkeit subjektiv als deutlich länger empfunden hat. Er erkundigt sich erneut, wo der Arzt bliebe. Er müsse doch längst da sein. Nach einer kurzen Diskussion rufen Sie ein zweites Mal bei dem Arzt an. Dieser hebt aufgrund der erneuten Störung ebenfalls leicht genervt den Hörer ab und wiederholt in grantigem Tonfall: *„Ich habe eben schon mal gesagt, dass ich gleich komme!“* Anschließend legt er sofort auf. Ihnen bleibt also nichts anderes übrig, als den Patienten erneut zu vertrösten. Nach maximal weiteren zehn Minuten kommt er nun zum dritten Mal auf Sie zu. Wenn Sie jetzt noch die Kraft und den Mut aufbringen können, werden Sie den Hörer ein weiteres Mal zur Hand nehmen und die Nummer des Arztes erneut wählen. Nach dem 13. Klingeln hebt er ab und sagt: *„Keine Zeit!“* Dann legt er auf. Das Ergebnis dieser Herangehensweise besteht darin, dass alle Beteiligten maximal genervt sind. Außerdem haben Sie soeben dem Patienten gegenüber innerhalb von 20 Minuten zweimal ein Versprechen gebrochen. Und nochmal: Vertrauen entsteht aus der Summe eingehaltener Versprechen.

Wie würde die gleiche Situation ausgehen, wenn sowohl Sie als auch der Arzt mit klaren Zeitangaben und einer zusätzlichen Pufferangabe kommunizieren? Die Ausgangssituation ist identisch. Ein Patient kommt auf Sie zu und bittet darum, den Stationsarzt sprechen zu dürfen. Sie rufen daraufhin den entsprechenden Arzt an und tragen das Anliegen des Patienten vor. Daraufhin antwortet er (mithilfe des Tricks): *„Ich mache gerade eine Sonographie. Ich rechne damit, dass ich in ungefähr 20 Minuten bei euch sein kann."* Eigentlich rechnet er mit 15 Minuten, aber er baut bewusst einen Puffer ein. Diese Antwort geben Sie wörtlich an den Patienten weiter. Allerdings sagen Sie ihm, es sei jetzt 10:15 Uhr. Der Arzt werde voraussichtlich gegen 10:45 Uhr vor Ort sein (30 statt 20 Minuten – wieder der Puffer). Aufgrund eines technischen Problems benötigt der Arzt dann tatsächlich 18 statt 20 Minuten. Wie ist die Stimmung bei den Beteiligten? Der Patient hat Sie lediglich ein einziges Mal angesprochen. Er wartet deutlich kürzer als erwartet. Gleichzeitig ist es nicht notwendig, den Arzt ein zweites und drittes Mal anzurufen, sodass er die Sonographie störungsfrei beenden kann. Alle sind dadurch deutlich entspannter. Die Art und Weise, wie hier Wartezeiten kommuniziert werden, beeinflusst das gesamte System. Es entsteht für alle Beteiligten eine andere Realität.

Diese Vorgehensweise funktioniert einwandfrei, sofern sie hausintern untereinander abgestimmt ist. Es setzt natürlich voraus, dass der Arzt tatsächlich kommt und der Patient dann auch vor Ort ist. Dieses Beispiel dient zur Veranschaulichung des dahinterstehenden Prinzips. Sollte Ihr Gegenüber keine eindeutige Zeitangabe machen (*„Ich komme gleich"*), kann man immer nachfragen: *„Was bedeutet das?"*, *„Wann genau?"*, *„Was schätzt du ungefähr wann?"*

Die deutsche Bahn „genießt" den unvorteilhaften Ruf, dass ihre Züge regelmäßig Verspätung haben. Ob berechtigt oder nicht, sei einmal dahingestellt. In diesem Kontext lässt sich der Vorteil konkreter Zeitangaben ebenfalls gut veranschaulichen. Jeder von uns kennt das Gefühl bei fünf Grad Celsius zu dünn bekleidet am Bahnhof zu stehen und plötzlich die Durchsage zu hören, der Zug habe Verspätung (ohne konkrete Zeitangabe). Unter diesen Rahmenbedingungen fühlen sich selbst minimale Verspätungen wie eine halbe Ewigkeit an. Außerdem geht man davon aus, dass der Zug zeitnah einfährt und bewegt sich dementsprechend nicht vom Fleck. Sollte stattdessen die Durchsage kommen, der Zug habe 30 Minuten Verspätung, ist man natürlich im ersten Moment extrem verärgert. Hierbei handelt es sich schließlich um eine nicht unerhebliche Verlängerung der Reisezeit, die sogar zum Verpassen eines Anschlusszuges führen kann. Dennoch hat diese Ansage zwei wesentliche Vorteile:

1. Wenn ich weiß, dass der Zug erst in 30 Minuten kommt, gehe ich los und hole mir einen Kaffee zum Aufwärmen. Anschließend kann ich noch in einen Zeitschriftenladen gehen, um mir die Zeit mit ein bisschen Stöbern zu vertreiben.
2. Sollte ich dadurch einen Anschlusszug verpassen, kann ich mich zumindest darauf einstellen und nach Alternativen suchen.

Da wir gerade bei Zugfahrten sind. Wie lange dauert eine Zugfahrt von Berlin nach München? Durch die neue ICE Schnellstrecke dauert die Fahrt lediglich zwischen viereinhalb und fünf Stunden. Angenommen, Sie steigen in Berlin in den ICE. Wann würden Sie das erste Mal nach vorne zum Zugführer gehen und sich danach erkundigen, wie lange die Fahrt noch dauert? Sollte es nicht zu auffälligen Fahrtunterbrechungen kommen, vermute ich, dass Sie das frühestens nach Ablauf der vier Stunden tun würden, oder? Schließlich weiß man, dass die Fahrt mindestens vier Stunden in Anspruch nimmt. An dieser Stelle wird ein weiterer Vorteil konkreter Zeitangaben deutlich. Wartende Patienten beeinflussen durch ihre zunehmenden Versuche, Kontakt mit den Mitarbeitern aufzunehmen, die Zufriedenheit der Mitarbeiter negativ.[198] Wenn wartende Patienten regelmäßig nach vorne kommen, um sich nach der verbleibenden Wartezeit zu erkundigen, ist das in den meisten Fällen auf die eingangs beschriebenen Kommunikationsfehler zurückzuführen. Die Aussage „*Bitten nehmen Sie noch einen Moment Platz*" führt zwangsläufig zu regelmäßigem Nachfragen. Wenn wir Patienten stattdessen darüber aufklären, dass es unter Umständen zu einer Wartezeit von einer Stunde kommen kann, reduziert sich die Anzahl dieser Nachfragen deutlich. In diesem Fall erkundigt man sich erst nach Ablauf einer Stunde wieder über die verbleibende Wartezeit. Sofern es sich bei einer Stunde jedoch um die weiter oben beschriebene Technik des *Worst-Case-Szenarios* mit *Pufferangabe* handelt, wird der Patient das Wartezimmer bis dahin ohnehin längst zufrieden verlassen haben. Die Wirksamkeit

---

[198] Vgl. Burström et al. (2013)

dieser Technik ist mir bereits vielfach von Seminareilnehmern unterschied-
lichster Berufsgruppen (Prozessmanager, Notaufnahme, etc.) bestätigt worden. In sog. Aufbau- oder Refresher-Kursen kommt regelmäßig die Rückmeldung, dieser Tipp zähle zu den besten Tricks der gesamten Schulung.
Die Anzahl der Beschwerden über lange Wartezeiten sowie die dazugehörigen Streitgespräche seien hierdurch deutlich zurückgegangen.

Praxistransfer

Einen kleinen Moment noch ...

Beschwerden über zu lange Wartezeiten sind oft ein Zeichen für
fehlende Informationen.
Machen Sie frühzeitig klare Zeitangaben über bevorstehende Wartezeiten. Übertreiben Sie hierbei etwas, dann wird sich der Wartende
freuen, dass es etwas schneller ging.

*„Bitte planen Sie morgen ein, dass es bis zu X Stunden dauern kann.
Ich verspreche Ihnen, dass wir alles tun, damit es schneller geht.
Doch wie gesagt, es kann bis zu X Stunden dauern. "*

10.3.3 Dann gehe ich halt woanders hin!

Trotz dieser Rückmeldungen möchte ich auf zwei berechtigte Einwände
eingehen. *„Wir können Patienten doch nicht sagen, dass sie mit einer Wartezeit von sieben Stunden zu rechnen haben. Dann kriegen wir ja Ärger mit
den Patienten."*
 So lautete der Einwand einer Mitarbeiterin der Augenklinik. Diesem Einwand lässt sich nur entgegnen: *„Was haben Sie denn jetzt? "*

Ich werde außerdem häufig gefragt, was man tun könne, wenn Patienten
damit drohen eine andere Klinik oder einen anderen Arzt aufzusuchen. Für
diesen Fall hatte ich das Glück, als Seminarteilnehmer einen Tipp von

einem Kollegen zu hören, den ich persönlich als überaus charmant empfinde. Ein eskalierender Dialog könnte wie folgt verlaufen:

Klinikmitarbeiter: *„Es dauert ungefähr drei Stunden."*
Patient: *„Das ist mir aber zu lange."*
Klinikmitarbeiter: *„Da kann ich aber nichts dran ändern.*
(problemorientiert)
Stellen Sie sich mal nicht so an." (keine Empathie)
Patient: *„Dann gehe ich halt woanders hin."*
Klinikmitarbeiter: *„Machen Sie das. Mir doch egal.*
Woanders dauert es genauso lange."

In diesem Beispiel wird der Patient den Wartebereich stinksauer verlassen, während sich der Klinikmitarbeiter vermutlich bis in den Abend hinein über den undankbaren Patienten aufregt. Außerdem hängt hier noch die bedrohliche Wolke einer Beschwerde über das unfreundliche Personal in der Luft. Eine mögliche Alternative könnte laut meinem Kollegen wie folgt aussehen:

Klinikmitarbeiter: *„Wir tun, was wir können, damit es so schnell wie*
möglich geht. Es besteht jedoch die Möglichkeit, dass
es bis zu drei Stunden dauert. Wenn Sie Glück haben,
geht es auch etwas schneller."
(lösungsorientiert, konkrete Zeitangabe)
Patient: *„Das ist mir aber zu lange."*
Klinikmitarbeiter: *„Das tut mir leid.* (Empathie)
Es ist <u>Ihre</u> Entscheidung, ob Sie warten wollen oder
nicht." (Prinzip der Mitwirkung)
Patient: *„Nee, dann gehe ich lieber woanders hin."*
Klinikmitarbeiter: *„Soll ich für Sie mal da anrufen und nachfragen, wie*
lange es dort dauert?" oder alternativ:
„Rufen Sie am besten erstmal dort an und erkundigen
Sie sich, bevor Sie dort umsonst hinfahren?!"

Hier können zwei Szenarien entstehen. In den meisten Fällen wird der Patient erfahren, dass es woanders genauso lange dauert wie bei Ihnen. In den wenigen Ausnahmefällen, bei denen es woanders tatsächlich schneller geht, wird er Ihren Wartebereich nicht mehr verärgert, sondern mit einem ganz anderen Gefühl verlassen: *„Hier bin ich gut beraten worden. Hier wurde mir geholfen."* In beiden Fällen fühlt sich der Patient gut beraten und es wurde nicht gestritten. Und darum geht es doch. Sie sind nicht dazu aufgerufen, Patienten andere Krankenhäuser zu empfehlen. Hierzu sind Sie nach meinem Kenntnisstand vom Gesetz her auch gar nicht berechtigt. Es sollen auch keine Patienten im Sinne von *„woanders ist es besser / schneller"* weggeschickt werden. Dann wäre der Ärger mit der Klinikleitung vorprogrammiert. Die Idee besteht darin, einem mental bereits abgewanderten Patienten weiterhin alles in unserer Macht stehende anzubieten, damit ihm geholfen wird. Ich habe diesen Vorschlag bei einem Vortrag gehört. Dabei bin ich für mich persönlich zu dem Schluss gekommen, dass ich als Patient ein solches Vorgehen begrüßen würde.

Eine weitere Herausforderung besteht darin, dass Patienten nicht nach der Reihenfolge Ihres Erscheinens im Wartebereich aufgerufen werden (siehe Kapitel 10.3). Menschen können sehr ungehalten werden, wenn sie der Meinung sind, länger als andere warten zu müssen. In der Regel wird der Aufruf nach der Reihenfolge des Eintreffens als gerecht und Abweichungen davon als ungerecht empfunden. Das erklärt auch, warum viele Patienten in der Notaufnahme aufgebracht reagieren, wenn sie das Gefühl haben, andere Patienten würden bevorzugt behandelt. Das scheint auf den ersten Blick logisch, da ich beim Bäcker oder im Kino ebenfalls davon ausgehe, dass hier nach dem *First come, first serve-Prinzip* vorgegangen wird. In einem Krankenhaus ist das jedoch ein Trugschluss, da Patienten je nach Erkrankung zu unterschiedlichen Fachbereichen und Ärzten weitergeleitet werden. Je nach Fachbereich können die einzelnen Untersuchungen unterschiedlich lang und die Kapazitätsauslastungen unterschiedlich hoch sein. Infolgedessen passiert es schnell, dass ein Patient für Fachbereich A zwar als dritter in der Warteschlange ist, jedoch erst als siebter drankommt. Andere Patienten, die nach ihm eingetroffenen sind, werden früher zu einem Arzt mit einer anderen Spezialisierung geschickt. Außerdem führt die bereits beschriebene *Triage* dazu, dass manche Patienten länger warten als andere, da ihre Erkrankung als weniger dringend eingestuft worden ist.

Ein Lösungsansatz besteht darin, diesen Sachverhalt mithilfe von *Informationen über die Abläufe* bereits vorab so transparent wie möglich zu gestalten. Weisen Sie Patienten sowohl bei der Terminvereinbarung als auch bei der Aufnahme nach Möglichkeit explizit darauf hin, dass andere, die nach ihnen kommen, unter Umständen vor ihnen aufgerufen werden, weil sie zu einem anderen Fachbereich weitergeleitet werden. Sie können nicht davon ausgehen, dass Patienten diese Abläufe kennen (siehe Kapitel 9.1 – *False-Consensus-Effekt*). Diese Information wird in manchen Kliniken und Arztpraxen auch in Form von Postern gut leserlich an der Wand angebracht oder zumindest als Informationsblatt ausgelegt. Es wird weiterhin Patienten geben, die diese Informationsblätter nicht lesen, die Poster nicht sehen und trotz kurzer Erklärung mit Unverständnis reagieren. Aber Sie können mithilfe dieser einfachen Erklärung die Anzahl an Beschwerden und somit Stresssituationen im Wartebereich reduzieren.

10.3.4 Bei Verzögerungen? Begründungen revisited

Es existiert eine Vielzahl von Gründen, warum Termine oder OP-Zeiten verschoben werden. Notfallpatienten, Komplikationen während einer Operation oder auch Verkehrschaos können dazu führen, dass selbst Zeitangaben mit Puffern nicht eingehalten werden können. Was kann man in diesen Fällen tun?

Organisatorische Probleme sind das eine, das andere jedoch fehlende Kommunikation. Da die Wartezeit für Patienten sehr belastend sein kann, ist es umso wichtiger, ihnen zeitliche Verzögerungen bestmöglich zu kommunizieren. Verzögerungen sind ein Klassiker für Patientenbeschwerden. In vielen Kliniken werden Operationen aufgrund zu geringer OP-Kapazitäten oder wegen eines defizitären Zeitmanagements kurzfristig wieder abgesetzt, obwohl die Patienten bereits den halben Tag *nüchtern* auf den Termin gewartet haben. Dies führt sowohl bei Patienten als auch bei den Mitarbeitern im OP sowie auf den Stationen zu großer Frustration mit zum Teil hohen Folgekosten.[199]

Jeder von uns geht davon aus, dass er zu einem angekündigten Termin *„an die Reihe kommt“*. In den meisten Fällen sind wir im Rahmen der aka-

---

[199] Vgl. Quernheim (2017)

demischen Viertelstunde noch bereit, eine Verzögerung in Kauf zu nehmen. Jede weitere Minute empfinden wir jedoch zumeist als eine Überstrapazierung unseres Nervenkostüms. Studien zeigen in diesem Zusammenhang, dass jeder zehnminütige Anstieg der erwarteten Zeit im Wartebereich zu einem Rückgang der abschließend gemessenen Zufriedenheit der Patienten von acht Prozent führt.[200] Dementsprechend bleibt nach *Adam Riese* bei zwei Stunden zusätzlicher Wartezeit kaum noch Zufriedenheit übrig.

Es ist daher unerlässlich, wartende Patienten über die Gründe (siehe Kapitel 3) für Verzögerungen aufzuklären. Erscheint ein Patient pünktlich zu seinem 11:00 Uhr-Termin, ist es wichtig, dass er spätestens um 11:15 Uhr die erste Information erhält, *warum* es länger dauert. Ansonsten hätte diesem Patienten ein anderer Termin gegeben werden können. Am besten sagen Sie rechtzeitig proaktiv Bescheid, bevor der Patient zu Ihnen kommt und nachfragt. Kurzfristig auftretende Verzögerungen lassen sich nur sehr schwer vermitteln, wenn der Wartende bereits unter Stress steht und verärgert ist. Bei Notfällen kann es natürlich vorkommen, dass niemand dazu Zeit hat. In diesen Fällen wird sich der Patient vermutlich beschweren. Dann macht er also – in den seltenen Ausnahmen – genau das, was heute ohnehin die meisten tun.

Entsprechend den Überlegungen zur *Verständlichkeit* aus Kapitel 9 ist außerdem darauf zu achten, dass die Erklärung für den Betroffenen einleuchtend und stichhaltig ist. Wenn er die Argumentation nachvollziehen kann, wird er den Sachverhalt eher akzeptieren. Wenn Menschen den Grund einer Verzögerung nachvollziehen können, bringen sie mehr Geduld und Verständnis auf. Wer weiß, warum er wartet, wartet ausdauernder! Sagen Sie daher nicht einfach *„Wir bedauern, dass Sie trotz des Termins 45 Minuten warten müssen."* Es ist zielführender, auf verständliche Art und Weise über den Grund einer Verzögerung aufzuklären:

„Wegen Komplikationen bei einem anderen Patienten hat sich heute Vormittag die gesamte Planung um 1,75 Stunden verzögert. Wir haben schon wieder eine Stunde aufgeholt, so dass die aktuelle Verzögerung nur noch bei 45 Minuten liegt. Wir hoffen auf Ihr Verständnis."

---

[200] Vgl. McCarthy et al. (2011)

Es ist hilfreich, wenn Sie in Teamsitzungen gemeinsam mit Ihren Kollegen typische Ursachen für Verzögerungen und daraus resultierende Wartezeiten sammeln. Formulieren Sie dazu klare und verständliche Textbausteine. Im Laufe der Zeit verfügen Sie dann über eine Vielzahl von Mustertexten, die Sie dabei unterstützen, Ihre Ansagen für Wartende zu professionalisieren.

Doch was können Patienten jetzt zur Überbrückung der Verzögerung tun? Wenn Patienten die Ursache der Verzögerung gehört und bestenfalls akzeptiert haben, wünschen sie sich klare Handlungsempfehlungen. Wenn das Ende der Verzögerung absehbar und die zusätzliche Wartezeit zumutbar erscheint, gilt es, den Patienten zu animieren, vor Ort zu bleiben.[201] In vielen Kliniken besteht zudem die Möglichkeit, Patienten zumindest für eine gewisse Zeit aus dem Warteraum zu entlassen und für einen späteren Zeitpunkt wieder einzubestellen. Zwei mögliche Anregungen dazu:

1.   *„Es wird wahrscheinlich noch eine Stunde dauern. Sie können gerne in die Cafeteria gehen, dort etwas essen[202] und ein wenig lesen."*

2.   *„Es kann noch bis zu zwei Stunden dauern, bis Sie an der Reihe sind. Wenn Sie möchten, können Sie Ihre Mobilnummer hinterlassen und wir melden uns etwa 15 Minuten vor Ihrem Termin. So können Sie draußen noch etwas spazieren gehen."*

Wartezeiten vergehen schneller, wenn wir uns beschäftigen. Deshalb sind Ablenkung und eine Handlungsalternative wichtige Instrumente, um Beschwerden über Wartezeiten vorzubeugen. Wartende wollen zu tun haben, damit sich die gefühlte Wartezeit reduziert, und sei es nur durch das Ausfüllen eines Anamnesebogens in der Arztpraxis. An dem Flughafen von Houston in den USA nahm die Anzahl der Beschwerden über zu lange Wartezeit auf das Gepäck stark ab, nachdem die Flughafenleitung den Gehweg vom Terminal zur Gepäckausgabestelle um die sechsfache Strecke ver-

---

[201] Eine Vielzahl von Gesprächstechniken zur Motivationsförderung wurde bereits in den vorangegangenen Kapiteln beschrieben. Siehe hierzu insbesondere Kapitel 3 und 4.

[202] Vorausgesetzt, dass der Patient nicht auf eine OP wartet und „nüchtern" sein soll.

längert hatte. Dieses Beispiel zeigt, dass nicht immer die tatsächliche, sondern die wahrgenommene Wartezeit entscheidend ist.[203] Diese lässt sich mithilfe kleiner Tricks manchmal einfacher beeinflussen als die tatsächliche Wartezeit. Das gleiche Prinzip können Sie anwenden, wenn der Entlassungsbrief noch fehlt. Die Patienten stehen mit einer Schar von Angehörigen vor dem Stationszimmer und schaukeln sich gegenseitig hoch. Klären Sie den Patienten bereits zu Beginn des Tages über den Ablauf auf:

> *„Sie können um 10 Uhr aufstehen.*
> *Den Arztbrief erhalten Sie gegen 12 Uhr.*
> *Sie können in der Cafeteria warten. Sie werden dann angerufen. "*

Wartezeiten sind nicht zu vermeiden. Da sie für Patienten eine hohe Belastung darstellen, ist ein professioneller und transparenter Umgang mit wartenden Patienten entscheidend. Der Umgang mit Wartenden setzt die Fähigkeit voraus, zuzuhören und sich gleichzeitig in die emotionale Lage der Patienten hineinzuversetzen. Einen Betroffenen ohne Ankündigung und Erklärung oder in Kombination mit vagen *„Falschaussagen"* (Moment, Augenblick, gleich, sofort) warten zu lassen, stellt einen Eingriff in die persönliche Freiheit dar. Wer Menschen zu Geduld auffordern und an ihr Verständnis für langes Warten appellieren möchte, sollte bereit sein, Wartezeiten ehrlich zu kommunizieren. Klare Zeitangaben plus Puffer, nachvollziehbare Gründe für Verzögerungen sowie Anregungen zur Ablenkung von langen Wartezeiten erhöhen die Zufriedenheit von Patienten und Angehörigen. Sie beugen maßgeblich Konflikten vor.

10.4 Zeit nehmen

„Wir haben genug Zeit, wenn wir sie nur richtig verwenden."

(Johann Wolfgang von Goethe)

Die Zeit, die von Patienten am höchsten geschätzt wird, die ärztliche Zuwendung, beträgt oft nur einen Bruchteil der Wartezeit. Ärzte in Deutsch-

---

[203] Vgl. Taylor & Benger (2004)

land haben allerdings im internationalen Vergleich die wenigste Zeit für ihre Patienten, da sie die meisten Patienten pro Woche betreuen. Eine Studie des Instituts für Qualität und Wirtschaftlichkeit im Gesundheitswesen zeigt, dass ein deutscher Arzt im Durchschnitt lediglich 7,8 Minuten für den Patientenkontakt hat. Wäre ich ein deutscher Arzt, wäre dieses Buch nach vier Seiten zu Ende. Da wären Sie enttäuscht, oder?! Ich doch auch! In Großbritannien sind es immerhin 11,1 Minuten, in Kanada und den USA hingegen sogar 16 bzw. 19 Minuten.[204] 7,8 Minuten sind sicherlich beim Smalltalk am Flughafen ausreichend für ein gutes Gefühl, wenn es jedoch um wichtige, die Gesundheit eines Patienten betreffende Themen und Entscheidungen geht, reichen sie sicherlich nicht aus. Zeit ist jedoch ein abstrakter Begriff, der von Menschen sehr unterschiedlich empfunden wird. *Eckart von Hirschhausen* sagte hierzu in einem seiner Vorträge:

„Eine Minute kann sehr kurz oder sehr lang sein, je nachdem, auf welcher Seite der Toilettentür man steht."

In diesem Zusammenhang hat ein Kollege von mir ein spannendes Experiment durchgeführt. Er befragte Patienten nach einem Arztgespräch, wie lange sie die Zeit einschätzten, die der Arzt soeben bei ihnen im Zimmer verbracht hat. Er stellte fest, dass Patienten die tatsächliche Zeit durchschnittlich mit einem Multiplikator von 0,8 wahrnehmen, also 80% der tatsächlichen Zeit. D.h., wenn der Arzt fünf Minuten im Zimmer verbracht hatte, entstand bei den Patienten der Eindruck, es seien lediglich vier Minuten gewesen. Es gab allerdings einen Arzt, bei dem dieses Ergebnis komplett anders ausfiel. Hier gaben die Patienten an, er sei mindestens zehn oder zwölf Minuten im Zimmer gewesen. Was hat dieser Arzt anders gemacht? Intuitiv könnte man davon ausgehen, dass er aufmerksamer zugehört und ruhiger gesprochen hat. Vielleicht war er auch empathischer als seine Kolleginnen und Kollegen? Nichts dergleichen. Stattdessen hat er etwas viel Einfacheres getan. Er hat sich hingesetzt.

Das Schöne daran ist, dass fünf Minuten im Sitzen genauso lange dauern wie fünf Minuten im Stehen. Folglich investierte dieser Arzt nicht mehr Zeit als seine Kollegen. Seine Patienten hatten jedoch das Gefühl, er würde

---

[204] Vgl. Koch, Gehrmann & Sawicki (2007)

sich mehr *Zeit nehmen.* Es erscheint daher sinnvoll, sich hinzusetzen, wenn man mit Patienten ein Gespräch führt, dass länger als eine Minute dauern wird – von der Menüerfassung bis hin zur Besprechung des Anamnesebogens. Setzen Sie sich dabei ans Bett, nicht auf das Bett. So vermitteln Sie das Gefühl, dass Sie sich Zeit nehmen. Gespräche im Stehen oder mit einer Hand auf der Türklinke wirken, als sei man auf der Flucht.

Ein möglicher Einwand besteht in dem Glaubenssatz bzw. der Überzeugung: *„In der Pflege sitzt man nicht."* Was passiert, wenn ich bei einem Patienten sitze und mein Chef erwischt mich dabei? In diesem Fall droht Ärger. Man wird fürs Arbeiten bezahlt und nicht dafür, mit Patienten ein Kaffeekränzchen zu halten. Es geht hierbei jedoch nicht darum, mehr Zeit in dem Zimmer zu verbringen. Die Art und Weise, *wie* man die Zeit dort verbringt, ist viel entscheidender. Wenn das mit Kollegen und Vorgesetzten abgesprochen ist, stellt das kein Problem dar. Denken Sie in diesem Zusammenhang an *Begründungen* und *Vorabinformationen* als Argumentationshilfen.

Ein weiterer Vorteil von Gesprächen im Sitzen besteht darin, dass wir im wahrsten Sinne des Wortes mit Patienten auf Augenhöhe sprechen. Ich habe es selbst als Patient erlebt, wie sechs Ärzte bei der Visite mein Zimmer betreten, die Bettdecke wegreißen (ich liege dort nahezu nackt) und anfangen, von oben herab über mich zu sprechen – eine extrem unangenehme Situation. An diesem Beispiel wird übrigens ein weiteres Informationsdefizit von Patienten deutlich. Viele Patienten beklagen, dass bei einer Visite nicht mit ihnen, sondern über sie gesprochen wird. Ärger und Unverständnis sind die Folge. Viele Patienten wissen schlichtweg nicht, dass die Visite kein Instrument für ein Arzt-Patienten-Gespräch darstellt. Bei der Visite besprechen die Ärzte den Krankheitsverlauf und das weitere Vorgehen. Das Patientengespräch mit dem leitenden Stationsarzt findet in der Regel zu einem späteren Zeitpunkt am Tag statt. Wenn Patienten vorab darüber aufgeklärt werden, wird der Prozess transparenter und unangenehme Situationen dieser Art können vermieden werden. Wir können nicht davon ausgehen, dass Patienten wissen, welchem Zweck eine Visite dient.

10.5 Oxytocin, gemeinsame Duscherlebnisse & die Rückkehr der Jedi-Ritter

„An seine eigene Schulter kann man sich nicht lehnen."

(Florian Langenscheidt)

Insbesondere bei Gesprächen am Patientenbett, aber auch an anderen Stellen besteht eine sehr wirksame und zugleich intime Form der Kontaktaufnahme darin, einem Patienten die Hand zu halten oder die eigene Hand auf seinen Arm zu legen. Jeder Mediziner wird es im Laufe seiner Berufslaufbahn schon einmal erlebt haben, welch eine enorm positive Wirkung eine kurze Berührung im richtigen Moment bei Patienten oder Angehörigen haben kann. Diese Form der haptischen bzw. sensorischen Kommunikation bringt unser *Verständnis* bzw. *Empathie* dafür zum Ausdruck, wie es dem anderen geht. Nichts lässt so schnell einen Draht entstehen wie respektvoller, körperlicher Kontakt. Patienten möchten be*hand*elt werden und umgekehrt möchten Mediziner vermitteln:

Bei uns sind Sie in guten Händen.

Primaten drücken ihr Interesse und ihre Fürsorge durch gegenseitiges lausen und kraulen im Fell aus. In einem grausamen Experiment von Verhaltensforschern in den 60er Jahren wurde untersucht, was passiert, wenn Affenbabys ohne Körperkontakt zur Mutter aufgezogen werden. Die Babys verstarben allesamt, obwohl sie alles hatten, was sie an Nahrung brauchten.[205] Das ist bei Menschen nicht anders und bei Erwachsenen nicht anders als bei Kindern – Berührungen sind ein Lebenselixier. Damit meine ich allerdings nicht das alltägliche Rumgeschubse in der U-Bahn.

Sinneszellen auf unserer Haut, sog. C-taktile Fasern, sprechen auf besonders langsame Berührungen an. Unsere Haut ist so sensibel, dass sie einen eigenen Kanal der Kommunikation darstellt. Mit ihrer Hilfe können wir Emotionen von jemandem spüren, ohne Worte und Mimik zu kennen. Gefühle verändern sich, wenn wir berührt werden. Menschen sind in der

---

[205] Vgl. Harlow (1978)

Lage, diese Signale bewusst wahrzunehmen, und parallel landen sie in unserem Glückszentrum. Oxytocin wird ausgeschüttet. Dieser Botenstoff spielt eine zentrale Rolle bei der Vertrauensbildung und dem Abbau von Angst.[206]

Manche Patienten möchten jedoch nicht unbedingt berührt werden. Außerdem existieren professionelle Grenzen sowie das Thema Missbrauch. Ein Pfleger, der einem verängstigten Jungen kurz die Hand auf den Arm legt oder ein Arzt, der betroffene Angehörige kurz in den Arm nimmt, bringt damit allerdings nach meinem Dafürhalten lediglich zum Ausdruck, dass er weiß, wie Menschen ticken und wie wichtig Nähe für unser Wohlbefinden ist. Ich bin davon überzeugt, dass Mediziner im Laufe der Zeit ein gutes Gespür dafür entwickeln, wann eine Berührung angebracht ist und sich auch dementsprechend korrekt verhalten.

Berührungen begünstigen in anderen Kontexten ebenfalls den persönlichen Kontakt und erzeugen Sympathie. Ich arbeite schon seit vielen Jahren mit einem großen Krankenhaus in Rheinland-Pfalz zusammen. Vor vielen Jahren habe ich von einem Seminarteilnehmer den Tipp bekommen, die gegenüberliegende Pizzeria auszuprobieren. Die Pizza ist dermaßen gut, dass ich seitdem bei jeder Gelegenheit dort essen gehe. Vor einiger Zeit ist mir dort etwas Interessantes aufgefallen. Bei einigen Gästen kommt der Chef zum Kassieren persönlich an den Tisch, hält kurzen Small-Talk und berührt den zahlenden Gast ganz beiläufig kurz an der Schulter. Nach ein paar weiteren Besuchen fing er damit auch bei mir an. Ich interpretierte diese Beobachtung zunächst einmal so, dass er sich diese Geste scheinbar bei Stammgästen angewöhnt hatte, um den guten Kontakt zueinander zu intensivieren. Mittlerweile weiß ich jedoch, dass noch etwas anderes dahinterstecken könnte.

Mir fiel auf, dass ich beim Erhalt der Rechnung sehr schnell ein bestimmtes Trinkgeld im Kopf habe. Bei einer Rechnung von 11,60 Euro gebe ich ungefähr 13 Euro. Die Berührung meiner Schulter führte allerdings immer wieder dazu, dass ich meine Entscheidung im letzten Moment nach oben revidierte, und zwar auf 13,50 Euro. Ich bin fast vom Glauben abgefallen, als ich in diesem Zusammenhang über den sog. *Midas-Effekt* stolperte. Dieser bezeichnet die beschriebene Beobachtung, dass Menschen nach einer

---

[206] Vgl. Von Hirschhausen (2017)

körperlichen Berührung großzügiger werden. Eine Bedienung im Restaurant erhält mehr Trinkgeld, wenn die Gäste kurz vor dem Bezahlen an der Schulter berührt werden.[207] Die Berührung schafft Nähe und Sympathie, was sich logischerweise positiv auf das Trinkgeld auswirkt. Genauso wie manche Patienten, gibt es sicherlich auch Restaurantgäste, die auf eine Berührung des Kellners gut verzichten können. Forschungsergebnisse zeigen jedoch, dass es sich am Ende des Tages um ein probates Mittel zur Erhöhung des Verdienstes handelt. Ich möchte Medizinern ganz sicher nicht unterstellen, dass sie von Patienten Trinkgeld einheimsen möchten. Mehr Sympathie wäre jedoch sicherlich nicht schlecht.

Es ist wenig überraschend, dass wir in der Regel eher bereit sind, den Bitten von Menschen nachzukommen, denen wir vertrauen und die uns sympathisch sind. Sympathie entsteht losgelöst von Berührungen häufig auch durch Ähnlichkeiten und Gemeinsamkeiten – *Gleich und gleich gesellt sich gerne*. Das gilt unabhängig davon, ob Gemeinsamkeiten im Bereich von Meinungen, Charaktereigenschaften, Herkunft oder Lebensstil bestehen. Im Patientenkontakt kann die Betonung von Gemeinsamkeiten den Beziehungsaufbau fördern. Sie vermittelt das Gefühl von Geborgenheit und Wertschätzung, da echtes *Interesse an der Person* gezeigt wird.

Unser Sohn ist direkt nach seiner Geburt aufgrund zu hoher Entzündungswerte für mehrere Tage in eine Kinderklinik gekommen. Am vorletzten Tag hatte meine Frau mit Milchstau zu kämpfen. Sie empfand diese Situation als äußerst schmerzhaft und belastend. Da die vorangegangenen Tage bereits sehr emotional und mit wenig Schlaf verbunden waren, wurde sie schließlich von ein paar Tränen übermannt. Die Kinderkrankenschwester schickte mich daraufhin kurzerhand weg, um ein paar Sachen zu besorgen. Auf dem Rückweg habe ich die ganze Zeit darüber nachgedacht, was ich tun könnte, um Marie wieder aufzubauen. Meine Überlegungen waren jedoch hinfällig, da die Kinderkrankenschwester in der Zwischenzeit ihr gesamtes Können auf zwischenmenschlicher Ebene unter Beweis gestellt hatte. Als ich das Zimmer betrat, führten die beiden eine angeregte Unterhaltung über ein mögliches Star-Wars Kostüm für Marie und Moritz an Karneval. Marie könne als Prinzessin Leia und Moritz als Meister Yoda

---

[207] Vgl. Crusco & Wetzel (1984)

den Straßenkarneval feiern. Die beiden haben dabei ausgelassen gelacht, sodass ich zuerst dachte, ich sei im falschen Film. Die ganze Situation wurde für mich jedoch nachvollziehbar, als meine Frau mir anschließend erzählte, was passiert war.

Marie trug an jenem Tag zufällig ein T-Shirt mit dem Star-Wars Logo. Die Kinderkrankenschwester hatte sie darauf angesprochen und erzählt, sie sei selbst großer Fan der Sternensaga (*Betonung von Gemeinsamkeiten*). Anschließend war die Brücke zum Straßenkarneval nicht mehr allzu weit, da wir in einer Kölner Klinik waren und beide aus Köln stammen.[208] Im Nachgang betrachtet, finde ich dieses Erlebnis sehr eindrucksvoll, da es zeigt, wie die Wahrnehmung der Interessen meiner Frau (durch einen simplen T-Shirt Aufdruck) und die daraus entstehende Gesprächsebene (zwei Kölner sinnieren über Kostüme für den Karneval) maßgeblich dazu beitrug, dass Marie sich wieder wohlfühlte und ihre Schmerzen ausblenden konnte. Meine Frau und die Kinderkrankenschwester waren im wahrsten Sinne des Wortes auf einer Wellenlänge. Durch das Betonen von Gemeinsamkeiten und das damit verbundene *Sich-aufeinander-Einschwingen* entstand ein lebendiger Fluss von Informationen. Es entstand ein harmonisches Gesprächsklima, dass durch ein hohes Maß an Vertrauen und emotionaler Offenheit gekennzeichnet war.

Die Betonung von Gemeinsamkeiten kann bei Patientengesprächen durch ein einziges Wort allerdings ebenso zu Irritationen führen – das Wörtchen *"Wir"*. Es hat sich teilweise in die Sprachkultur der Pflege eingeschlichen, die Wir-Form bei einer Vielzahl von Aufforderungen zu benutzen. Insbesondere Frauen neigen nachgewiesenermaßen dazu, *Appelle* mit *„ Wir machen ... / Wir sollten ... / Wir könnten ... "* einzuleiten.[209] Das dahinterliegende Motiv besteht in der Bestärkung des Gemeinschaftsgefühls.[210] Diese Kommunikationsform kann jedoch ungewollt in die Irre führen.

---

[208] Marie und Moritz haben die Kostümidee im ersten gemeinsamen Straßenkarneval tatsächlich in die Tat umgesetzt.
[209] Vgl. Goodwin & Goodwin (1987)
[210] Vgl. Tannen (1993)

Der Satz „*Wir gehen jetzt zum Röntgen*" aus Kapitel 3 mag noch korrekt sein, sofern man den Patienten tatsächlich dorthin begleitet. In anderen Situationen scheint dies hingegen eher unangebracht zu sein:

> „*Frau Müller, wir gehen jetzt mal duschen.*"
> „*Herr Schmidt, wir nehmen jetzt unsere Tabletten ein.*"

Haben Sie vor, gemeinsam mit Frau Müller unter die Dusche zu gehen oder die Tablette mit Herrn Schmidt zu teilen? Noch schwieriger wird die Situation bei der nachfolgenden Gesprächseröffnung:

Arzt: „*Herr Meier, wie geht es uns denn heute?*"
Herr Meier: „*Mir geht es sehr schlecht.*
Wie es Ihnen geht, ist mir vollkommen egal!"

Pfleger: „*Wir stehen jetzt auf.*"
Frau Fröhlich: „*Sie stehen doch schon.*"

Hier ist die Grundlage für eine gelungene Interaktion bereits nach dem ersten Satz futsch.[211] Botschaften, die ein „*Wir*" beinhalten, können zu ungewollten und teilweise peinlichen Missverständnissen führen. „Wir-Formulierungen" sind grenzüberschreitend. Dementsprechend sind auch hier klare und eindeutige Aussagen besser. Beziehen Sie sich durch ein „*Wir*" nur dann mit ein, wenn Sie auch tatsächlich in den Prozess involviert sind.

10.6 Wie war noch gleich Ihr Name?

Nur einmal angenommen, Sie haben sich vor kurzer Zeit zu einem Tapetenwechsel entschieden und sind in eine neue Stadt gezogen. Im Rahmen dieses Neuanfangs haben Sie beschlossen, regelmäßig ein Fitness-Studio zu besuchen. Letzte Woche waren Sie zum ersten Mal dort. Während des Trainings haben Sie eine neue Bekanntschaft gemacht und einen netten Small-Talk gehalten. In der Folgewoche treffen Sie bei einem weiteren Besuch

---

[211] Die Bedeutung des ersten Eindrucks und die daraus resultierenden Konsequenzen für das weitere Miteinander werden in Kapitel 11 genauer unter die Lupe genommen.

des Sportstudios völlig unverhofft auf dieselbe Person. Ihre neue Bekanntschaft kommt mit strahlendem Gesicht auf Sie zu und begrüßt Sie mit Ihrem Namen (Er ist übrigens kein Stalker: Sie hatten sich zuvor einander vorgestellt). Wie finden Sie das?

Die meisten Menschen empfinden die *Begrüßung mit Namen* als überaus freundlich und wertschätzend. Schließlich suggeriert uns der Andere dadurch, dass er das letzte Treffen als interessant und uns als sympathisch genug empfunden hat, um unseren Namen im Gedächtnis zu behalten. Sich einen Namen zu merken zeugt von Interesse und schafft Nähe.

Nach dem Work-Out (neu-deutsch für Training) beschließen Sie spontan, die Innenstadt Ihrer neuen Heimat ein wenig zu erkunden. Beim Spaziergang durch die Stadt steht plötzlich ein alter Schulkamerad vor Ihnen, den Sie seit über 20 Jahren nicht gesehen haben. Der Schulkamerad spricht Sie mit Namen an. Ihnen fällt jedoch leider nicht auf die Schnelle ein, wie er heißt. Wie empfinden Sie diese Situation? Wahrscheinlich eher als unangenehm, oder?

Bei einem meiner ersten Kunden habe ich vor über zehn Jahren ein Kommunikationstraining für die Mitarbeiter der Cafeteria durchgeführt. Da ich seitdem regelmäßig in dem Krankenhaus tätig bin, begegne ich den Teilnehmern von damals immer wieder beim Mittagessen. Obwohl die Schulung mittlerweile viele Jahre zurückliegt, begrüßen mich dort immer noch alle mit Namen. Ich empfinde das als Ausdruck großer Wertschätzung für mich und meine Arbeit und freue mich jedes Mal aufs Neue, wenn ich dort essen gehe.

Eine *Ansprache mit Namen* ist meiner Meinung nach, Grundvoraussetzung für ein wertschätzendes Gespräch auf Augenhöhe. Wir mögen es mit unserem Namen angesprochen zu werden, da der Kontakt hierdurch persönlicher und *Interesse an unserer Person* bekundet wird. Darüber hinaus verdeutlicht das Beispiel mit dem alten Schulkameraden, dass es ebenso wichtig ist, den Namen des Gesprächspartners zu kennen. So können unangenehme Situationen vermieden werden.

10.6.1. Autohäuser, ein Friseursalon & Herr Tsitsipas

Das erste Auto ist für viele von uns etwas ganz Besonderes. Wenn man in jungen Jahren ein Auto erwirbt, bleibt in den meisten Fällen jedoch nur noch wenig Geld für andere Dinge übrig. Als ich mit 18 Jahren mein erstes Auto gekauft habe, waren meine finanziellen Reserven für längere Zeit aufgebraucht. Dementsprechend habe ich auch darauf verzichtet, das Auto regelmäßig in die Inspektion zu bringen. Ich habe damals gehofft, dass ich somit auf lange Sicht gesehen ein paar Euros sparen könnte und im Falle eines Schadens die Reparatur schon irgendwie machbar sei – völlig verrückt, aber so war das damals.

Ich kam die ersten drei Jahre mit dieser Strategie ohne größere Probleme von A nach B, bis der Motor eines Tages unvermittelt anfing, besorgniserregende Geräusche von sich zu geben. Infolgedessen bin ich direkt ohne Termin zu dem Händler gefahren, bei dem ich seiner Zeit das Auto gekauft hatte. Während ich den Servicebereich betrete, kommt ein Mitarbeiter des Autohauses auf mich zu, streckt mir seine Hand entgegen und sagt: *„Guten Tag Herr Sieper, wie geht es Ihnen?"* Ich war völlig von den Socken. Es war bereits drei Jahre her, dass ich dort als Kunde ein Auto gekauft hatte und der Servicemitarbeiter wusste noch immer meinen Namen?! Mittlerweile ist mir klargeworden, dass er den Namen nicht wusste. Er hat mein Kennzeichen in seinen Computer eingegeben. Das weiß ich heute. Damals dachte ich jedoch, ich sei wahrscheinlich der wichtigste Kunde dieses Autohändlers.

Dieses Vorgehen lässt sich auch in vielen Hotels beobachten. Beim Auschecken trifft man in der Regel auf einen anderen Hotelmitarbeiter als bei der Anreise. Nach der Rücknahme des Schlüssels wird die Zimmernummer in den PC eingegeben und anschließend fast immer nach der Zufriedenheit mit der Unterkunft gefragt. Dabei wird der Gast stets mit seinem Namen angesprochen. Ich bin der festen Überzeugung, dass diese Routine während der Ausbildung zum Hotelkaufmann vermittelt wird. Achten Sie bei Ihrem nächsten Hotelbesuch einfach mal darauf, ob Sie auch von einer fremden Person mit Namen angesprochen werden. Andere Dienstleistungsbranchen legen ebenfalls großen Wert darauf.

Ich gehe schon mein ganzes Leben lang zu dem gleichen Friseur. Vor einigen Jahren hat die Friseurin meines Vertrauens einen Azubi namens Joey eingestellt. Joey hat es im Laufe seiner Ausbildung jedoch nicht geschafft, sich meinen Namen einzuprägen. Meine Besuche im Friseursalon verliefen immer nach dem gleichen Muster. Sobald ich den Laden betreten hatte, lief Joey zur Theke und schlug im Terminbuch etwas nach. Anschließend kam er zu mir und fragte: *„Christoph, was möchtest du trinken?"* Da ich einmal pro Monat beim Friseur bin und mittlerweile mehr als zwei Jahre vergangen waren, hatte er sich auch nach über 24 Friseurbesuchen scheinbar noch immer nicht meinen Namen gemerkt. Obwohl ich mich darüber ärgerte, überwog trotzdem jedes Mal die Freude, dass er weiterhin darum bemüht war, mich mit Namen anzusprechen.

Sprechen Sie Patienten und Angehörige daher nach Möglichkeit mit ihrem Namen an. Hierbei handelt es sich um ein einfaches und doch probates Mittel zur Herstellung eines persönlichen Kontaktes. Die Häufigkeit, mit der wir Patienten mit Namen ansprechen, erhöht die Zufriedenheit mit dem Klinikaufenthalt. Dieser Punkt ist ebenfalls wichtig, wenn man Patienten etwas Wichtiges mitzuteilen hat. Durch die Nennung des Namens gewinnt man die volle Aufmerksamkeit des anderen. Wir erleben dieses Phänomen bereits als Kinder in der Schule. Wer beim Flüstern mit dem Nachbarn erwischt und vom Lehrer mit Namen angesprochen wird, ist sofort wieder hochgradig konzentriert, zumindest für kurze Zeit. Ebenso führt eine direkte Ansprache mit Namen bei sog. *Vielrednern* dazu, dass diese zumindest kurz innehalten.

In vielen Kliniken sind kleine Schilder mit dem Namen des jeweiligen Patienten am Bett angebracht. Selbst wenn Ihnen der Name eines Patienten einmal entfallen sein sollte, reicht ein kurzer Blick darauf. Der Patient wird in aller Regel gar nicht wahrnehmen, dass Sie auf das Schild geschaut haben. Sprechen Sie den Patienten im weiteren Gesprächsverlauf ein- bis zweimal mit seinem Namen an (*„Guten Morgen Herr X, wie geht es Ihnen heute?", „Herr X, brauchen Sie noch etwas?"*). Er wird den Kontakt als deutlich persönlicher empfinden. Sie vermitteln ihm damit Interesse an seiner Person, das über sein Krankheitsbild hinaus geht. Wenn Sie keine Namensschilder an den Betten haben, lohnt sich vor dem Betreten des Zimmers ein kurzer Blick in die Krankenakte. Ebenso kann man bei der Aufnahme einen kurzen Blick auf die Versicherungskarte werfen, falls der Patient sich nicht oder nur schwer verständlich vorgestellt hat.

Patienten möchten im Krankenhaus nicht bloß eine Nummer sein. Eine Krankenschwester steht im Flur und ruft zur Kollegin: *„Wo soll die Hüfte hin?"* „Die Hüfte" liegt direkt daneben. Diese Situation hört sich wie ein schlechter Sketch an. Leider entsprechen solche Dialoge der Realität. In manchen Situationen ist es für Mediziner einfacher, ein Krankheitsbild anstelle eines schwierigen Namens im Gedächtnis zu behalten. In Anwesenheit des Patienten ist diese Form der Ansprache allerdings suboptimal. Niemand möchte als Hüfte bezeichnet werden.

Es gibt Situationen, in denen diese Hilfsmittel nicht zur Verfügung stehen. Außerdem ist es je nach Stärke des Publikumsverkehrs schwierig bis unmöglich, sich die Namen jedes einzelnen Patienten einzuprägen. In diesen Fällen liegt unser Fokus während eines Gespräches schnell darauf, die Notwendigkeit einer direkten Namensansprache zu vermeiden. Die Situation mit dem alten Schulkameraden ist hierfür sinnbildhaft. Man fährt in der Unterhaltung sozusagen Slalom, um eine peinliche Situation für alle Beteiligten zu umgehen. Mein Schwiegervater hat mir bereits nach wenigen Wochen das „Du" angeboten. Meine Schwiegermutter hingegen hat mir dieses Privileg über mehrere Jahre hinweg verwehrt. Für einen potenziellen Schwiegersohn entstehen in dieser Konstellation relativ schnell unangenehme Situationen. Versuchen Sie einmal, Ihre Schwiegermutter beim Mittagstisch nach dem Salz zu fragen, ohne sie dabei direkt anzusprechen.

In solchen Fällen ist es einfacher, offensiv damit umzugehen. Wenn Sie den Namen Ihres Gesprächspartners nicht verstanden oder vergessen haben (obwohl Sie ihn eigentlich wissen sollten), ist eine kurze Rückfrage schnell erledigt:

„Mir ist gerade leider Ihr Name entfallen.
Bitte sagen Sie mir noch einmal, <u>wie Sie heißen</u>?"

Im weiteren Gesprächsverlauf können Sie den Namen ein- bis zweimal wiederholen. Hiermit zeigen Sie dem anderen, dass die Frage nach seinem Namen keine Floskel war. Sie haben ihm ehrlich und interessiert zugehört. Ein schöner Nebeneffekt besteht dabei darin, dass sich der Name durch die Wiederholung in unserem Gedächtnis besser einprägt. Durch Wiederholungen werden die synaptischen Verbindungen im Gehirn stabiler. Sie erlauben einen schnelleren Zugriff auf gespeicherte Informationen.[212]

Sowohl am Telefon als auch im persönlichen Kontakt lautet die Frage nach dem Namen, sofern sie denn überhaupt gestellt wird, jedoch in vielen Fällen:

„Wie <u>war</u> noch gleich Ihr Name?"

Diese Formulierung ist grammatikalisch gesehen schlichtweg falsch. Mein Name *war* nicht Christoph, mein Name *ist* Christoph. Bei der Frage *„Wie <u>war</u> noch der Name?"* kann man direkt einen Totenschein mitliefern.

Ein weiterer Tipp stammt aus einer Schulung für die Mitarbeiter des Krankentransportdienstes. Ein Teilnehmer wies mich darauf hin, dass selbst das beste Gedächtnis bei vermeintlich unaussprechlichen Namen an seine Grenzen stößt. Insbesondere griechische oder türkische Namen seien sehr schwierig. Daraufhin berichtete ein anderer Teilnehmer von seiner charmanten Lösung für dieses Problem. In solchen Fällen würde er Patienten wie folgt ansprechen:

„Guten Tag, Sie sind doch Herr ... "
(Jetzt macht er eine ganz lange Pause)
Patient: *„Tsitsipas."*
„Ah ja, genauso hätte ich es auch ausgesprochen."

Wenn man an dieser Stelle nicht zu streng mit sich selbst ist, können viele unangenehme Situationen auf diese humorvolle Art vermieden werden. Beim Transport von Patienten ist diese Technik zudem hilfreich, um Missverständnisse zu vermeiden. Bei geschlossenen Fragen (*„Sind Sie Herr Müller?"*) besteht die Gefahr, dass alle drei Patienten im Zimmer mit Ja antworten, da sie die Hälfte des Satzes nicht gehört oder falsch verstanden haben. Die Erwartung, abgeholt zu werden in Kombination mit etwas Ungeduld kann schnell dazu führen, dass Patienten nur das hören, was sie hören

---

[212] Vgl. Von Lindmal (2020)

möchten (siehe Kapitel 9). Erst bei der Untersuchung stellt sich dann heraus, dass der falsche Patient mitgenommen wurde. In diesem Fall ist eine offene Frage („*Wie heißen Sie?*") besser geeignet, um direkt den richtigen Patienten abzuholen.

Des Weiteren kommt es immer wieder vor, dass Angehörige für Patienten antworten. Der Mediziner stellt dem Mann eine Frage und seine Frau antwortet in Stellvertretung. Wie bereits im Vorwort beschrieben, geht das auch umgekehrt – Ich antwortete für meine Frau. Derartige Situationen lassen sich vermeiden, indem Sie den Patienten direkt mit seinem Namen ansprechen:

> „*Herr Fröhlich, wie viele Tabletten haben Sie heute genommen?* "

Wenn seine Frau weiterhin für ihn antwortet, können Sie erklären <u>warum</u> es wichtig ist, dass Herr Fröhlich zunächst selbst antwortet:

> „*Für mich ist interessant, wie orientiert Ihr*
> *Mann ist und wie adäquat er antwortet.*
> *Das ist für mich auch Teil der Anamnese, also der Gesundheitserhebung.*
> *Ich weiß, dass Sie das alles genauso gut wissen.*
> *Ich brauche diese Information dennoch von ihm.* "[213]

Da Patienten meist mit vielen Ärzten und Pflegekräften zu tun haben, ist es ebenfalls wichtig, sich selbst als auch die eigene Aufgabe und Funktion vorzustellen. Forschungsergebnisse zeigen, dass viele Patienten weder die Namen ihrer Ärzte noch deren Aufgaben kennen.[214] Patienten wünschen sich jedoch genau diese Informationen über ihre Ansprechpartner (siehe Kapitel 2).

> „*Guten Tag Frau Fröhlich, ich bin Herr Dr. Lustig.*
> *Ich bin für das Röntgen zuständig und möchte jetzt gerne*
> *bei Ihnen die Lunge durchleuchten.* "

---

[213] Hier finden mehrere Techniken ihre Anwendung (Überzeugen mit Begründungen, Transparenz über Abläufe, Verständlichkeit).
[214] Vgl. Heiland (2018)

Mediziner beklagen in diesem Zusammenhang manchmal, dass Patienten ihnen gegenüber zu wenig Respekt zeigen. Dies spiegele sich darin wider, dass insbesondere junge Patienten das Pflegepersonal schnell mit Vornamen ansprechen und duzen. Losgelöst von den vorgestellten Wirkmechanismen zum Umgang mit Autoritäten und Statussymbolen (siehe Kapitel 9) besteht ein weiterer Einflussfaktor in der Art und Weise, wie wir uns einem Patienten vorstellen. Vergleichen Sie hierzu bitte folgenden Varianten:

„Guten Tag, mein Name ist Frau Fröhlich."
„Guten Tag, mein Name ist Stefanie Fröhlich."
„Guten Tag, ich bin Schwester Stefanie."

Letztere Variante suggeriert automatisch eine Ansprache mit Vornamen. Sie hat mit höherer Wahrscheinlichkeit die Du-Form zur Folge. Keine der drei Varianten ist eine Garantie für die eine oder die andere Form der Ansprache. Es gibt aber einen Zusammenhang.

Die *Sie-Form* hat den Vorteil, dass eine professionelle Distanz einfacher gewahrt werden kann. Die *Du-Form* wirkt hingegen etwas vertrauter und persönlicher. Es bleibt jedem selbst überlassen, wie er sich vorstellen und angesprochen werden möchte. Sofern seitens des Arbeitgebers diesbezüglich keine eindeutigen Vorgaben existieren, gibt es keine Pauschallösung. Weiterhin sind verschiedene Faktoren wie das Alter der Beteiligten, ihre Rollen sowie deren Beziehung untereinander von Bedeutung. Ich empfehle daher, den Weg zu suchen bzw. zu finden (Finden macht mehr Spaß als Suchen!), der zu Ihnen persönlich am besten passt. Im Umgang mit Schulungsteilnehmern habe ich gute Erfahrungen damit gemacht, die Teilnehmer nach vorheriger Absprache mit Vornamen anzusprechen. Ich nutze dabei allerdings weiterhin die *Sie-Form*.

Die Ansprache mit Namen ist ein sehr einfaches und doch effektives Mittel zum Umgang mit Patienten und Angehörigen. Sie wirkt freundlicher und hat dementsprechend einen positiven Einfluss auf die Atmosphäre. Interessanterweise deuten Studien sogar darauf hin, dass je häufiger wir jemanden mit Namen ansprechen, desto kompetenter werden wir wahrgenommen.[215]

---

[215] Vgl. Nasher-Awakemian (2004)

Dies scheint nachvollziehbar, da es Patienten Sicherheit vermittelt, wenn sie mit dem richtigen Namen angesprochen werden. Stellen Sie sich das umgekehrte Szenario vor: Frau Fröhlich liegt auf dem OP-Tisch und wartet auf Ihre Blinddarmoperation, als der Anästhesist ihr ein Narkosemittel spritzt und sie mit den Worten „verabschiedet": „So Frau Müller, jetzt schauen wir uns mal Ihren Kopf genauer an. "

Praxistransfer

Ansprache mit Namen

Sprechen Sie Patienten mit Namen an, …

… wenn Sie als nächstes etwas Wichtiges sagen.
„Herr Schmidt, bitte nehmen Sie zwei Tabletten vor jeder Mahlzeit. "
... bei wenig Orientierten oder schlecht Hörenden.
„Frau Müller, was haben Sie heute gegessen? "
… wenn Sie Nähe vermitteln oder beruhigen wollen.
„Herr Mann, ich hebe jetzt Ihr Bein an. "

Je häufiger Sie den jeweiligen Namen nutzen, um so persönlicher und wärmer empfindet der Andere den Kontakt.

10.6.2 Gisela, was kosten die Kondome?

Seit der neuen Datenschutzverordnung aus dem Jahr 2018 hat man teilweise das Gefühl, selbst beim Bäcker zunächst eine entsprechende Einverständniserklärung unterzeichnen zu müssen, bevor der Bäcker uns mit Namen ansprechen darf. Vor diesem Hintergrund ist ein gewisses Maß an Fingerspitzengefühl bei der Verwendung von Namen angebracht. Mithilfe von gesundem Menschenverstand sollte dies jedoch kein Problem darstellen. *Diskretion* ist schließlich selbstverständlich, oder?

Im Aufnahmebereich eines Klinikums sitzen die Patienten an einer relativ langen Wand aufgereiht nebeneinander. An verschiedenen Arbeitsplätzen sitzen die Mitarbeiter der Aufnahme in Glasboxen und rufen die Patienten

je nach Kapazität zu sich an den Platz. Während an einem Dienstag-morgen ungefähr 25 Patienten in diesem Wartebereich sitzen, lehnt sich plötzlich eine Mitarbeiterin aus ihrer Box heraus und ruft den kompletten Flur entlang: *„ Wie nimmt man nochmal HIV auf? "*
Unglaublich?! Aber wahr. Eine Seminarteilnehmerin hat diese Situation genauso erlebt. Diese Geschichte erinnert sehr an eine Werbung für Präservative aus den 90er Jahren mit Hella von Sinnen.[216] Unter *Diskretion* verstehen die meisten von uns sicherlich etwas anderes.

Postbankkunden haben die Möglichkeit, in fast jeder Postfiliale Geld abzuheben. Vor Kurzem stand ich mit mindestens 15 weiteren Kunden in der Warteschlange bei der Post, als eine ältere Dame (mindestens 80 Jahre alt) an den Schalter trat und ihr Sparbuch zückte. Der Mitarbeiter der Postfiliale machte seine Eingaben am Computer. Dann begann er, mit lautstarker Stimme die Scheine abzuzählen: 100, 200, 300, 400, bis er schließlich bei 1.500 Euro ankommen war. Die Dame verließ anschließend mit dem Geld und ihrem Rollator die Filiale. Alle Kunden haben in diesem Moment mitbekommen, mit welcher Summe Bargeld sie unterwegs ist. Das hätte unter Umständen fatale Folgen haben können.

Es kann jedoch auch umgekehrt zu Situationen kommen, in denen Kunden bzw. Patienten indiskret gegenüber Dritten sind. So kommt es bei Warteschlangen immer wieder zu einem unbewussten Wettstreit um die entscheidenden Zentimeter. Das ist beispielsweise beim Anstehen in der Bäckerei der Fall, wenn die Wartenden verunsichert sind, ob der Bäcker einen Überblick über die Reihenfolge seiner Kunden hat. Sobald der Erste einen kleinen Schritt nach vorne macht, wird ein anderer ganz sicher nachziehen, so dass alle immer weiter aufrücken. Dadurch entsteht für alle Beteiligten Stress. Das Gleiche lässt sich an der Pforte von Krankenhäusern beobachten. Hier wird es insbesondere dann schwierig, wenn trotz eines Schildes, mit dem Hinweis auf Diskretion und einen Mindestabstand, eine weitere

---

[216] In diesem Werbesport laufen mehrere Artikel, u.a. Kondome über das Band an der Kasse eines Supermarktes. Die Kassiererin, gespielt von Hella von Sinnen, kennt den Preis für die Präservative nicht und erkundigt sich daher lautstark bei ihrer Kollegin: *„ Gisela, was kosten die Kondome? "* Die restliche Kundschaft ist anschließend ebenso über den Preis als auch über den Warenkorb des betreffenden Kunden informiert.

Person an den Tresen tritt, obwohl diese nicht mit der am Empfang stehenden Person verwandt oder verschwägert ist. In diesen Fällen droht schnell Ärger. Eine Lösung besteht darin, in der entsprechenden Situation freundlich und interessiert nachzufragen:

„Gehören Sie zusammen?"

Der Andere wird den Wink mit dem Zaunpfahl öfter als zufällig verstehen und vielleicht das ein oder andere Mal sogar darüber lachen. Schließlich besteht durchaus die Möglichkeit, dass es sich bei dem vermeintlichen Aufdrängen lediglich um ein ehrliches Versehen handelt. Es darf zumindest stark bezweifelt werden, dass ein ernsthaftes Interesse an den medizinischen und persönlichen Daten des Vordermannes besteht.

Bei dieser Variante wird weder gestritten noch argumentiert. Es findet auch keine Belehrung über scheinbar schlechtes Benehmen statt. Unnötige Streitigkeiten darüber, warum der Andere die Abstandsregel nicht eingehalten bzw. die entsprechenden Schilder nicht gesehen hat[217], lassen sich auf diese charmante Art in vielen Fällen vermeiden. Hierdurch entsteht ein besserer erster Eindruck.

---

[217] In Kapitel 9 haben wir gesehen, dass selbst offensichtliche Dinge nicht für jeden sichtbar sind. Erinnern Sie sich an das Experiment mit den Zahlen und der Linie. Folglich sehen viele Menschen die Hinweisschilder tatsächlich einfach nicht.

11 Gedanken formen Realität

„You never get a second chance to make a first impression."

(Will Rogers)

Menschen beurteilen die Kompetenz von anderen nicht nur auf Basis von Fakten[218], sondern anhand von Eindrücken. Und diese kann man steuern. Wie schnell das allerdings manchmal geht, wird im Folgenden gezeigt.

11.1 Ein zweiter Blick auf den ersten Eindruck

Eine sehr einfache Übung führt immer wieder zu scheinbar erstaunlichen Ergebnissen. Ich fordere vier bis sechs Schulungsteilnehmer, die sich untereinander nicht kennen, dazu auf, einen Halbkreis zu bilden. Eine Person wird gebeten, sich mit dem Rücken zum Rest der Gruppe zu stellen. Anschließend haben die anderen die Aufgabe, sich eine Minute lang, anhand ihres ersten Eindrucks, über diese Person zu unterhalten. Sie tauschen sich darüber aus, wie derjenige auf sie wirkt. Handelt es sich um eine Person, die gerne unter Menschen ist oder ist derjenige eher zurückhaltend und bevorzugt es, alleine vor dem Kamin ein Buch zu lesen? Welche Hobbies hat er? Wohin verreist er gerne? Usw… Jeder Teilnehmer wird einmal reihum eingeschätzt. Diese Aufgabe wird in der anschließenden Reflexion stets als extrem schwierig beschrieben. Alle sind sich zunächst einig darüber, dass die Einschätzung eines Fremden, insbesondere nach kurzer Zeit in einem Seminar, das auch noch überwiegend sitzend und als Zuhörer stattgefunden hat, kaum möglich sei. Interessanterweise wird gleichzeitig immer wieder davon berichtet, wie verblüffend genau die Einschätzungen nichts desto trotz größtenteils seien. Mir ist es selbst einmal passiert, dass ich bei einer Teilnehmerin gesagt habe, sie sei vom Typ her wahrscheinlich jemand, der einen kleinen VW-Bus fährt und sich am Wochenende ihr Surfbrett aufs Dach klemmt, um damit einen Kurztrip nach Sylt zu machen. Daraufhin drehte sie sich um und fragte völlig erstaunt, woher ich das weiß.

---

[218] Wie bereits in Kapitel 7 gezeigt wurde, kann die Beurteilung von Fakten durch den Fokus auf negative Erlebnisse verzerrt sein.

Wir unterschätzen unsere Fähigkeit, andere Menschen binnen kürzester Zeit sehr genau einschätzen zu können. Eine Vielzahl von Studien liefert Hinweise dafür, dass Menschen bereits anhand kurzer Ausschnitte einer Person, sog. *Thin Slices*[219], eine Vielzahl von Informationen absorbieren und diese Person im Anschluss akkurat und mit hoher Vorhersagegenauigkeit hinsichtlich eines Kriteriums beurteilen können. Diese Evaluationen erweisen sich dabei als ebenso genau wie Urteile auf Basis langfristiger Interaktionen. Folglich sind bereits wenige Augenblicke für die korrekte Einschätzung einer anderen Person ausreichend.[220] Die Genauigkeit von Beurteilungen anhand des ersten Eindrucks wurde bereits anhand eines breiten Spektrums psychologischer Konstrukte und Phänomene untersucht. So können beispielsweise verschiedene Gemütszustände wie Ängstlichkeit und Depression[221], Persönlichkeitsmerkmale wie Extraversion oder Verträglichkeit[222], soziale Beziehungen zwischen Personen bezüglich der Art und Qualität[223] oder auch die sexuelle Orientierung von Zielpersonen[224] besser als zufällig anhand kurzer Ausschnitte erkannt werden. Jüngere Studien beinhalten die Vorhersage von Intelligenz[225] oder auch Leistungsantizipationen, wie zum Beispiel Behandlungserfolge von Physiotherapeuten[226], Arbeitszeugnisse[227] oder auch Lehrerevaluationen[228]. Letzteres habe ich im Rahmen meines Studiums selbst einmal genauer überprüft.

Im Laufe eines Semesters besuchen Studenten, sofern sie denn motiviert sind, die Vorlesung eines Professors ein bis zweimal pro Woche über einen Zeitraum von circa vier Monaten. Die Dauer einer Vorlesung entspricht

---

[219] Thin Slices sind kurze Ausschnitte ausdrucksstarken Verhaltens, die in Video- oder Audiosequenzen festgehalten werden. Sie werden stets aus einem dynamischen Prozess extrahiert, d.h. statische Elemente wie Fotos werden nicht verwendet. Diese Ausschnitte bewegen sich in einem Zeitfenster von maximal fünf Minuten.

[220] Vgl. Ambady, Bernieri & Richeson (2000), vgl. Ambady & Skowronski (2008)

[221] Vgl. Waxer (1977)

[222] Vgl. Albright, Kenny & Malloy (1988)

[223] Vgl. Costanzo & Archer (1989)

[224] Vgl. Ambady, Hallahan & Conner (1999)

[225] Vgl. Borkenau et al. (2004)

[226] Vgl. Ambady et al. (2002)

[227] Vgl. DeGroot & Motowidlo (1999)

[228] Vgl. Babad, Avni-Babad & Rosenthal (2004)

dabei in aller Regel der Zeit eines Fußballspiels, also 90 Minuten. Am Ende der Vorlesungsreihe bekommen die Stunden die Gelegenheit, den Professor mithilfe eines Evaluationsbogens hinsichtlich verschiedener Kriterien zu beurteilen. Sie können unter anderem den Aufbau der Vorlesung, die Foliengestaltung, Didaktik sowie die Verständlichkeit der Lerninhalte anhand von Schulnoten bewerten. Im Rahmen eines kleinen Experiments habe ich 150 Beurteilungsbögen meines damaligen Psychologieprofessors genauer unter die Lupe genommen und die Durchschnittsnoten berechnet. Anschließend wurde der Professor während einer Vorlesung auf Video aufgenommen, um aus dieser Aufnahme einen 20-sekündigen Ausschnitt willkürlich herauszuschneiden. Im zweiten Teil des Experiments wurden Fußgänger auf der Straße angesprochen und gebeten, sich dieses 20-sekündige Video anzuschauen und basierend auf ihren Beobachtungen ein Urteil darüber zu fällen, wie sie den Professor auf einer Skala von 1 (sehr gut) bis 6 (ungenügend) einschätzen. Die Ergebnisse waren sehr interessant. Die Passanten auf der Straße kamen zu nahezu identischen Urteilen wie die Studenten. Letztere hatten den Professor über einen mehrmonatigen Zeitraum zweimal die Woche für jeweils anderthalb Stunden gesehen. Die Passanten benötigten hingegen lediglich 20 Sekunden, um zu dem nahezu gleichen Urteil zu gelangen. Man könnte meinen, dass es sich hierbei lediglich um einen großen Zufall handelt. Die Ergebnisse des nächsten Experiments verdeutlichen allerdings, dass selbst deutlich kürzere Sequenzen mit noch weniger Informationen die Urteilsgenauigkeit kaum beeinflussen.

Bei der Personalauswahl setzen viele Unternehmen neben der Analyse von Bewerbungsunterlagen und Einstellungsgesprächen auch kosten- und zeitintensive Assessment-Center bei der Besetzung von Vakanzen ein, um damit ein umfassendes Bild über die Kompetenz eines Bewerbers zu erhalten.[229] In einem Assessment-Center kommen mehrere Bewerber gleichzeitig zusammen, um über einen Zeitraum von ein oder zwei Tagen unter Beobachtung der Personal-Recruiter eine Vielzahl von Aufgaben zu lösen. Die Repräsentanten des Unternehmens beobachten das Verhalten der Bewerber im Rahmen dieser Übungen sowie die erzielten Arbeitsergebnisse.

---

[229] Vgl. Bernardin (2003), vgl. Schuler et al. (2007)

Daraus ziehen sie Rückschlüsse, welche Bewerber am besten für die ausgeschriebene Stelle geeignet sind.

Sieper & Barth haben ein fiktives Assessment-Center mit insgesamt 85 Studenten durchgeführt.[230] Der Fokus des Assessment-Centers lag auf der Frage, welche Bewerber eine besonders ausgeprägte Form von Führungsstärke zeigten. Führungsstärke lässt sich relativ gut erfassen, obwohl es sich scheinbar um ein abstraktes Konstrukt handelt. Man kann beispielsweise eine Handvoll Personen mit der Aufgabe betreuen, aus 1.000 Zahnstochern einen möglichst hohen Turm zu bauen. Im Anschluss lässt sich sehr genau beobachten, welche Personen das Heft in die Hand nehmen und die Arbeitsaufträge verteilen. Andere Personen halten sich hierbei eher zurück und führen die entsprechenden Anweisungen lediglich aus. Ebenso kann bei Diskussionsrunden festgestellt werden, welche Personen als Wortführer agieren und ein Gespräch moderieren, wohingegen andere eher passiv sind usw. In der entsprechenden Studie kamen darüber hinaus noch weitere Verfahren wie Tiefeninterviews und psychologische Tests zum Einsatz. Die Persönlichkeitsstärkeskala von Noelle-Neumann[231] ermöglicht in diesem Kontext die Identifikation von Personen, die in ihrem Umfeld „meinungsführend" sind. Sie umfasst Merkmale, die Selbstbewusstsein, Führungs- sowie Durchsetzungsqualitäten signalisieren und weist eine hohe externe *Validität* (Begriff zur Beschreibung der Güte eines Tests / Messinstruments) auf. So konnte bereits im Vorfeld gezeigt werden, dass Menschen mit einer, laut diesem Test hohen Persönlichkeitsstärke eher Führungspositionen besetzen als solche mit einer geringen Persönlichkeitsstärke. Mithilfe dieser Skala und den anderen Verfahren kam somit am Ende der Assessment-Center eine objektive und valide Einschätzung zustande, welche der Bewerber mehr bzw. weniger führungsstark waren.

Die letzte Aufgabe im Rahmen des Assessment-Centers bestand darin, dass jeder Bewerber vor einer laufenden Videokamera einen Wetterbericht vorlas. Die Bewerber saßen dabei an einem Tisch, d.h. es war lediglich ihr Oberkörper zu sehen. Außerdem lasen alle den gleichen Wetterbericht vor. Während dem Vorlesen des Wetterberichts wurden nur fünf Sekunden mitgeschnitten, also noch einmal deutlich weniger als bei dem Professor (20 Sekunden). Außerdem wurde der Ton abgeschaltet. Das Vorlesen eines

---

[230] Vgl. Sieper & Barth (2008)
[231] Vgl. Noelle-Neumann (1983)

Wetterberichts hat zunächst einmal wenig bis gar nichts mit Führungsstärke zu tun, oder etwa doch? Die Aufnahmen der 85 Bewerber wurden 161 Studenten im Alter zwischen 19 und 35 (Durchschnittsalter: 25 Jahre) vorgespielt. Sie erhielten die Aufgabe, die Bewerber hinsichtlich ihrer Führungsstärke einzuschätzen und in eine Rangfolge zu bringen. Und wissen Sie, was dabei rauskam? Die Einschätzungen der Studenten waren nahezu identisch mit den Einschätzungen aus dem Assessment-Center. Der Unterschied bestand jedoch darin, dass die Bewerber in dem Assessment-Center über zwei Tage hinweg beobachtet, befragt und analysiert wurden. Die Studenten hingegen kamen zu den gleichen Ergebnissen anhand von fünfsekündigen Videos beim Vorlesen eines Wetterberichts ohne Ton! Übertragen auf Bewerbungssituationen kann man daraus ableiten, dass wir bereits beim Betreten des Raumes gewonnen oder verloren haben. So oder so vollkommen zu Recht. Wir bilden uns ein Urteil über unsere Mitmenschen sehr schnell und sind dabei häufig viel genauer als gedacht. Doch was hat das eigentlich mit dem Thema dieses Buches zu tun?

11.2 Sind Gefängnisinsassen vertrauenswürdiger als der Rest der Bevölkerung? Der Better-than-Average-Effekt

Angenommen, Sie werden von einer fremden Person als offenherzig und selbstbewusst wahrgenommen. Diese Rückmeldung entspricht jedoch nicht ansatzweise Ihrer Selbsteinschätzung. Sie erleben sich selbst als eher zurückhaltend und vorsichtig. Selbst wenn Ihre Selbsteinschätzung in diese Richtung geht, ändert das nichts daran, dass Sie in diesem konkreten Fall bei einem Fremden den Eindruck erweckt haben, offenherzig und selbstbewusst zu sein. Einerseits kennen wir keinen anderen Menschen so gut wie uns selbst, da wir bildlich gesprochen 24 Stunden mit uns zusammen sind. Bei allem, was wir tun, bekommen wir stets mit, was wir dabei denken und fühlen. Gleichzeitig wissen wir über wenige Menschen so wenig wie über uns selbst. Wir haben niemals die Möglichkeit, uns von außen zu beobachten. Wir können uns nicht mit anderen aus der Beobachterperspektive vergleichen. Folglich kann es Aspekte unserer Persönlichkeit geben, die anderen an uns auffallen, uns selbst jedoch verborgen bleiben.[232] Diese *blin-*

---

[232] Vgl. Luft & Ingham (1955)

den Flecken lassen sich mithilfe des sog. *JoHari-Fensters* veranschaulichen:

	uns bekannt	uns nicht bekannt	
anderen bekannt	**A**	**B**	anderen bekannt
anderen nicht bekannt	**C**	**D**	anderen nicht bekannt
	uns bekannt	uns nicht bekannt	

Teil A unserer Persönlichkeit ist sowohl uns als auch anderen bekannt, zum Beispiel die Tatsache, dass wir sportlich sind oder viel rauchen. Teil B ist uns selbst nicht bekannt, obwohl andere darüber Bescheid wissen, zum Beispiel dass wir stur sind, schlechten Atem haben oder dazu neigen, laut zu sprechen und wenig Blickkontakt zu unserem Gesprächspartner zu halten. Teil C hingegen ist uns selbst zwar bekannt, anderen dagegen aber nicht, beispielsweise eine heimliche Schwärmerei für eine verheiratete Kollegin oder einen verheirateten Kollegen. Je offener wir jedoch mit anderen kommunizieren (siehe Ich-Botschaften in Kapitel 6), desto kleiner wird dieser Teil C. In dem angeführten Beispiel mit der heimlichen Schwärmerei wäre dies allerdings nicht unbedingt erstrebenswert. Teil D ist weder uns noch anderen bekannt. Hierbei handelt es sich um Dinge, die im tiefsten Teil unserer Seele unbewusst „vergraben" sind (zum Beispiel ein unbewusster Todeswunsch eines Rennfahrers, der sich dessen genauso wenig bewusst ist wie seine Frau, die ihn für besonders lebensfreudig hält). Je mehr wir über uns selbst erfahren, desto größer wird Teil A, während Teil B, also der *blinde Fleck* kleiner wird.[233] In dem obigen Beispiel ist die Information, als

---

[233] Vgl. Birkenbihl (2011)

offenherzig und selbstbewusst wahrgenommen zu werden, zunächst ebenso Teil des *blinden Flecks* wie zum Beispiel eine Beschwerde über Ihr Verhalten gegenüber einem Patienten. Diese Information „wandert" erst zu Teil A, sobald Ihr Vorgesetzter Sie darüber aufklärt.

Durch den Abgleich unseres Selbstbildes mit dem Fremdbild (Wie sehen uns andere?) können wir zu einer genaueren und vollständigeren Selbstwahrnehmung gelangen. Das nachfolgende Bild veranschaulicht, dass es allerdings in unserer Natur liegt, sich selbst tendenziell ein wenig besser, stärker, klüger, etc. wahrzunehmen, als dies tatsächlich der Fall ist. Unser Selbstbild ist oft die geschönte Variante des Fremdbildes:

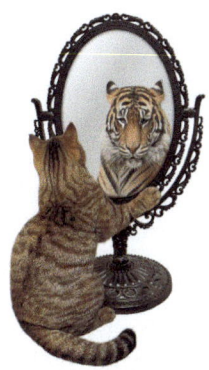

Dieses Phänomen beschränkt sich nicht nur auf die Selbsteinschätzung, sondern beeinflusst darüber hinaus, wie wir uns im Vergleich zu anderen beurteilen. In diesem Zusammenhang spricht man von dem sog. *Better-than-Average-Effekt,*[234] einer verzerrten Wahrnehmung und Selbstüberschätzung. Die meisten Menschen glauben, positive Eigenschaften stärker aufzuweisen als andere.

Studien zeigen, dass sich die große Mehrheit in fast allen Lebensbereichen und bei einer Vielzahl von Eigenschaften für überdurchschnittlich hält. Im Vergleich mit anderen zeigen viele Menschen ein überzogen positives Selbstbild und übersteigerten Optimismus. Sie überschätzen die eigenen Fähigkeiten, Qualitäten oder Persönlichkeitsmerkmale. *„Die anderen haben ihren Führerschein doch alle im Lotto gewonnen..."* Jeder von uns

---

[234] Vgl. Kanten & Teigen (2008)

hat sich das sicherlich schon einmal beim Autofahren gedacht. Gleichzeitig gehen wir in den meisten Fällen davon aus, dass wir negative Eigenschaften in geringerem Maße aufweisen als andere.

Diesen *Better-than-Average-Effekt* können wir sowohl bei uns selbst als auch in unserem Umfeld bei Freunden, der Familie oder Kollegen beobachten. Jeder wäre ein hervorragender Bundestrainer, nur die anderen haben keine Ahnung von Fußball. Jeder hat Kollegen, die ihren Job nicht verstehen, nur man selbst hat alles im Griff. Ganz besonders stark ausgeprägt ist der *Better-than-Average-Effekt* bei Fähigkeiten, die als eigene Stärke aufgefasst und interpretiert werden. Anschaulich wird diese verzerrte Wahrnehmung beispielsweise bei Hobby-Sportlern. 60% aller amerikanischen High-School Studenten halten sich für sportlicher als der Durchschnitt, wohingegen sich lediglich 34% für genauso sportlich empfinden wie der Durchschnitt. Gerade einmal 6% halten sich für unterdurchschnittlich. Bei der Fähigkeit „mit anderen Menschen gut zurecht zu kommen", beschrieb sich in einem Experiment sogar niemand als unterdurchschnittlich. Statistisch gesehen sollte jedoch die Hälfte schlechter sein als der Durchschnitt. Andernfalls gäbe es ja keinen Durchschnitt.

Die eigenen Fähigkeiten werden stets überbewertet, man hält sich für deutlich besser als den Rest. Dieser Effekt gilt selbst für die Fähigkeit, sich selbst unvoreingenommen und zutreffend einzuschätzen. Wichtig dabei ist: Der *Better-than-Average-Effekt* tritt nur bei der Selbstbeurteilung auf. Sollen Freunde, Kollegen oder Bekannte beurteilt werden, zeichnen wir ein viel realistischeres Bild und gehen nicht einfach davon aus, dass diese besser als der Durchschnitt sind. Somit ist der *Better-than-Average-Effekt* ein Phänomen der Selbstüberschätzung. Zur Vermeidung dieser Selbstüberschätzung hilft auch kein hoher Intelligenzquotient. So glauben 94% aller Universitätsprofessoren, bessere Professoren zu sein als der Durchschnitt aller Professoren.[235]

Der Effekt, dass Menschen sich bei wünschenswerten Eigenschaften selbst besser als den Durchschnitt bewerten, wurde von Forschern an einer besonders interessanten Gruppe überprüft: Verurteile Verbrecher im Gefängnis. Bei diesen Menschen scheint es aus objektiver und gesellschaftlicher Sicht wenig strittig, dass sie bei vielen Charaktereigenschaften und

---

[235] Vgl. Cross (1977)

Persönlichkeitsmerkmalen eher unterdurchschnittlich abschneiden. Hinsichtlich ihrer Selbsteinschätzung zeichnet sich allerdings ein völlig anderes Bild ab. Zunächst konnte gezeigt werden, dass sich die Gefängnisinsassen im direkten Vergleich zu anderen Insassen deutlich besser bewerteten. Sie beurteilten sich selbst als netter, vertrauenswürdiger, moralischer und ehrlicher als den Durchschnitt der anderen Verurteilten. Interessanterweise beschränkte sich der *Better-than-Average-Effekt* nicht nur auf den Vergleich innerhalb des Gefängnisses. Die Insassen bewerteten sich selbst im Vergleich zu anderen Menschen außerhalb des Gefängnisses bei allen genannten Eigenschaften ebenfalls als überdurchschnittlich. Sie seien moralischer, ehrlicher und vertrauenswürdiger als der Durchschnitt der Gesellschaft. Einzige Ausnahme hierbei war die Gesetztestreue.[236]

Doch warum neigen wir zu dieser Verzerrung in der Selbstwahrnehmung? Menschen können durch die eigene Überschätzung das innere Bedürfnis nach Sicherheit und einem positiven Selbstbild bedienen. Es ist zutiefst menschlich, erst einmal gut von sich selbst zu denken und an die eigenen Fähigkeiten zu glauben. Der *Better-than-Average-Effekt* schützt davor, sich Defizite in bestimmten Dingen (insbesondere dann, wenn es sich nach eigener Einschätzung um wichtige Eigenschaften oder Fähigkeiten handelt) eingestehen zu müssen. Es konnte in diesem Zusammenhang nachgewiesen werden, dass positive Informationen hinsichtlich der eigenen Fähigkeiten und Stärken leichter erinnert werde als negative. Wir können uns lange und gut an glorreiche Momente erinnern, wohingegen Negatives schneller verblasst. Hierdurch wird die Selbstbewertung nachhaltig positiv beeinflusst, weil das Gehirn diese Informationen filtert.

Ein weiterer Erklärungsansatz besteht darin, dass die Ursache für den *Better-than-Average-Effekt* in einer grundlegend falschen Einschätzung der eigenen Kompetenzen zu finden ist. Hiernach ist eine deutliche Selbstüberschätzung vor allem bei Menschen mit geringeren Fähigkeiten zu beobachten. Eine schöne Feldstudie hierzu kann man alljährlich bei der Fernsehsendung „Deutschland sucht den Superstar" auf RTL verfolgen. Je größer das Wissen in einem Bereich und je ausgeprägter die Qualifikation hingegen, desto treffsicherer wird die eigene Einschätzung.

---

[236] Vgl. Sedikides et al. (2014)

Mögliche Nachteile dieser verzerrten Wahrnehmung und Selbstüberschätzung bestehen darin, dass sie dazu führen kann, mit einer unrealistischen Erwartung an eine Aufgabe heranzugehen. Wer denkt, dass er ohnehin alles besser kann als andere, landet meist hart auf dem Boden der Tatsachen. Enttäuschung und Frust sind die Folgen. Zudem gilt man schnell als unsympathisch, wenn man bei jeder Gelegenheit behauptet, besser als der Durchschnitt zu sein.

Gleichzeitig kann diese Überzeugung jedoch erfolgreich machen. Wenn wir uns selbst für überdurchschnittlich halten, trauen wir uns mehr zu. Selbstüberschätzung ist dann ein essentieller Bestandteil von Erfolg.[237] Sie ist Ansporn für unsere Ambitionen, unser Durchhaltevermögen und unsere Arbeitsmoral. Dadurch entwickeln wir ein größeres Selbstwertgefühl, unser Selbstbewusstsein steigt und wir zeigen infolgedessen mehr Beharrlichkeit bei der Verfolgung der eigenen Ziele. Beispielsweise gehen wir dann auch an schwierige Situationen mit Patienten mit einem anderen Selbstverständnis heran und sind davon überzeugt, diese gut bewältigen zu können. Das wäre mit einem anderen Selbstbild unter Umständen nicht möglich.

Insofern ist regelmäßiges Feedback von Patienten, Angehörigen und Kollegen wichtig, um zu einer besseren Selbsteinschätzung zu gelangen. Hierdurch können verdeckte Schwächen offengelegt und auch versteckte Talente entdeckt werden, die uns bisher nicht bewusst waren, die *blinden Flecken*[238]. Die daraus resultierenden Prozesse der Selbstreflexion fördern Veränderungen, regen zu Verbesserungen an und bestärken das eigene Handeln. Wenn ich mich selbst als schüchtern und zurückhaltend wahrnehme, kann es durchaus hilfreich sein, wenn ich von einem Dritten die Rückmeldung erhalte, dass ich durch mein Auftreten Selbstbewusstsein und Kontaktfreudigkeit ausstrahle. Wie wir auf andere wirken, bleibt uns ohne eine entsprechende Rückmeldung jedoch häufig verborgen. Wenn jemand weiß, wie er auf andere wirkt, hat das zwei wesentliche Konsequenzen. Er versteht das Verhalten seiner Mitmenschen ihm gegenüber besser und er kann sein Verhalten besser, zielorientierter und situativ angepasster steuern.[239]

---

[237] Vgl. Johnson & Fowler (2011)
[238] Vgl. Luft & Ingham (1955)
[239] Vgl. Kowarowsky (2011)

11.3 Wo ist der Reiseführer von Stockholm?

Für den Erfolg im beruflichen Arbeitsumfeld ist es weniger entscheidend, wie ein Mensch tatsächlich ist, sondern wie er von anderen wahrgenommen wird. Die Wirkung, die wir auf andere haben, ist aus deren Sicht zunächst einmal richtig. Wir können anderen Menschen nicht ihre subjektive Wahrnehmung bzw. ihre persönlichen Empfindungen absprechen. Insbesondere eine Vielzahl sozialer Merkmale wie Freundlichkeit, Beliebtheit oder Humor wird durch das Urteil von anderen geradezu definiert.

Sie erhalten die Beschwerde eines Patienten, das Personal der Station II sei extrem unfreundlich gewesen. Es ist jedoch ein offenes Geheimnis, dass die Mitarbeiter dieser Station bei Patientenbefragungen regelmäßig hinsichtlich des Kriteriums *Freundlichkeit* mit Abstand am besten abschneiden. Wenn ein Patient das jedoch anders wahrgenommen hat, können wir ihm das nicht absprechen. Folglich scheint eine Diskussion darüber, ob er im Recht oder Unrecht ist wenig zielführend. Selbst wenn die Stationsleitung gegenüber der Pflegedienstleitung versichern kann, dass ihre Kollegen alle Standards eingehalten haben, ändert das nichts daran, dass der Patient es anders erlebt hat. Sätze wie *„Das kann nicht sein!"*, *„Der soll sich nicht so anstellen!"* oder *„Wir haben doch alles wie immer gemacht!"* laufen nur ins Leere. Dieser Aspekt ist beim Umgang mit Beschwerden von großer Bedeutung (siehe Bonuskapitel). Selbst wenn Sie bei der Aufnahme einer Beschwerde erkennen, dass sich der Sachverhalt nicht auf die geschilderte Art und Weise abgespielt haben kann, ändert das nichts daran, dass der Beschwerdeführer das Gefühl hat, es sei etwas schiefgelaufen. Aus seiner Sicht ist die Beschwerde immer berechtigt. Wenn wir unserem Gegenüber diese Empfindung absprechen, nehmen wir ihn nicht ernst.

Ich werde regelmäßig darauf angesprochen, dass mein Seminarkoffer sehr aufgeräumt und strukturiert ist. Die Stifte sind nach Farben sortiert, die Scheren linear angeordnet usw. Beim Betreten des Seminarraums ist also ein kurzer Blick auf meinen Seminarkoffer bereits ausreichend, um einen wesentlichen Charakterzug meiner Person zu erfassen – ich liebe Ordnung. Als meine Frau und ich vor etwas mehr als drei Jahren umgezogen sind, haben wir für das Wohnzimmer einen großen, chinesischen Glasvitrinenschrank gekauft. Wir haben den Großteil unserer Bücher dort untergebracht. Ich habe dabei peinlichst genau darauf geachtet, die Bücher nach

Genre und Autoren zu sortieren. Außerdem sind die Bücher der Größe nach angeordnet, um die Sammlung ansehnlich zu präsentieren. Nachdem ich damit fertig war, stand eine zweitägige Dienstreise auf dem Programm. Bei meiner Rückkehr war es, zumindest aus meiner Sicht, vorbei mit der schönen Ordnung. Ich kam spät abends nach Hause, betrat das Wohnzimmer und wendetet mich nach einem kurzen Blick auf den Schrank voller Empörung an Marie: *„Wo ist der Reiseführer von Stockholm?“* Es handelte sich hierbei um einen klitzekleinen Reiseführer von Marco Polo. Marie hatte das Buch einer Freundin ausgeliehen, ohne mir Bescheid zu geben. In dem besagten Schrank stehen knapp 150 Bücher. Ich komme nach Hause, mache lediglich einen Schritt in das Zimmer und sehe direkt, dass der Reiseführer fehlt – so sehr mag ich Ordnung. Ich nehme übrigens auch Medikamente dagegen (kleiner Scherz!). Wie Sie sich sicher vorstellen können, hat meine Frau eine etwas andere Vorstellung von Ordnung. Folglich kann es diesbezüglich hin und wieder zu Unstimmigkeiten kommen. Ich habe hierzu bereits mehrfach das Gespräch mit ihr gesucht. Zu diesem Zweck habe ich einen kurzen Gesprächsleitfaden für konstruktives Feedback entworfen, damit die Beziehungsebene außen vorbleibt (siehe Kapitel 5). Schließlich schule ich die sog. *Gewaltfreie Kommunikation*. Darüber hinaus habe ich für eine angenehme Atmosphäre gesorgt und mich (zumindest aus meiner Sicht) so ruhig und respektvoll wie möglich verhalten. Das Ergebnis dieser Gespräche war jedoch immer das Gleiche. Nachdem ich meinen *„Kurzvortrag“* abgeschlossen hatte, wurde mein Anliegen keineswegs kritisch gewürdigt. Stattdessen wurde ich jedes Mal mit folgendem Vorwurf konfrontiert:

„Du musst ja nicht immer so motzig sein.“

Anschließend haben wir immer darüber gestritten, ob ich motzig war oder nicht. Diese Diskussion ist völlig unnötig. Angenommen, 100 Menschen würden das Gespräch zwischen mir und meiner Frau vor einer großen Kinoleinwand live miterleben. Und weiterhin angenommen, diese 100 Zuschauer wären anschließend einstimmig der Meinung, dass ich mein Anliegen respektvoll und konstruktiv vorgebracht habe. Selbst wenn hierüber eine einhellige Meinung bestünde, ändert das nichts daran, dass Marie das Gespräch als motzig empfunden hat. Wenn sie meine Form der Gesprächsführung als unfair erlebt hat, war es für sie unfair. Es gibt an dieser Stelle keine objektive Wahrheit. Wir können Menschen nicht ihre subjektiven Empfindungen absprechen. Kommunikation zwischen zwei Menschen kann nur dann gelingen, wenn der eine die Wirklichkeit des anderen erahnen kann (*Empathie*) und diese Wirklichkeit auch neben seiner eigenen gelten lässt.

11.4 Die sich selbst erfüllende Prophezeiung

„In allen Teilen spiegelt sich das Ganze, da der Teil ein Teil des Ganzen ist."

(Nikolaus Cusanus)

Sie sind an einem Samstagabend auf eine Party eingeladen. Der Gastgeber empfängt Sie an der Tür und begleitet Sie in den Partykeller. Es sind ungefähr 15 Gäste vor Ort. Ein paar von ihnen stehen an der Theke, einige haben in einer Sitzecke Platz genommen und der Rest steht verteilt im Raum. Bei genauerem Hinsehen stellen Sie fest, dass es sich ausschließlich um Ihnen unbekannte Personen handelt. Wie lange dauert es in dieser Situation, bis Sie sich einen ersten Eindruck davon gemacht haben, wer Ihnen eher sympathisch bzw. unsympathisch ist?

In der Forschung wird davon ausgegangen, dass der erste Eindruck innerhalb weniger Sekunden entsteht. In der Regel bilden wir uns sehr schnell eine Meinung über andere. Diese Urteile entstehen intuitiv und unbewusst. Es stellt sich allerdings die Frage, wie wir uns im Verlauf des Abends gegenüber denjenigen verhalten, die wir aufgrund des ersten Eindrucks als unsympathisch empfunden haben? Wann würden Sie überprüfen, ob ihr Urteil tatsächlich stimmt? Wahrscheinlich eher gar nicht, oder? Wir wenden uns meist automatisch und ausschließlich den Personen zu, die wir sympathisch finden. Folglich bilden wir uns einen ersten Eindruck innerhalb kürzester Zeit und anhand von wenigen Informationen. Das hat jedoch zur Konsequenz, dass wir unsympathische Personen für den Rest der Zeit vollständig außen vorlassen. Und zeigt nicht die Erfahrung, dass wir in der Regel mit unserer Einschätzung recht behalten?

Hin und wieder passiert es, dass wir mit einer, auf den ersten Blick unsympathischen Person im Laufe der Feier trotzdem ins Gespräch kommen. Manchmal wird das Urteil dann korrigiert, aber das kommt eher selten vor. (Es sei einmal dahingestellt, ob Alkohol einen signifikanten Einfluss auf den Sinneswandel hatte.) Wir haben grundsätzlich die starke Tendenz, aus unseren Annahmen zu früh Gewissheiten zu machen. In diesem Zusammenhang spricht man von einem sog. *Confirmation Bias* bzw. einem *Bestätigungsfehler*. Es handelt sich hierbei um die Neigung, dass Informationen, die konsistent mit den eigenen Meinungen und Erwartungen sind, leichter erinnert, ermittelt und interpretiert werden als inkonsistente Informationen.[240] Demzufolge achten Menschen bei ihrem Gesprächspartner primär auf Informationen, die den ersten Eindruck bestätigen, wohingegen alle anderen Informationen ignoriert werden bzw. weniger ins Gewicht fallen. Sozial- und Entwicklungspsychologen vermuten, dass solche Zusammenhänge sog. *sich selbst erfüllende Prophezeiungen* widerspiegeln.[241] Diese beinhalten, dass Erwartungen an eine bestimmte Person darin resultieren, dass diese Person Verhaltensweisen aufzeigt, die konsistent mit den unmittelbar an sie gerichteten Erwartungen sind.[242] Somit ist der erste Eindruck essentiell, da er das langfristige Bild über eine andere Person nachhaltig prägt.[243] Wie lässt sich das auf die Party übertragen?

Sie kommen mit einem der Gäste direkt ins Gespräch, da Sie ihn auf Anhieb als freundlich und vertrauenserweckend empfunden haben. Direkt zu Beginn der Unterhaltung bereuen Sie jedoch ihre Entscheidung. Sie bekommen beim Zuhören Kopfschmerzen und wünschen sich einfach nur an einen anderen Ort: *„Was erzählt der da bloß für einen Quatsch?"* Nach einer weiteren Minute sagt ihr Gesprächspartner jedoch etwas überaus Interessantes und lässt Sie dadurch aufhorchen: *„Waren die anderen Sachen vorher vielleicht gar nicht so gemeint?"*

Ein umgekehrtes Szenario ist ebenso möglich. Ein Partygast ist Ihnen vom ersten Moment an nicht ganz koscher. Sie meiden ihn den ganzen Abend. Aus einem Ihnen nicht ersichtlichen Grund kommen Sie zu späterer Stunde dennoch ins Gespräch. Wider Erwarten schmelzen Sie im wahrsten

---

[240] Vgl. Wason (1960), vgl. Taleb (2018), S. 112 ff.
[241] Vgl. Snyder, Tanke & Berscheid (1977)
[242] Vgl. Jussim (1991)
[243] Vgl. Schuler (2002)

Sinne des Wortes dahin. Sie hatten in den letzten Jahren selten ein dermaßen tolles und tiefgründiges Gespräch mit einem Fremden. Es werden Tränen gelacht, Sie haben die gleichen Interessen und sogar gemeinsame Bekannte. Sie wünschen sich bereits nach kurzer Zeit, dass das Gespräch niemals endet. Nach über einer Stunde sagt Ihr Gegenüber jedoch plötzlich einen Satz, der Ihnen richtig übel aufstößt. Was passiert jetzt mit Ihrer Wahrnehmung? Es könnte durchaus sein, dass Sie von jetzt auf gleich Ihre Meinung wieder komplett ändern:

„Ich habe es doch gleich gewusst!
Warum habe ich mich überhaupt auf dieses Gespräch eingelassen?
Die Zeit hätte ich anders besser verbringen können. "

Haben Sie eine ähnliche Situation schon einmal erlebt?

Angenommen, Sie fliegen in den Sommerurlaub. Nach einer langen Flugreise kommen Sie endlich im Hotel an und betreten die Empfangshalle. Sie werden von einem freundlichen Hotelmitarbeiter begrüßt. Er erkundigt sich interessiert nach Ihrer Anreise, erklärt Ihnen in aller Ruhe die Essenszeiten und gibt Ihnen ein paar wertvolle Tipps zu möglichen Ausflugszielen. Anschließend begleitet er Sie auf Ihr Zimmer. Er zeigt Ihnen die Minibar, die Funktionsweise des TV-Gerätes und wünscht Ihnen zum Abschied einen angenehmen Aufenthalt. Am nächsten Morgen kommen Sie zum Frühstück und stellen fest, dass auf dem Tisch das Salz für das Ei fehlt. Ist das ein Problem? Wahrscheinlich nicht.

Was passiert jedoch, wenn Sie beim Eintreffen in das gleiche Hotel mit einer völlig anderen Situation konfrontiert werden? Der Hotelmitarbeiter befindet sich in einem Telefonat und ignoriert Sie. Er spricht während des Telefonates ungeniert über eine lange Partynacht. Beiläufig knallt er Ihnen völlig desinteressiert den Zimmerschlüssel vor die Füße. Zu allem Überfluss stellen Sie beim Betreten des Zimmers auch noch einen unangenehmen Geruch fest. Scheinbar hat man vergessen, das Zimmer zu lüften. Am nächsten Morgen kommen Sie zum Frühstück und bemerken, dass das Salz für das Ei fehlt. Ist das jetzt ein Problem?

Übertragen auf die Arbeit im Krankenhaus sind *sich selbst erfüllende Prophezeiungen* Fluch und Segen zugleich. Wenn es Ihnen gelingt, bei Patienten und Angehörigen einen guten ersten Eindruck zu hinterlassen, wird über eventuelle Fehler während des weiteren Klinikaufenthaltes leichter hinweggesehen und sie werden auch schneller verziehen. Geht der erste Eindruck jedoch nach Hinten los, ist das gesamte Klinikpersonal für den Rest des Aufenthaltes damit beschäftigt, diesen Eindruck zu revidieren. Das Verhalten des Einzelnen beeinflusst das gesamte System (siehe Kapitel 7 – Systemtheorie).

Im Wartebereich der Aufnahme ist es relativ laut. Die Wartezeit fühlt sich lange an und der Stuhl ist unbequem. Die Aufnahme verläuft hektisch. Das Personal ist unfreundlich und gibt keine verständlichen Informationen. Hierdurch kann bei Patienten schnell der Eindruck entstehen, es handele sich um eine schlechte Klinik. In diesem Fall wird die Wahrnehmung des Patienten für den weiteren Verlauf negativ in eine ganz bestimmte Richtung beeinflusst. Der gleiche Patient fragt am nächsten Tag nach einem Kamillentee. Wenn die Pflegekraft ihm stattdessen einen Pfefferminztee bringt, geht der Patient deswegen sprichwörtlich durch die Decke. Der falsche Tee passt ganz genau zu den bisherigen Erfahrungen, die er bereits in der Klinik gemacht hat. Der Patient wurde bereits beim Erstkontakt während der Aufnahme für die Suche nach Fehlern sensibilisiert – und wer Fehler finden „will", der findet auch Fehler! Unsere Erfahrungen beeinflussen unsere Gedanken. Diese Gedanken wiederum formen die Realität.

Diese Wirkungsmechanismen finden bei meiner Arbeit ebenso statt. Die Teilnehmer einer Schulung machen sich direkt beim Betreten des Seminarraums unweigerlich ein Bild des Dozenten. Nach einer freundlichen Begrüßung und dem Aufbau einer angenehmen Arbeitsatmosphäre sind ein paar gute Inhalte und praxisrelevante Tipps häufig bereits ausreichend für einen gelungenen Tag. Wenn der Dozent einen guten ersten Eindruck hinterlässt, steigt die Wahrscheinlichkeit, dass die Veranstaltung am Ende des Tages ebenfalls positiv beurteilt wird. Wenn ich die Seminarteilnehmer hingegen in einer Jogginghose, mit Feinrippunterhemd und Adiletten bekleidet sowie einer Alkoholfahne begrüße, hinterlasse ich damit auch einen bestimmten Eindruck (sofern die Leute dann überhaupt im Seminar bleiben würden). Ich könnte anschließend das beste Seminar meines Lebens abhalten. Die Inhalte wären perfekt auf die Fragestellungen der Teilnehmer abgestimmt, die tollsten Anekdoten sprudeln am Fließband aus mir heraus, die Übergänge sind perfekt gestaltet usw. Am Ende des Tages wären die Teilnehmer nichts desto trotz von meinem Auftreten weiterhin mindestens irritiert. Dieses Beispiel ist etwas überspitzt. Es verdeutlicht dennoch, wie entscheidend der erste Kontakt für die weitere Wahrnehmung und Zusammenarbeit sein kann. Natürlich kann es einem Dozenten am Ende seiner Schulung trotz eines schlechten Einstiegs noch gelingen, dass die Rückmeldungen seiner Teilnehmer positiv sind. Er muss dafür jedoch deutlich mehr Energie aufwenden, als wenn die Weichen durch einen gelungenen Einstieg direkt in die richtige Richtung gestellt sind.

Vor ein paar Jahren hatte mich eine Klinik damit beauftragt, ihre Angestellten genau für diese Thematik zu sensibilisieren. Der Titel des Seminars lautete: „Der optimale Empfang – persönlich und am Telefon." Folglich ging es schwerpunktmäßig um den Erstkontakt zu Patienten und wie dieser positiv gestaltet werden kann. Losgelöst von dem Schulungsthema hat es sich bei mir eingebürgert, dass ich die Teilnehmer einer Schulung beim Betreten des Raums persönlich begrüße, ihnen die Hand schüttele und mich vorstelle. Das wurde mir bereits in der Kinderstube so beigebracht. Dieser für mich persönlich selbstverständliche Vorgang sollte mir an diesem Tag jedoch zum Verhängnis werden.

Nach der Begrüßung der Seminarteilnehmer setzten wir uns in einen Stuhlhalbkreis, um die Lernziele der Veranstaltung miteinander festzulegen. Relativ am Ende der Runde saß eine Frau, die mit meiner Begrüßung milde ausgedrückt, nicht ganz einverstanden war. Anstelle einer kurzen Vorstellung ihrer Person und ihrer Erwartungen an den Tag bekam ich in etwa folgendes zu hören: „*Sie wollen uns was zum optimalen Empfang erzählen?! Ich bin kaum mit einem Fuß in der Tür, da stürmen Sie bereits auf mich zu, lassen mir keine Zeit zum Ankommen und schütteln mir trotz Ihres Hustens die Hand. Ich bin Hygienebeauftragte und kann doch wohl erwarten, dass Sie als Trainer im Gesundheitswesen ebenfalls dafür sensibilisiert sein sollten, oder? Das geht ja mal gar nicht ...*"

Jegliche Gesprächsbasis war an dieser Stelle bereits dahin. Dabei sollte es aber nicht bleiben. Bei der Anmoderation des ersten Themenblocks, den ich übrigens unzählige Male zuvor auf die gleiche Art und Weise ohne Probleme durchgeführt habe, kam bereits vor der Beendigung des letzten Satzes ein Zwischenruf von ihr:

„Sie wissen aber schon, dass das ganz schön widersprüchlich ist?!"

Für den restlichen Vormittag war es kaum noch möglich, mehr als drei Minuten am Stück ohne einen kritischen Kommentar ihrerseits zu sprechen – ein Albtraum für jeden Referenten. Und dann auch noch zu diesem Thema. Am Ende des Tages war ihre Rückmeldung tatsächlich noch recht gut. Allerdings war das gesamte Seminar deutlich anstrengender als die meisten anderen Schulungen und ging damit sicherlich auch zu Lasten der anderen Teilnehmer und somit dem gesamten *System*.

Die Form der Begrüßung habe ich seitdem dennoch beibehalten, da ich dazu bis auf diesen einen Zwischenfall ausschließlich positive Resonanz erhalten habe.

Es gibt darüber hinaus noch einige weitere, persönliche Erfahrungen im medizinischen Kontext, die kaum zu glauben sind, wenn man sie nicht selbst erlebt hat.

11.4.1 Eine Kuh zum Melken & weitere Absurditäten

Bei einer routinemäßigen Blutuntersuchung im Jahr 2016 hatte mein Hausarzt festgestellt, dass der Anteil weißer Blutkörperchen unterhalb eines kritischen Normwertes lag. Er gab mir daher die Empfehlung, einen Spezialisten aufzusuchen und schrieb eine Überweisung zu einem Hämatologen. Die Hämatologie ist laut Wikipedia die Lehre von der Physiologie, Pathophysiologie und den Krankheiten des Blutes und der blutbildenden Organe.[244] Dieses Wissen führte in Verbindung mit meiner Google-Suche nach dem Begriff auf dem Überweisungsschein (Leuko…) schnell zu der Annahme, dass ich Leukämie haben könnte. Ein paar Tage später bin ich mit einem entsprechend flauen Gefühl in der Magengegend bei dem Arzt vorstellig geworden. Ich komme also an die Information und lege meine

---

[244] Vgl. https://de.wikipedia.org/wiki/Hämatologie

Krankenkassenkarte vor. Die Arzthelferin gleicht die Daten ab und schaut mich anschließend mit freudestrahlenden Augen an:

„Endlich mal eine Privatkasse, die richtig Was springen lässt!"

Mit etwas Abstand betrachtet bin ich der festen Überzeugung, dass sie es gut gemeint hatte. Wahrscheinlich wollte sie zum Ausdruck bringen, dass ich mir hinsichtlich der Kosten für die Blutuntersuchung keine Sorgen machen brauche, da diese durch meine Krankenkasse abgedeckt sind. Ich hatte in der beschriebenen Situation allerdings ein völlig anderes Gefühl: *„Soll ich jetzt etwa alle erdenklichen IGeL-Leistungen[245] aufgedrückt bekommen, damit ich zu einem rentablen Patienten werde?"* Ich fühlte mich wie eine Kuh, die bis auf den letzten Tropfen gemolken werden sollte. Es wurde im Anschluss aber noch viel besser. Der Eindruck, den ich von dieser Praxis bekommen hatte, sollte bei meinem Folgetermin nicht bloß bestätigt werden. Stattdessen bot der Arzt ihm weiteren Nährboden.

Es vergingen ein paar Tage bis die Ergebnisse meines Blutbildes vorlagen. Die Wartezeit bis dahin habe ich als psychisch sehr belastend erlebt. Dementsprechend wollte ich die Besprechung der Blutuntersuchung einfach nur so schnell wie möglich hinter mich bringen. Ich hatte den leitenden Arzt der Praxis bis dato allerdings noch nicht kennengelernt, da er zum Zeitpunkt meines ersten Termins im Urlaub war. Nach einer relativ langen Wartezeit wurde ich in sein Büro gerufen. Ich betrat das Zimmer und setzte mich auf einen Stuhl direkt vor seinen Tisch. Der Arzt saß mir jedoch nicht direkt gegenüber, sondern zur Seite gedreht mit starrem Blick auf den Bildschirm seines Computers. Er schaute mich weder an, noch stellte er sich vor oder gab sonst irgendein Zeichen, dass er meine Anwesenheit wahrgenommen hatte. Nach einer Minute des Schweigens, die sich deutlich länger anfühlte, ergriff ich das Wort und fragte ihn, wie meine Diagnose lauten würde. Daraufhin drehte er sich für den Bruchteil einer Sekunde in meine Richtung und erwiderte, es sei nichts Schlimmes. Dann widmete er sich wieder seinem Bildschirm. Ich wartete wieder ab und fragte nach einer

---

[245] Individuelle Gesundheitsleistungen (IGeL) sind ärztliche, zahnärztliche und psychotherapeutische Leistungen, die Patienten grundsätzlich selbst bezahlen müssen, weil sie nicht zum Leistungsumfang der gesetzlichen Krankenversicherungen gehören.

weiteren Minute, wie der Befund laute. Erst jetzt drehte er seinen Stuhl in meine Richtung und begann mir zu erklären, wie es zu der niedrigen Anzahl weißer Blutkörperchen gekommen sei. Auch in diesem Fall ist mir im Nachhinein klar geworden, was passiert war. Der Arzt hat sich meinen Befund erst am Computer angeschaut, nachdem ich bereits Platz genommen hatte. Ich frage mich jedoch seitdem, warum er mich nicht einfach für zwei weitere Minuten im Wartezimmer hat sitzen lassen. Er hätte in dieser Zeit in Ruhe die Ergebnisse studieren können, um mich anschließend mit Blickkontakt und einem Handschlag zu begrüßen. Wenn er dabei aufsteht und sich anschließend mit mir gemeinsam hinsetzt, ist meine Wahrnehmung von ihm sicherlich eine ganz andere.

Die Mitarbeiter einer Klinik können jedoch auch ungewollt über Umwege einen Eindruck ihres Hauses vermitteln, der sich nachhaltig negativ auf andere auswirkt. Das ist unter anderem dann der Fall, wenn sie im falschen Moment unachtsam agieren und in Gegenwart eines Dritten über Dinge sprechen, die nicht für fremde Ohren bestimmt sind. Auf dem Weg zu einer Schulung betrete ich den Aufzug. Es ist dabei relativ offensichtlich, dass ich ein Externer bin, da ich einen Anzug trage und meinen Seminarkoffer im Schlepptau habe. Zwei weitere Personen steigen ebenfalls hinzu. Hierbei handelte es sich offensichtlich um Ärzte oder Pflegekräfte, da sie in weiß gekleidet sind bzw. einen Kasack tragen. Während wir gemeinsam in die oberen Etagen fahren, beginnen die beiden unvermittelt eine Unterhaltung darüber, dass auf Station II derzeit alles schieflaufe. Wie würde ich in dieser Situation reagieren, wenn ich als Angehöriger gerade auf dem Weg zu besagter Station bin, um meine schwerkranke Mutter dort zu besuchen? Ich bin mir ziemlich sicher, dass ich sofort alles in meiner Macht stehende unternehmen würde, um meine Mutter von dort wegzuholen.

Von einem ähnlichen Problem berichten häufig Kliniken aus Innenstädten, die eine direkte Bahnanbindung haben. Hier passiert es regelmäßig, dass die Kollegen der gleichen Schicht gemeinsam die Bahn betreten und sich zunächst einmal lauthals darüber echauffieren, mit welchen Schwierigkeiten sie mal wieder zu kämpfen hatten, wie übellaunig ihr Chef an diesem Tag gewesen ist und welcher Patient zum wiederholten Male als Kotzbrocken aufgetreten ist – und alle potenziellen Patienten in der Bahn werden hellhörig und bekommen diese Sachverhalte mit. Es ist sicherlich ein menschlicher Zug, hin und wieder mit Kollegen über Themen zu sprechen, die einen auf der Arbeit beschäftigen. Hierzu gehören auch Vorkommnisse, die weniger erfreulich sind. Es ist jedoch wichtig, dass entsprechende Gespräche hinter verschlossenen Türen und nicht in Anwesenheit von Patienten und Angehörigen stattfinden. Andernfalls schädigen diese Unterhaltungen unnötigerweise den Ruf des gesamten Hauses und verunsichern Patienten und Angehörige.

Ich konnte in der Warteschlange an der Information einer Reha-Klinik Zeuge dabei werden, wie sich eine Patientin nach der Gemütslage der Empfangsdame erkundigte und dadurch die Büchse der Pandorra öffnete. Der anschließende Monolog der Empfangsdame hatte an diesem Ort nichts verloren. Sie ließ sich minutenlang lautstark darüber aus, dass die Arbeit viel zu stressig sei und ein Großteil der Patienten an ihrem Nervenkostüm zerre. Ich und eine Vielzahl weiterer Patienten standen dahinter und konnten das mit anhören. Die dadurch entstandene zusätzliche Wartezeit war dabei nur eine Randnotiz. Welcher Eindruck entsteht in einem solchen Moment bei den Patienten? Patienten sollen und wollen das nicht mitbekommen. Ich kann mich zumindest nicht daran erinnern, dass auf die Eingangsfrage aus Kapitel 2 (Welches Verhalten tut mir gut? Was wünsche ich mir?) jemals geantwortet wurde, dass man mit den Problemen der Krankenhausmitarbeiter konfrontiert werden möchte. Patienten haben andere Sorgen und sind auch nicht für die Lösung dieser Probleme zuständig.

Im Rahmen der Vorbereitung auf die Geburt unseres Sohnes haben wir eine Vielzahl von Kindergärten in der umliegenden Region besichtigt und mit der jeweiligen Leitung ein kurzes Kennenlerngespräch geführt. Im Rahmen eines dieser Gespräche hatten wir Kontakt zu einer Kindergartenleitung, die sich der Wirkung ihrer Worte scheinbar nicht wirklich bewusst war. Der Großteil der Unterhaltung bestand darin, dass sie uns problemorientiert erklärte, mit welchen Personalengpässen der Kindergarten regelmäßig zu kämpfen habe. Sie war zwar aufrichtig ehrlich, wirkte dadurch aber eher indiskret. Wir, als potenzielle „Kunden", können keinen Beitrag zur Lösung dieser Situation leisten und sind dafür auch nicht extra zu dem Gesprächstermin erschienen. Außerdem hatten wir wenig Interesse daran, unser Kind bei einer Institution anzumelden, der scheinbar nicht genügend Personal für eine professionelle Betreuung zur Verfügung steht. Der erste Eindruck aufgrund dieses Gespräches hatte zur Folge, dass der Kindergarten für uns nicht mehr infrage kam. Wir haben sogar auf die Besichtigung der Einrichtung verzichtet. Hieran wird deutlich, welche Auswirkungen ein schlechter erster Eindruck haben kann. Ein paar unbedachte Äußerungen haben dazu geführt, dass eine Anmeldung unseres Kindes dort nicht mehr infrage kam, obwohl wir uns (scheinbar) noch gar kein umfassendes Bild gemacht hatten.

11.4.2 Schwierige Patienten – Die Galerie der Schrecklichen

„Es ist schwieriger, eine vorgefasste Meinung zu zertrümmern als ein Atom."

(Albert Einstein)

Gespräche über Patienten können auch zu Verunsicherung bei Kollegen führen. Meine Mutter hatte vor einiger Zeit starke Zahnschmerzen. Unglücklicherweise war sie kurz zuvor umgezogen, sodass sie noch auf der Suche nach einem neuen Zahnarzt ihres Vertrauens war. Da die Schmerzen jedoch binnen kürzester Zeit unerträglich wurden, suchte sie spontan den nächstgelegenen Zahnarzt in ihrem Wohnort auf. Nachdem sie ihre Symptome geschildert hatte, bat der Arzt ihr umgehend eine Operation an. Diese könne jedoch nur unter der Auflage durchgeführt werden, dass vorab eine professionelle Zahnreinigung stattgefunden habe. Meine Mutter war verwundert und antwortete, dass sie nicht wegen einer Zahnreinigung, sondern aufgrund starker Schmerzen im Backenzahn zu ihm gekommen sei. Daraufhin entgegnete ihr der Zahnarzt, dieses Vorgehen sei in seiner Praxis schon seit jeher Gang und Gäbe. Das wiederum hatte zur Folge, dass meine Mutter aufstand, um zu gehen. Sie bedankte sich für das Gespräch und erklärte, dass er dieses Vorgehen selbstverständlich gerne beibehalten könne. In diesem Fall würde sie allerdings einen anderen Zahnarzt aufsuchen. Aufgrund dieser Rückmeldung kam es zu einem Sinneswandel auf Seiten des Arztes, so dass er meiner Mutter einen OP-Termin für den Folgetag anbot. Die Geschehnisse an jenem Tag sind meiner Meinung nach unübertroffen.

Meine Mutter kam am nächsten Morgen um elf Uhr in die Praxis und fand eine unbesetzte Information vor. Allerdings lag auf der Ablage der Arzthelferin ein Zettel mit ihrem Namen. Dieser Zettel war mit einem Post-it versehen, auf dem der nachfolgende Text zu lesen war:

Achtung, schwierige Patientin!

Welchen Eindruck erweckt dieser Zettel auf einen Patienten? Als logische Konsequenz machte meine Mutter auf dem Absatz kehrt und kam nie wieder in diese Praxis. Losgelöst von dem schlechten Eindruck, den die Praxis hierdurch bei meiner Mutter hinterlassen hatte, entsteht durch den Zettel eine weitere, fatale Kettenreaktion. Die arme Mitarbeiterin an der Information ist wahrscheinlich seit sieben Uhr morgens auf der Arbeit. Seitdem hat sie den Zettel mit der „Warnung" vor meiner Mutter vor sich liegen. Sie hat folglich geschlagene vier Stunden Zeit, um sich verschiedene Horrorszenarien auszumalen, die um elf Uhr bei der Aufnahme dieses „schwierigen" Menschen passieren könnten. Dabei handelt es sich jedoch lediglich um eine Frau, die aufgrund starker Schmerzen eine unmittelbare Behandlung einer Zahnreinigung vorzieht. Die subjektive Wahrnehmung des Arztes und seine Bewertung des Verhaltens meiner Mutter beeinflussen das gesamte System − meine Mutter verlässt ohne ein Wort erbost die Praxis. Die Mitarbeiterin an der Information hatte mit großer Sicherheit den gesamten Vormittag ein flaues Gefühl im Magen. Es entsteht Leerlauf in der Praxis. Der Arzt ist über die nicht erschienene Patientin verärgert usw. All das jedoch völlig unnötig.

Diese Geschichte verdeutlicht ein weit verbreitetes Phänomen in Krankenhäusern. Ich unterstelle eine positive Absicht, wenn ein Kollege bei der Übergabe oder bei der Besprechung eines Krankheitsbildes von einem „schwierigen Patienten" spricht. Typische Sätze hierbei lauten:

„Der Neue auf Zimmer 3 ist vielleicht ein komischer Kauz."
„Mit dem kann man eh nicht vernünftig sprechen."
„Der ist nur am rumstänkern."

Der Hintergrund solcher Aussagen besteht ganz sicher darin, dass die Kollegen auf das Schlimmste vorbereitet werden sollen. Der Effekt dieser Andeutungen ist jedoch genau der Gegenteilige, da es im Sinne einer *sich selbst erfüllenden Prophezeiung* in vielen Fällen dann tatsächlich zum Schlimmsten kommen wird. Unsere Erwartungen an eine andere Person beeinflussen ihr Verhalten. Wie wird sich ein Patient mir gegenüber verhalten, wenn ich bereits im Vorfeld darauf eingestimmt bin, dass er „schwierig" sein wird? Ich agiere entsprechend meiner Vorannahme und erhöhe damit die Chance, das erwartete Verhalten selbst hervorzurufen. Der Patient ist dann tatsächlich entsprechend schwierig, sodass sich meine Prophezeiung erfüllt. Wenn ich einen anderen Menschen für einen komischen Kauz halte, wird er sich in den meisten Fällen mir gegenüber auch so verhalten. Glücklicherweise lässt sich dieser Effekt auch zu unseren Gunsten umkehren. Nutzen Sie die *sich selbst erfüllende Prophezeiung* für einen besseren Kontakt. Wenn Sie möchten, dass ein Patient nett und kooperativ ist, treten Sie ihm genau mit dieser Erwartungshaltung gegenüber. Die Wirkungsweise ist enorm. Richtig eingesetzt, werden Sie dadurch Patienten, Angehörige und auch (ungeliebte) Kollegen, zu anderen Menschen werden lassen.[246]

Dieses *MindSet* kann allerdings durch unbedachte Äußerungen und Bewertungen von Dritten erheblich erschüttert werden. Wir sind stets darauf bedacht, uns ein eigenes Bild unserer Mitmenschen zu machen. Auf einer unbewussten Ebene sind wir jedoch gegenüber diesen Prozessen und Wahrnehmungsverzerrungen kaum gefeit. Sobald wir von einer Kollegin die Information erhalten, dass der neue Patient auf Zimmer drei in seinem Auftreten unangenehm ist, werden wir dessen Zimmer mit einer anderen Haltung betreten, als wenn wir diese Information nicht erhalten hätten. Unvoreingenommenheit ist in dieser Situation so gut wie ausgeschlossen. Der Patient wiederum ist in einer Ausnahmesituation und hochgradig feinfühlig. Er wird voraussichtlich erkennen, dass wir ohne einen, für ihn erkennbaren Grund nervös sind. Folglich ändert sich seine Haltung uns gegenüber, womit sich die beteiligten Personen in einem *Teufelskreis* (siehe Kapitel 11.5) befinden. Aufgrund der negativen Bewertung eines Patienten ist die Wahrscheinlichkeit groß, dass der Patient auch tatsächlich zu einem schwierigen Patienten für uns wird. *Steve de Shazer*, der Erfinder der lösungsorientierten Kurzzeittherapie bringt es in diesem Zusammenhang auf den Punkt:

---

[246] Vgl. Windscheid (2018)

„Wenn der Klient sieht, dass der Therapeut ihn als schwierigen Fall behandelt, wird er sich selbst als schwierigen Fall betrachten und folglich entsteht ein schwieriger Fall."[247] *„Spürt er hingegen, dass er als Person geachtet und wertgeschätzt wird, ist die Wahrscheinlichkeit, dass er als schwieriger Patient agiert, deutlich geringer."*[248]

Es ist ein guter Vorsatz, sich von den Urteilen anderer loszulösen und sich ein eigenes Bild machen zu wollen. Trotz besseren Wissens kann dies jedoch sehr schwierig sein. Ich habe das beispielsweise schon einmal in der Vorbereitung auf ein Seminar erlebt. Im Vorfeld der Schulung erhielt ich eine Teilnehmerliste. Bei der Durchsicht der Namen erlebte ich eine böse Überraschung. Hinter dem letzten Namen auf der Liste stand vermerkt:

Überdurchschnittlich kritische Mitarbeiterin

Welchen Mehrwert hat diese Information für mich und meine Vorbereitung auf das Seminar? Gar keine! Ganz im Gegenteil: Am Abend vorher konnte ich nicht gut einschlafen, da ich die halbe Nacht darüber nachgedacht habe, dass der kommende Seminartag wahrscheinlich sehr anstrengend wird. Infolgedessen war ich am nächsten Tag übermüdet, hatte keinen Appetit und ging mit Bauchschmerzen in die Klinik. Bei der Begrüßung der einzelnen Teilnehmer überlegte ich direkt, wer die schwierige Teilnehmerin seien könnte … Merken Sie, welche (kontraproduktiven) Windmühlen da gerade in Gang gesetzt werden?

Ich habe zu diesem Thema eine Diplomarbeit verfasst und bin mir der psychologischen Prozesse, die in diesem Moment ablaufen, durchaus bewusst. Dennoch konnte ich mich nicht von der Beeinflussung der Vorabinformation bzw. der Bewertung einer Teilnehmerin durch einen Dritten freimachen. Ich habe dem Kunden anschließend eine Rückmeldung gegeben mit der Bitte, entsprechende Urteile im Vorfeld zu unterlassen, da ich mir gerne selbst ein Bild machen möchte.

Die Urteile über andere können zudem weit weg von der Realität sein. Schließlich nimmt nicht jeder alles wahr. Aber jeder nimmt das, was er

---

[247] Vgl. de Shazer (1993)
[248] Vgl. Kowarowsky (2011)

wahrnimmt, stets verzerrt wahr. Dies hat dann zur Folge, dass wir anderen nicht nur voreingenommen, sondern darüber hinaus, mit einem völlig falschen Bild gegenübertreten. Bei sog. *Schatten-Coachings* begleite ich Klinikangestellte bei ihrer Arbeit auf der Station. Ich beobachte sie, gebe im Anschluss ein kurzes Feedback und ggf. ein paar Tipps, was man in der Situation hätte anders/besser machen können. Im Rahmen dieser Tätigkeit habe ich einen Klinikmitarbeiter dabei beobachtet, wie er einen neuen Patienten aufgenommen hat. Aus meiner Sicht war dieser Patient leicht verunsichert und eher verschlossen. Er antwortete häufig knapp, mit leicht gedämpfter Stimme und gesunkenem Kopf. Interessanterweise hat der Klinikmitarbeiter während des gesamten Prozesses der Aufnahme ausschließlich auf seinen Computer geschaut und kein einziges Mal Blickkontakt aufgenommen. Bei der anschließenden Übergabe blieb mir der Mund offen stehen, als ich hörte, mit welchen Worten er seinen Kollegen den Patienten beschrieb:

„Das war vielleicht ein komischer Vogel. Total seltsamer Kerl. "

Ich habe ihn gefragt, woran er festmachen würde, dass es sich um einen *komischen Vogel* handelt. Schließlich habe er ihn nicht ein einziges Mal angeguckt. Er konnte mir diese Frage nicht beantworten!

Wenn Sie sich bei der Besprechung von Krankheitsbildern über Patienten unterhalten, kann es immer wieder dazu kommen, dass individuelle Wahrnehmungen und Bewertungen mit einfließen. Wie bereits geschildert, wird durch diese Beurteilung immer ein bestimmtes Bild für die anderen gezeichnet, was wiederum Einfluss auf deren eigenen Kontakt mit dem Patienten hat. Achten Sie insbesondere auf Pauschalisierungen (*immer, nie, andauernd*) sowie Bewertungen (*komisch, nervös, anstrengend*). Hierbei handelt es sich um „Diagnosen", die unser Blickfeld verengen und die Fähigkeit mindern, den anderen als Person wahrzunehmen. Wenn eine „Diagnose" erst einmal vorliegt, neigen wir dazu, diejenigen Seiten des Patienten, die nicht zu der jeweiligen „Diagnose" passen, selektiv auszugrenzen und entsprechend übermäßig aufmerksam zu sein für subtile Eigenarten, die unsere Wahrnehmung bestätigen.[249] Wenn ein Patient als hysterisch eingestuft wird, kann das dazu beitragen, dass genau diese Züge stimuliert und verfestigt werden. Um sich dennoch ein möglichst objektives Bild machen zu können, ist es hilfreich, wenn Sie bei Beurteilungen bzw. Stigmatisierungen dieser Art genau nachfragen, wie Ihr Kollege zu seinem Urteil gekommen ist. Hilfreiche Fragen lauten:

> *„Wie kommst du zu diesem Urteil? "*
> *„Woran machst du fest, dass er/sie ... ist? "*
> *„Was ist ganz genau passiert? "*

Bleibt eine derartige Klärung aus, kann es passieren, dass es zu einer (unnötigen) *sich selbst erfüllenden Prophezeiung* kommt:

Ein Mann will ein Bild aufhängen. Den Nagel hat er, nicht aber den Hammer. Der Nachbar hat einen. Also beschließt unser Mann, hinüberzugehen und ihn auszuborgen. Doch da kommt ihm ein Zweifel: Was, wenn der Nachbar mir den Hammer nicht leihen will? Gestern schon grüßte er ihn nur so flüchtig. Vielleicht war er in Eile. Aber vielleicht war die Eile nur vorgeschützt, und er hat etwas gegen ihn. Und was? Er hat ihm nichts angetan; der bildet sich da etwas ein. Wenn jemand von ihm ein Werkzeug borgen wollte, er gäbe es ihm sofort. Und warum sein Nachbar nicht? Wie kann man einem Mitmenschen einen so einfachen Gefallen ausschlagen? Leute wie der Kerl vergiften einem das Leben. Und dann bildet der Nachbar sich noch ein, er sei auf ihn angewiesen. Bloß weil er einen Hammer hat. Jetzt reicht's ihm aber wirklich. Und so stürmt er hinüber, läutet, der Nachbar öffnet, doch noch bevor er „Guten Morgen" sagen kann, schreit ihn unser Mann an: „Sie können Ihren Hammer behalten, Sie Rüpel!"[250]

Hieraus lässt sich provokativ die Handlungsmaxime ableiten: Achten Sie darauf, dass Sie sich den schwierigen Patienten durch Ihre Meinung, er sei schwierig, nicht selbst erschaffen. Was wir voneinander annehmen, ist das, was wir hervorrufen.

---

[249] Vgl. Yalom (2002)
[250] Vgl. Watzlawick (2013)

11.4.3 Eine Frage der Perspektive

„Es sind nicht die Dinge selbst, die uns bewegen, sondern die Ansichten, die wir von ihnen haben. "

(Epiket)

Was sehen Sie in den nachfolgenden Bildern?

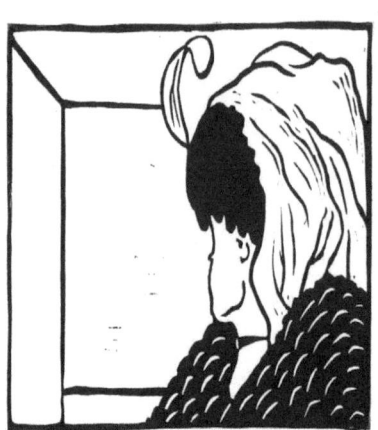 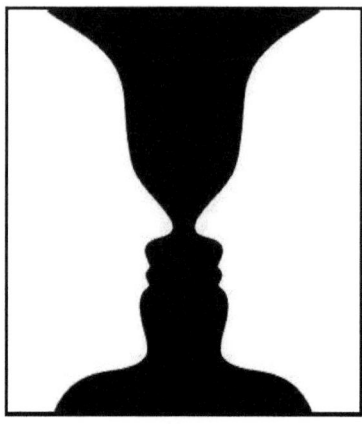

Wie wir unsere Realität sehen und bewerten ist geprägt durch Erfahrungen und Erwartungen. Das, was wir sehen und denken, nehmen wir als unsere Realität und halten es zunächst einmal für richtig. So kommen wir überhaupt nicht auf die Idee, dass in der linken Abbildung zwei Gesichter zu sehen sind. Manche sehen ausschließlich die linke Wangenpartie einer jungen Frau. Andere hingegen sind der felsenfesten Überzeugung, dass sie das Bild einer alten, schrulligen Frau mit großer Nase und dem Kinn tief in einen Pelz gesteckt sehen.[251] Die Betrachter haben das gleiche Bild vor Augen und sehen wie durch Brillen etwas völlig Unterschiedliches. Bei dem rechten Bild denken viele Menschen, eine schwarze Vase zu sehen,

---

[251] Der lange Hügel, der die Nase der alten Frau darstellt, ist die gesamte Wangen- und Kieferlinie der jungen Frau. Das linke Auge der alten Frau ist das linke Ohr der jungen Frau. Der Mund der älteren Dame ist das Samthalsband der jungen Frau.

wohingegen andere Menschen ganz klar zwei weiße Köpfe erkennen, die einander anschauen.

Es lässt sich festhalten, dass unsere alltäglichen Wahrnehmungen zwar stets richtig sind, aber das, was wir zu erkennen glauben, nicht immer das einzig Richtige und Mögliche sein muss. So verhält es sich auch im Umgang mit anderen Menschen. Jeder von uns hat eine andere Wahrnehmung, wer im Kontakt als warmherzig, angenehm oder sympathisch erlebt wird. Umgekehrt stellt sich im Gespräch mit Pflegenden und Ärzten häufig heraus, dass sich hinter dem Begriff „schwierig" oft ganz andere Zuweisungen verbergen. Die einen meinen mit schwierig die kritischen Angehörigen, andere empfinden den Umgang mit diesen eher als leicht. Dafür empfinden Sie aggressive oder unzugängliche Menschen als schwierig. Es scheint somit kein einheitliches Bild von schwierigen Patienten und Angehörigen zu geben. Vielmehr bezeichnen wir die als schwierig, zu denen wir noch keinen passenden Zugang gefunden haben. *Den* schwierigen Patienten gibt es folglich nicht. Es gehören immer zwei dazu. Nehmen Sie jedoch Ihren Kollegen nicht die Möglichkeit, eigene Erfahrungen im Umgang mit dem jeweiligen Patienten zu sammeln. Nur so können andere sich selbst ein möglichst unvoreingenommenes Bild machen.

Selbst Patienten, die von vermeintlich allen (Achtung: Pauschalisierung!) Kollegen als schwierig erlebt werden, bedürfen einer differenzierten Betrachtung: Wann und wobei, für wen genau und wodurch ist der Umgang schwierig? Selbstverständlich gibt es in einem Krankenhaus Patienten, bei denen sich eine Vielzahl der Beschäftigten schwertun und schon beim bloßen Aussprechen des Namens aufstöhnen. Bleiben Sie dennoch professionell aufmerksam. Auch bei diesen Patienten ist das Ausmaß, mit dem sich die Kollegen schwertun, sehr unterschiedlich. Die Bandbreite reicht von „*Der geht gar nicht*" bis zu „*Ich fand das letzte Gespräch etwas unangenehm.*"

Diese Mechanismen lassen sich jedoch auch umgekehrt zu unserem eigenen Vorteil nutzen. Erklären Sie einem Patienten zum Beispiel kurz vor der Übergabe, dass er am Nachmittag von Schwester Stefanie betreut wird. Was würde passieren, wenn Sie im Rahmen dieses Gespräches darauf hinweisen, dass Schwester Stefanie der „Sonnenschein der Station" – und darüber hinaus auch noch eine richtig gute und kompetente Krankenschwester ist? Die

Aufmerksamkeit bzw. Wahrnehmung des Patienten wird in diesem Fall in eine ganz andere Richtung gelenkt. Es kommt mit hoher Wahrscheinlichkeit zu einem *Halo-Effekt*.

11.4.4 „What is beautiful is good" – Was ist ein Halo-Effekt?

Wenn Sie die Musik von Ed Sheeran gut finden, dann gefallen Ihnen wahrscheinlich auch sein Aussehen und seine Kleidung. Die Tendenz, alles – auch Dinge, die wir gar nicht beobachtet haben – an einem Menschen zu mögen, wird *Halo-Effekt* genannt.[252] *Halo* bedeutet übersetzt *Heiligenschein*. Es handelt sich hierbei um eine weit verbreitete kognitive Verzerrung, die Menschen und Situationen maßgeblich beeinflusst. In der Sozialpsychologie beschreibt der *Halo-Effekt* eine automatische Reaktion, bei welcher der Gesamteindruck, den eine Person auf einen anderen macht, durch ein einzelnes positives Merkmal dominiert bzw. überstrahlt wird. Andere Eigenschaften werden infolgedessen übersehen oder finden bei der Bewertung keine Berücksichtigung. Studien weisen übereinstimmend darauf hin, dass beispielsweise Attraktivität die Wahrnehmung einer Vielzahl von Persönlichkeitsmerkmalen beeinflusst.[253] Wer schön ist, dem werden schnell und automatisch positive Attribute zugeschrieben, insbesondere solche, die soziale Kompetenz und Umgänglichkeit reflektieren.[254] Attraktive Personen werden zumeist als überzeugender, anpassungsfähiger, sozialer und warmherziger eingeschätzt.[255] Umgekehrt kann auch eine negative Eigenschaft oder Handlung einer Person maßgeblich zu einem Gesamtbild beitragen. In diesem Fall spricht man von einem *Horn-Effekt*.[256] Passend zum Heiligenschein gibt es den dazugehörigen Teufel mit Hörnern. In einem spannenden Experiment erhielten Versuchspersonen Beschreibungen von zwei Menschen und wurden gebeten, deren Persönlichkeit zu beurteilen.[257]

---

[252] Vgl. Kahnemann (2014)
[253] Vgl. Langlois et al. (2000)
[254] Vgl. Eagly et al. (1991)
[255] Vgl. Feingold (1992)
[256] Vgl. Windscheid (2018)
[257] Vgl. Asch (1946)

Was halten Sie persönlich von Schwester Stefanie und Schwester Martina?

Stefanie: intelligent – fleißig – impulsiv – kritisch – eigensinnig – neidisch
Martina: neidisch – eigensinnig – kritisch – impulsiv – fleißig – intelligent

Die meisten Menschen haben eine günstigere Meinung von Stefanie. Doch woran liegt das? Die Eigenschaften sind in beiden Beschreibungen inhaltlich gleich, jedoch stehen sie in einer anderen Reihenfolge. Die ersten Merkmale verändern die Bedeutung der später auftauchenden Merkmale. Der Eigensinn einer intelligenten Person wird häufig als gerechtfertigt angesehen und ruft teilweise sogar Respekt hervor. Umgekehrt macht Intelligenz eine neidische und eigensinnige Person tendenziell eher gefährlich.

Ob bewusst oder unbewusst, im täglichen Umgang bestimmen einzelne Merkmale häufig wie gut oder wie schlecht jemand eingeschätzt wird. Die Abfolge, in der die Merkmale einer anderen Person wahrgenommen werden, ist häufig vom Zufall geprägt. Aber die Abfolge ist wichtig, weil der *Halo-Effekt* die Bedeutung des ersten Eindrucks verstärkt, manchmal so weit, dass nachfolgende Informationen größtenteils unberücksichtigt oder falsch interpretiert werden. Infolgedessen kann es beispielsweise Lehrern bei der Bewertung von Aufsätzen passieren, dass die Benotungen der Aufsätze eines Heftes (und somit des gleichen Schülers) tendenziell einheitlich sind und nur geringe Abweichungen aufweisen. Wenn der erste Aufsatz gut benotet wird, erhalten Schüler unter Umständen eine Art unbewussten Vertrauensvorschuss für Folgearbeiten, sodass eine Benotung aufgrund des *Halo-Effekts* verzerrt wird. Das gleiche Phänomen kann auf die Bewertung von Schülern in der Krankenpflegeschule übertragen werden. Demzufolge ist eine gewisse Form von Achtsamkeit hinsichtlich dieses Effekts auf Seiten eines Praxisanleiters notwendig. Ein Name wie Kevin ist zumindest bei manchen Menschen heutzutage nicht nur ein Name, sondern eine Diagnose. In diesem Fall werden dann weitere Schlüsse über die Herkunft, die Eltern, das soziale Umfeld und andere Merkmale des Schülers gezogen.

Sobald sich bei einem Patienten der Eindruck verfestigt, dass Schwester Stefanie besonders fleißig ist, während Martina schon dreimal unmotiviert gewirkt hat, ist Stefanie fein raus. Das Bild von ihr wird sich positiv auf andere Merkmale auswirken. Martina hat es hingegen fortan schwer.

Anstelle eines *Heiligenscheins* kreisen, bildlich gesprochen, dunkle Gewitterwolken über ihrem Kopf. Übertragen auf eine Übergabe bedeuten diese Ausführungen, dass die Ankündigung einer freundlichen und kompetenten Krankenschwester dazu führen kann, dass ...

1. der Patient eine freundliche und kompetente Pflegekraft erwartet. Dementsprechend wird er sich ihr gegenüber aufgeschlossen und kooperativ verhalten, womit er vice versa das Verhalten der Schwester positiv beeinflusst. Die Gedanken des Patienten werden auf diese Weise zu seiner Realität.

2. durch die bereits im Vorfeld mit Schwester Stefanie in Verbindung gebrachten Attribute von Freundlichkeit und Kompetenz steigt aufgrund des *Halo-Effekts* die Wahrscheinlichkeit, dass der Patient Stefanie weitere positive Eigenschaften wie Einfühlungsvermögen und Hilfsbereitschaft schneller zuschreibt als wenn er vorab bereits nicht „gewarnt" worden wäre.

Es wurde bereits deutlich, dass das Verhalten jedes einzelnen Klinikmitarbeiters das gesamte Klinikum beeinflusst (siehe Kapitel 7 & 11.4). Das letzte Beispiel zeigt, dass nicht nur Verhalten, sondern auch Meinungen und Urteile über andere sowohl positiven als auch negativen Einfluss auf das gesamte System nehmen können. Letzteres führt häufig zu einem sog. *Teufelskreis*.

11.5 Wir drehen uns im (Teufels-)Kreis

„Zum Streiten gehören immer zwei, schweigt einer, ist der Zank vorbei!"

(Deutsches Sprichwort)

Schwierige Situationen zwischen Menschen sind häufig durch gegenseitige Schuldzuweisungen geprägt. Die Beteiligten sehen jeweils den anderen als den Grund für das eigene Verhalten. Es stellt sich das Gefühl ein, selbst nur so zu reagieren, wie es der Andere erforderlich macht. In diesen Fällen handelt es sich um einen *Teufelskreis*.[258] Ein einfaches Beispiel:

Sie fühlt sich einsam und verlassen, wenn *er* am Wochenende regelmäßig unterwegs ist und viel Zeit mit seinen Freunden verbringt. Wenn *sie* daraufhin im gemeinsamen Kalender mehr Termine für romantische Stunden zu zweit einplant, fühlt er sich bedrängt und fremdbestimmt. Das hat zur Konsequenz, dass *er* noch mehr Termine mit seinen Freunden blockt und noch öfter fort ist. *Ihre* Sehnsucht verschlimmert sich, sodass *sie* noch mehr klammert usw. In der Regel geben beide eine kausale Interpretation dieses Geschehens ab, wobei sich beide als reagierendes Opfer eines bösen Partners fühlen: *„Weil du so viel klammerst, fühle ich mich bedrängt und fremdbestimmt. Dann brauche ich mehr Freiräume und Zeit mit meinen Freunden."* Nach ihrem Gefühl werden durch diese Sichtweise jedoch die Tatsachen verdreht. Vielmehr gilt aus ihrer Sicht: *„Weil du so viel unterwegs bist, fühle ich mich alleingelassen. Dann suche ich im Kalender nach Möglichkeiten, um mehr Zeit mit dir zu verbringen."*

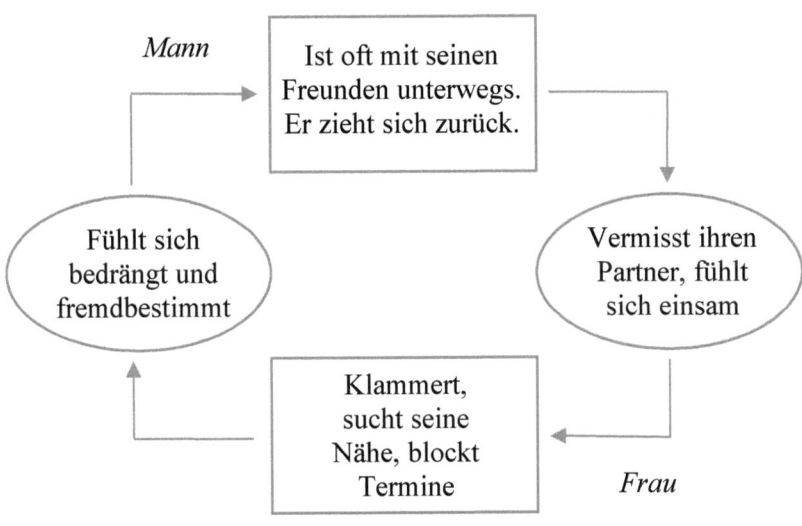

[258] Vgl. Schulz von Thun (2013)

Hierbei handelt es sich um eine negativ eskalierende Art, miteinander zu kommunizieren. Die Verantwortung für die Situation wird dabei stets der Gegenseite zugeschoben (*„Es liegt bei dem anderen!"*).[259] Die Beteiligten sind der festen Überzeugung, selbst keine Schuld an der Situation zu tragen (*„Ich kann doch nichts dafür"*). Das Verhalten des einen verstärkt das Verhalten des anderen in negativer Art und Weise.[260] Die Situation wird im Sinne einer *sich selbst erfüllenden Prophezeiung* immer schlimmer: Je mehr von …, desto mehr … Man dreht sich im (Teufels-)Kreis und ist darin gefangen. Die Überzeugung bzw. der Gedanke, die Schuld läge bei dem anderen, formt diese Realität.

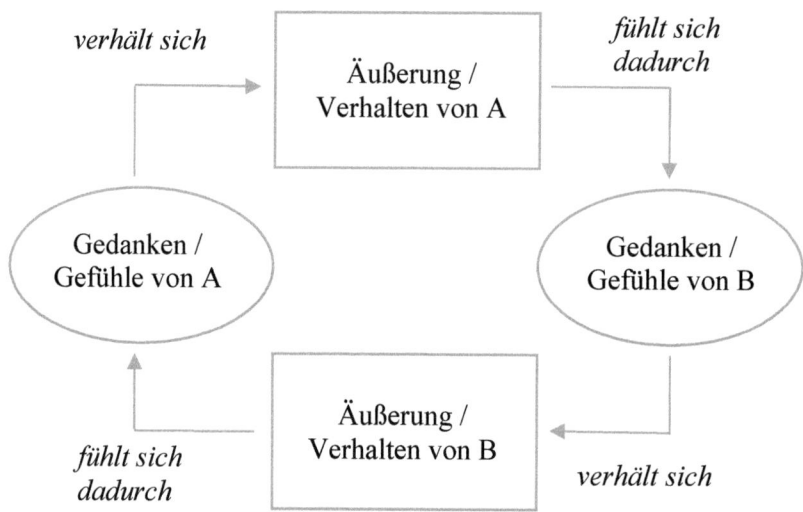

Abbildung: Grundmuster eines zwischenmenschlichen Teufelskreises

Das Verhalten / die Äußerungen von A lösen negative innere Reaktionen bei B aus, diese führen zu entsprechenden Verhaltensweisen / Äußerungen

---

[259] Vgl. Heiland (2018)
[260] Vgl. Bateson (1985): Er bezeichnet diesen Vorgang als komplementäre Schismogenese: ein Verhalten, bei dem die wechselseitigen Reaktionen der Beteiligten eine stete Steigerung des divergenten Verhaltens provozieren, wie bei einer sich hochschraubenden Spirale.

von B, welche ihrerseits negative Gefühle bei A zur Folge haben. A wird sein Verhalten daraufhin intensivieren usw.[261]

Diese Teufelskreise entstehen auch zwischen Medizinern und Patienten. Patienten werden häufig als schwierig beschrieben, wenn sie sich nicht an Regeln halten, widerspenstig reagieren oder überhöhte Forderungen stellen.[262] Besserwisser, unverschämte Patienten, unterwürfige Patienten sowie Menschen mit einem hohen Geltungsbedürfnis runden die Liste der Typen ab, die als schwierig empfunden werden. Wenn wir jedoch erkennen, dass ein und derselbe Patient nicht von allen als schwierig empfunden wird (siehe Kapitel 11.4.2), zeigt sich, dass etwaige Schwierigkeiten zumindest bei einigen Patienten eher auf ein Interaktionsproblem zurückzuführen sind. Es gehören immer zwei dazu.

Ein Krankenpfleger kommt unter Zeitdruck in das Patientenzimmer und sagt in etwas ruppiger Tonlage: *„Sie müssen jetzt Ihre Tabletten einnehmen."* Der Patient fühlt sich aufgrund dieser Aussage entmündigt und von Appellen erschlagen – die Botschaft ist eine unlautere Bevormundung (siehe Kapitel 3).

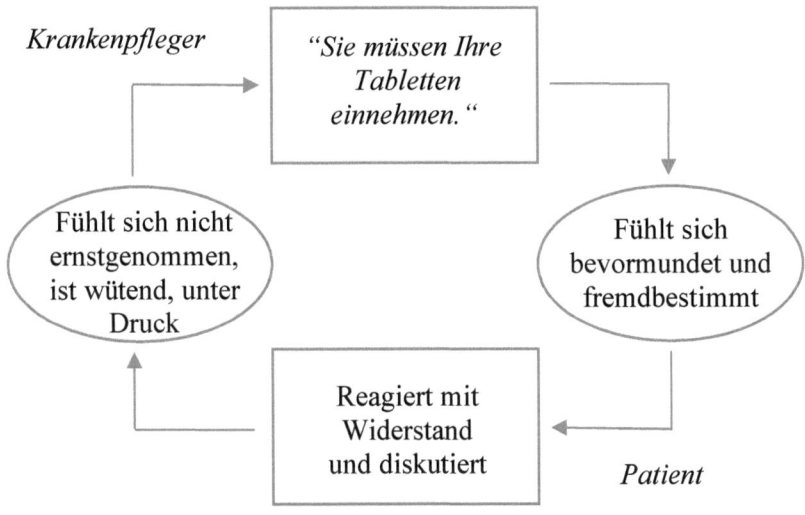

---

[261] Vgl. Schulz von Thun, Zach & Zoller (2012), vgl. Watzlawick, Beavin & Jackson (1972)
[262] Vgl. Kowarowsky (2011)

Folglich reagiert er mit Widerstand und fängt an zu diskutieren. Er kenne die Tabletten nicht, sein Essen stehe noch auf dem Tisch und außerdem sei der Umgangston des Krankenpflegers mehr als gewöhnungsbedürftig. Diese Reaktionen vermitteln dem Krankenpfleger auf der *Beziehungsebene* (siehe Kapitel 5) die Botschaft: *„Du hast mir gar nichts zu sagen. Dein Verhalten mir gegenüber ist unangemessen."* Der Krankenpfleger fühlt sich nicht ernstgenommen, ist verärgert und von dem widerspenstigen Patienten genervt. Dementsprechend übt er noch mehr Druck aus.

Gemäß der systemischen Betrachtungsweise auf zwischenmenschliche Beziehungen (siehe Kapitel 7 und 11.4) erübrigt sich hier jedoch die Schuldfrage. Die Ursache für *Teufelskreise* ist nicht beim Einzelnen zu suchen, sondern in dem Zusammenwirken der Beteiligten. Der Krankenpfleger entkommt der Eigendynamik der Situation, indem er sich anders verhält. Die Situation wird gelöst, indem er seine Formulierung gegenüber dem Patienten verändert: *„Es ist Ihre Entscheidung, ob Sie die Tabletten jetzt oder gleich nehmen."*

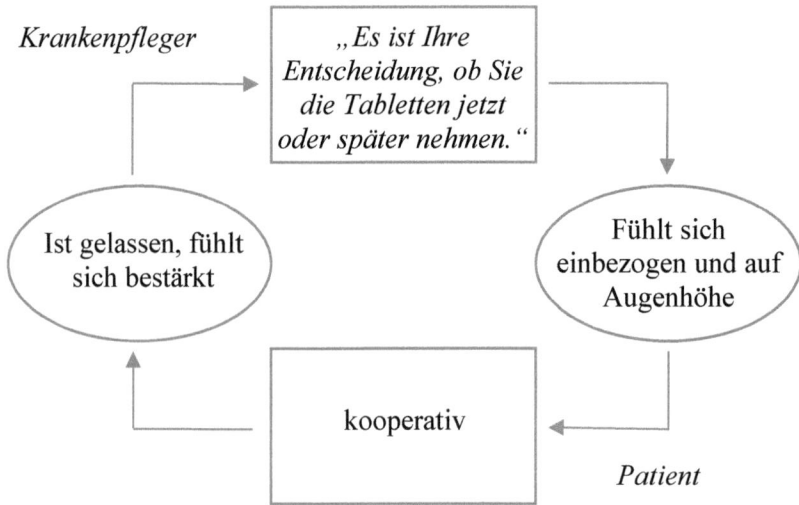

Der Pfleger vermittelt dem Patienten hiermit das Gefühl, ein gleichwertiger Partner auf Augenhöhe zu sein, der selbstbestimmt entscheiden kann (siehe Kapitel 4). Dementsprechend fühlt sich der Patient mit einbezogen und verhält sich kooperativ. Damit bestärkt er den Krankenpfleger in seiner Arbeit. Er gewinnt die notwendige Gelassenheit, um ohne Druck mit dem Patienten sprechen zu können – *befehlsfrei vermeidet Widerstand.*

Ein weiteres, sehr schönes Beispiel für einen Teufelskreis in der Pflege wird von *Regine Heiland* in ihrem Buch *Weil Worte wirken* beschrieben.[263] Hier geht es um die Problematik der Nachtschwester, die durch permanentes Klingeln der Patienten aus der Ruhe gebracht wird.[264] Aufgrund dessen agiert sie hektisch und ist kurz angebunden. Dies hat zur Folge, dass die Patienten sich mit ihren Sorgen und Beschwerden alleingelassen fühlen und häufiger klingeln. Die Nachtschwester gerät immer mehr in Zeitnot, was sie in ihrem Auftreten den Patienten gegenüber durch noch mehr Hektik zum Ausdruck bringt.

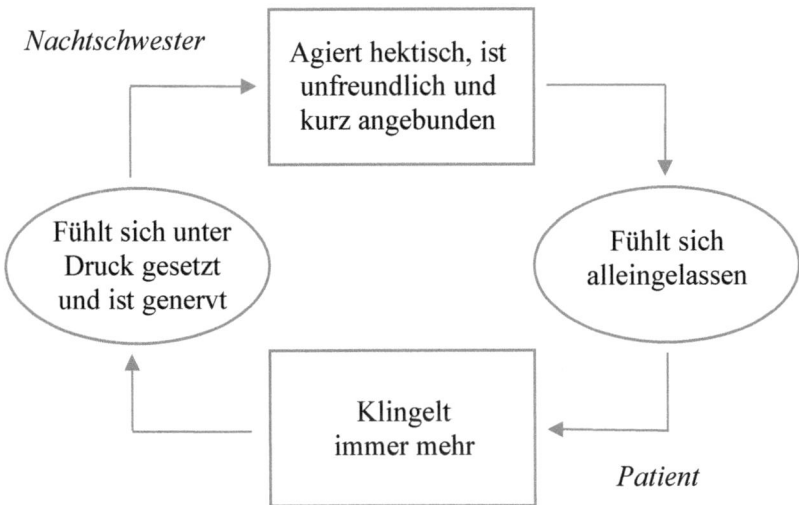

Was passiert, wenn die Nachschwester ihr Verhalten verändert und sich kurz zu den Patienten ans Bett setzt? Statt dem Gefühl von Dauerstress nachzugeben und dementsprechend kurz angebunden zu sein, macht sie das

---

[263] Vgl. Heiland (2018)
[264] Es sei noch einmal darauf hingewiesen, dass eine Pflegkraft in Deutschland im Nachtdienst durchschnittlich 19 Patienten betreut.

Gegenteil: Sie strahlt Ruhe aus. Sie würde dabei gar nicht zwangsläufig mehr Zeit investieren (siehe Kapitel 10.4 – *Am Bett sitzen*). Die Patienten hätten jedoch das Gefühl, dass sie sich mehr Zeit nimmt. Dabei beobachtet sie, dass eine Verhaltensänderung auf Seiten der Patienten eintritt. Dem Teufelskreis wird der Wind aus den Segeln genommen. *Heiland* unterstreicht diese Wirkungsmechanismen durch Erfahrungsberichte von Pflegekräften: *„Allgemein merke ich, dass die Patienten in der Nacht weniger klingeln, je mehr Zeit ich mir für sie nehme bei meinem Rundgang."*[265] Hier werden Erinnerungen an Till Eulenspiegel (siehe Kapitel 3.4) und den Mann mit der Säge (siehe Kapitel 10.1) wachgerufen.

Um einen Teufelskreis zu identifizieren, hilft es, wenn es gelingt Abstand zu der Situation zu gewinnen. Wir können daraus *ausbrechen*, wenn wir erkennen: *„Je mehr ich ... mache, desto mehr fühlt sich der andere ..., daher macht er ... "* Durch das Bewusstsein der vier Stationen, die die in dem Teufelskreis steckenden Personen immer wieder (und oft eskalierend) durchlaufen, verliert die Situation bereits an Dynamik. Anschließend kann eine Verhaltensänderung sinnvoll sein. *„Inwiefern ist mein eigenes Verhalten schwierig für den anderen? Was würde es bei einem Vielredner auslösen, wenn ich ihn ganz bewusst mehr sprechen lasse?"* Des Weiteren ist Empathie hilfreich, um die Not hinter dem Verhalten des anderen zu verstehen. Patienten sind in einer Ausnahmesituation (siehe Kapitel 4). Es ist eine gute Haltung, anzunehmen, dass der Andere gute Gründe für sein (für mich schwieriges) Verhalten hat. Alleine durch diese Haltung kann es gelingen, das Verhalten des anderen nicht abzuwerten. Wenn wir sein Verhalten in diesem Licht sehen, hat sich der Teufelskreis schon ein wenig aufgelöst, da wir zukünftig *innerlich* etwas anders reagieren.

Dieser Ansatz lässt die Schuldfrage außen vor. Schuld ist in diesem Zusammenhang dahingehend ein ungünstiger Begriff, weil die Reaktion vollkommen in Ordnung ist – unter Zeitdruck mitten in der Nacht 19 Patienten zu versorgen führt zu Hektik und Stress. Dennoch führt diese Reaktion, die völlig in Ordnung ist, zur Aufrechterhaltung eines *Teufelskreises* und ist nie ohne Alternative. Es ist wichtig zu erkennen, dass man nicht schuldig, sondern *„urheberisch daran beteiligt"*[266] ist. Anstatt in eine Opferrolle ge-

---

[265] Vgl. Cordes (2001) zitiert nach Heiland (2018)
[266] Vgl. Schulz von Thun, Zach & Zoller (2012)

drängt zu sein, gestalten wir proaktiv die Beziehung zu dem anderen und lösen schwierige Situationen eigenständig auf. Die Entdeckung der Selbstwirksamkeit ist hier überaus hilfreich. Sobald es einem, der an dem Teufelskreis beteiligten Personen gelingt *„auszusteigen"*, kann und wird das Ganze nicht mehr funktionieren. Der Gedanke *„Warum soll immer ich mich ändern?!"* steht neben der Idee zu erkennen: *„Gut, dass ich es selbst in der Hand habe."* Wir entscheiden selbst, was unsere Überzeugung sein soll.

11.6 Was haben Zirkuselefanten & eine Meile unter 4 Minuten gemein?

Unsere Überzeugungen haben großen Einfluss auf unser Denken, Handeln und die Wahrnehmung unserer Umwelt. Ein in diesem Zusammenhang viel zitiertes Beispiel ist die Geschichte des Leichtathleten Roger Bannister. Er stellte im Jahr 1954 mit der Zeit von 3:59,4 Minuten einen neuen Weltrekord über eine Meile auf und durchbrach damit eine mentale Schallmauer. Es galt bis dato unter Sportlern als ungeschriebenes Gesetz, dass es für Menschen unmöglich ist, eine Meile in weniger als vier Minuten zu laufen. Bannister weigerte sich jedoch, dies zu glauben. Interessanterweise wurde sein Rekord bereits wenige Wochen später erneut gebrochen. Die alte Grenze, die bis dahin fest betoniert zu sein schien, existierte nicht mehr. Die Grenze bestand nur in den Köpfen der Läufer. Dieses Prinzip ist nicht auf Leichtathleten beschränkt.

Im Verlauf von zweiunddreißig Jahren waren neun Expeditionen am Mount Everest gescheitert, bevor Edmund Hillary gemeinsam mit Tenzing Norgay am 29.Mai 1953 den Gipfel erreichte. Innerhalb von weiteren zweiunddreißig Jahren, der Zeitspanne vom ersten Versuch bis zur erfolgreichen Erstbesteigung, schafften es über zweihundert weitere Bergsteiger auf den Gipfel. Einen Tag bevor Hillary den Gipfel erreichte, schaffte der kanadische Gewichtheber Doug Hepburn als erster überhaupt 500 Pounds im Bankdrücken. Jahrzehntelang waren 500 Pounds eine mythische Zahl im Bankdrücken gewesen. Dieser Rekord wurde seitdem mehrfach gebrochen und liegt heute bei weit über 750 Pounds.[267]

Ein kleiner Junge zermartert sich nach einer Vielzahl von Zirkusbesuchen den Kopf über die Beantwortung der Frage, warum die großen, kräf-

---

[267] Vgl. Schwarzenegger (2023)

tigen Zirkuselefanten sich an einem kleinen Holzpflock festketten lassen. Elefanten haben schließlich die Kraft, ganze Bäume mitsamt ihrer Wurzeln auszureißen – warum also nicht diesen Pflock, der höchstens ein paar Zentimeter im Boden verankert ist? Erste intuitive Antworten legen nahe, dass es wohl eine Frage der Dressur des Tieres ist, aber warum benötigt man dann überhaupt den Pflock? Der Elefant flieht nicht, weil er schon seit frühester Kindheit an einen Pflock gekettet ist. Kleine Elefanten zerren an diesem Pflock in den ersten Tagen und Wochen, um es irgendwann aufzugeben und sich ihrem Schicksal zu fügen. Der große Elefant flieht dann nicht mehr aus dem Zirkus, weil er glaubt, es nicht zu können.[268] Nach dem gleichen Prinzip wird bei der Ankettung von Elefanten in Indien verfahren. Im Laufe der Zeit reduzieren die Besitzer die Kettenstärke. Angefangen bei dicken Eisenketten, reicht nach einiger Zeit ein dünnes Seil, um das Tier vom Weglaufen abzuhalten. Durch die Fixierung mit der Eisenkette wurde der Elefant programmiert zu glauben, die Fixierung sei unüberwindlich.

Demzufolge ist es wichtig, Patienten davon zu überzeugen, dass sie bei Ihnen in guten Händen sind. Ein Patient, der sich von Anfang an gut aufgehoben fühlt und der Überzeugung ist, dass das Klinikpersonal kompetent ist und ihn bei seiner Genesung unterstützen kann, wird mit einer höheren Wahrscheinlichkeit an den Behandlungserfolg glauben und somit tatsächlich schneller gesund werden. Die Erwartungen darüber, ob wir eine Situation meistern werden, hängen stark von den Erfahrungen und den daraus resultierenden Überzeugungen ab.[269] Hilflosigkeit kann genauso erlernt werden wie die Fähigkeit zur Annahme von Hilfe und Selbsthilfe. Wenn ein Patient in einer Reha-Klinik einen schlechten ersten Eindruck der Klinik gewinnt, wird er von Anfang an der Überzeugung sein, die Maßnahme sei ohnehin sinnlos. Er wird sich genau wie die Zirkuselefanten an dieser Überzeugung festklammern. Negative Überzeugungen können krank machen und lebensgefährlich werden. Denken Sie an *Derek Adams* aus Kapitel 8 (*Nocebo-Effekt*). Und das alles nur durch die Macht der Gedanken. Gedanken können jedoch durch unser Verhalten und unsere Sprache positiv beeinflusst werden, sodass sie heilende Wirkung entfalten können. Hält ein Patient das Klinikpersonal für die Besten ihres Faches, dann hilft alleine schon diese Überzeugung, um wichtige Genesungskräfte zu mobilisieren.

---

[268] Vgl. Bucay (2007)
[269] Vgl. Grawe (1998)

Mindestens genauso wichtig sind an dieser Stelle unsere Überzeugungen in Bezug auf das Verhalten anderer.

Zu Beginn des neuen Schuljahres wurde Lehrern einer Schule mitgeteilt, dass ein renommierter Wissenschaftler einen Test entwickelt hatte, mit dessen Hilfe er vorhersagen könne, welche Schüler im kommenden Jahr die größten Sprünge nach vorne machen würden. Die Lehrer wussten jedoch nicht, dass es sich dabei lediglich um einen einfachen IQ-Test handelte. Die Ergebnisse des Tests blieben unberücksichtigt. Stattdessen wurde von den Forschern per Münzwurf entschieden, welche Schüler das größte „Potenzial" haben sollten. Das Ergebnis ließen sie zu den Lehrern durchsickern, während die Schüler ihre Punktzahl nicht erfuhren.

Und ja: Auch hier wirkte die Macht der Erwartung. Die Lehrer widmeten der „klugen" Gruppe mehr Aufmerksamkeit, Komplimente und hoffnungsvolle Blicke, wodurch die Kinder begannen, sich selbst mit anderen Augen zu sehen und tatsächlich die größten Fortschritte machten.[270] Man spricht in diesem Zusammenhang von einem sog. *Pygmalion-Effekt*. Dieser erinnert stark an den Placebo-Effekt, über den ich bereits im 8. Kapitel geschrieben habe. Hier geht es jedoch nicht um eine Erwartung, die uns selbst nützt. Es ist eine Erwartung, die anderen weiterhilft. Dieser Effekt gehört heute zu den wichtigsten Erkenntnissen der Psychologie und wird durch eine Vielzahl von Untersuchungen in Universitäten, Gerichtssälen, Familien, Pflegeheimen und in Unternehmen bestätigt.[271] Wenn Führungskräfte mehr erwarten, schaffen Mitarbeitende mehr. Wenn Lehrer mehr erwarten, lernen Schüler mehr. Wenn Pflegekräfte mehr erwarten, geht es Patienten schneller besser.

Folglich sind die Überzeugungen des Klinikpersonals bzw. deren Erwartungen an Patienten und deren Angehörige sehr wichtig. Angenommen, ein Arzt ist von den verfügbaren Medikamenten hundertprozentig überzeugt. Darüber hinaus ist er zu der Überzeugung gelangt, dass die Familie des Patienten dessen Genesung unterstützen wird. Hierdurch erhöhen sich die Heilungschancen erheblich. *Systemisch* betrachtet ergibt sich eins aus dem anderen: Die Haltung des Arztes wirkt sich positiv auf die Einstellung des Patienten aus. Diese wiederum wecken positive Kräfte im familiären

---

[270] Vgl. Ellison (2015)
[271] Vgl. Eden (2016)

Umfeld des Patienten, wodurch der Arzt wieder in seiner Überzeugung bestärkt wird.[272]

Umgekehrt wirken diese Mechanismen leider auch. Das Pendant zum Pygmalion-Effekt ist der sog. *Golem-Effekt.* Menschen, von denen wir weniger erwarten, würdigen wir seltener eines Blickes. Wir halten Abstand und lächeln ihnen seltener zu. Somit handelt es sich hierbei um eine Art Nocebo.[273] Ein Nocebo, das schlechte Schüler noch weiter zurückfallen lässt, Obdachlosen die Hoffnung nimmt und einsame Teenager radikalisieren kann. Menschen, von denen weniger erwartet wird, leisten weniger und schneiden dann auch schlechter ab (siehe Kapitel 11.4.2).

Ein bereits gefälltes Urteil ist in den meisten Fällen nur sehr schwer zu korrigieren. Hierbei handelt es sich um einen schwerwiegenden Nachteil, wenn jemand einen (ungerechtfertigt) schlechten Eindruck von uns hat. Hieraus resultierende *Teufelskreise* können die Arbeit unnötig erschweren. Gleichzeitig ist es aber auch ein unschätzbarer Vorteil, wenn es gelingt, einen guten ersten Eindruck zu hinterlassen. In diesen Fällen können viele nachgelagerte Prozesse in eine positive Richtung gelenkt werden. Ein positiver erster Eindruck beeinflusst die Überzeugungen von Patienten und Angehörigen. Diese können dann wie eine *sich selbst erfüllende Prophezeiung* wirken.

Einige Dinge sind wahr, ob man nun daran glaubt oder nicht. Rauchen schadet der Gesundheit, die Erde ist eine Kugel und Boris Becker hat insgesamt drei Mal Wimbledon gewonnen. Andere Dinge können wahr werden, wenn man an sie glaubt. Ideen sind nicht einfach nur Ideen. Was wir suchen, bestimmt, was wir finden. Was wir vorhersagen, bestimmt, was tatsächlich eintritt.

---

[272] Vgl. Bartens (2013)
[273] Vgl. Bregman (2024)

12 (Auch) Sprache formt Realität

„Die Sprache ist die Kleidung der Gedanken."

(Samuel Johnson)

Dieses Kapitel hätte genauso gut am Anfang stehen können, da es den theoretischen Hintergrund bzw. den Kern der vorgestellten Inhalte – die Wirkung von Worten und Sprache auf unsere Gefühle, Gedanken, Wahrnehmung sowie unser Verhalten – verdeutlicht. Allerdings erschien mir dieser Teil für den Anfang eines Buches zu abstrakt, sodass ich mich für die umgekehrte Variante entschieden habe. An dieser Stelle lohnt sich ein Blick „hinter die Kulissen"! Sprache kann Energie generieren oder rauben. Die in diesem Buch vorgestellten Experimente demonstrieren die *Kraft der Sprache*. Ein erwiesener Effekt in diesem Zusammenhang ist das sog. *Priming*.

12.1 Assoziationsmechanismen

Rio de Janeiro   Mario Götze

In den letzten beiden Sekunden ist bei Ihnen vieles abgelaufen. Sie haben eine Vielzahl von Bildern vor Ihrem geistigen Auge gesehen sowie unterschiedliche Erinnerungen und Emotionen erlebt. Möglicherweise haben Sie kurz gelächelt, ihr Herz schlug schneller oder die Haare an ihren Armen haben sich kurz aufgerichtet. Vielleicht hatten Sie auch das Bild vor Augen, wie Mario Götze am 13.07.2014 im Estadio de Maracana in Rio de Janeiro in der 113. Minute das Siegtor der deutschen Fußball-Nationalmannschaft im WM-Finale gegen Argentinien schießt. Sie erinnerten sich ganz genau, wo Sie sich zu diesem Zeitpunkt befunden haben und wie Sie die Atmosphäre an diesem Ort erlebt haben. Kurzum, Sie reagierten auf diese beiden Wörter in einer abgeschwächten Version dessen, wie Sie auf das reale Ereignis reagiert haben. Außerdem hat sich der Zustand Ihres Gedächtnisses dahingehend verändert, dass Sie in einer erhöhten Bereitschaft Objekte und Konzepte erkennen – und darauf reagieren – die mit *Mario Götze* assoziiert sind, wie etwa *Nationalmannschaft* oder *Tor,* und Wörter, die mit *Rio de Janeiro* verbunden sind, wie zum Beispiel *Brasilien* oder *Sommer*. Diese komplexe Konstellation von Reaktionen ereignet sich schnell, automatisch und mühelos ohne bewusste Steuerung Ihrerseits.

Der Prozess des Hervorrufens bestimmter Vorstellungen, die wiederum ihrerseits eine Vielzahl weiterer Vorstellungen in einer sich ausbreitenden Aktivitätskaskade im Gehirn auslösen, wird als *assoziative Aktivierung* bezeichnet.[274] Ein Wort kann bestimmte Erinnerungen wachrufen, die Emotionen wecken, die dann bestimmte Gesichtsausdrücke und andere Reaktionen auslösen.

Vorstellungen werden auf verschiedenste Arten zum Ausdruck gebracht: durch Verben, Substantive oder auch eine geballte Faust. Sie können dabei abstrakt oder konkret sein und werden als Knoten in einem großen Netzwerk, dem sog. assoziativen Gedächtnis verstanden, in dem jede Vorstellung mit vielen anderen verbunden ist. Viele Prozesse des assoziativen Gedächtnisses laufen dabei gleichzeitig ab. Eine aktivierte Vorstellung aktiviert ihrerseits weitere Vorstellungen, die wiederum viele andere Vorstellungen hervorrufen. Dies geschieht sehr schnell und weitestgehend unbewusst. Diese Verknüpfungen lassen sich wie folgt typologisieren: Ursache-Wirkungs-Verknüpfungen (Virus → Erkältung); Objekte-Eigenschaften (Arztkittel → weiß); Objekte mit Kategorien, zu denen sie gehören (Mario Götze → Fußballspieler).

12.2 Priming-Effekte

Die Darbietung eines Wortes verursacht sofort messbare Veränderungen in der Leichtigkeit, mit der verwandte Wörter ins Gedächtnis gerufen werden können. Wenn Menschen kürzlich das Wort *Trinken* gehört oder gesehen haben, werden sie das Wortfragment _ier wahrscheinlich eher als *Bier* denn als *Tier* vervollständigen. Umgekehrt wäre *Tier* eher der Fall, wenn man gerade das Wort *Wildnis* gesehen hat. Dieses Phänomen wird in der Literatur als sog. *Priming-Effekt*[275] (Bahnungs-Effekt) bezeichnet. Die Vor-

---

[274] Vgl. Kahnemann (2014)
[275] Vgl. Kahnemann (2014)

stellung < Trinken > bahnt die Vorstellung < Bier >, während < Wildnis > die Vorstellung < Tier > bahnt.[276] Priming-Effekte können dabei in verschiedenen Formen auftreten. Wenn Ihnen gerade das Wort < Wildnis > durch den Kopf geht, erkennen Sie das Wort < Tier > schneller als sonst, wenn es geflüstert oder in einer verschwommenen Schrift dargeboten wird. Dabei ist es unerheblich, ob Ihnen die Vorstellung von < Wildnis > gerade bewusst ist oder nicht. Darüber hinaus sind Sie mit einer Vielzahl weiterer Vorstellungen rund um das Thema < Wildnis > *geprimt*[277]. Wenn Sie bei Ihrem letzten Ausflug in einen Wald oder ein Naturschutzgebiet viel Regen hatten, werden Sie bei der kognitiven Informationsverarbeitung des Wortes Wildnis ebenfalls den Begriff < Regen > mit höherer Wahrscheinlichkeit aus Ihrem Gedächtnis abrufen. Außerdem besteht die Möglichkeit, dass diese aktivierten Vorstellungen in abgeschwächtem Maße andere Vorstellungen *primen* bzw. hervorrufen. Diese Ausbreitung des großen Netzwerks assoziierter Vorstellungen durch die Aktivierung eines kleinen Teils kann mit der Ausbreitung von Kräuselwellen auf der Oberfläche eines Teichs verglichen werden.

An dieser Stelle möchte ich Sie gerne zu einem kleinen Selbstversuch einladen. Entweder lösen Sie die nachfolgende Aufgabe selbst oder Sie lesen die Aufgabe einer anderen Person vor, um sich vom Priming-Effekt zu überzeugen. In beiden Fällen lesen Sie die folgenden sechs Fragen schnell und laut vor. Antworten Sie (oder Ihr Versuchskaninchen) ebenfalls schnell und laut:

Welche Farbe hat Neuschnee?
Welche Farbe hat Zucker?
Welche Farbe hat das Brautkleid?
Welche Farbe haben Eisbären?
Welche Farbe hat Papier?
Was trinkt die Kuh?

---

[276] Kahnemann nutzt zum bildlichen Vergleich die Funktionsweise einer Pumpe. Die ersten Pumpbewegungen fördern keine Flüssigkeit hervor, aber sie ermöglichen es den nachfolgenden Pumpbewegungen, effektiv zu sein.
[277] Der Begriff „geprimt" wird in der Folge als Synonym für aktiviert verwendet.

Der *geprimte* Leser antwortet in der Regel „*Milch*". Die Assoziation der weißen Reize (Neuschnee, Zucker, Brautkleid, Eisbären, Papier) bahnt den Weg für alles, was weiß ist. Folglich denken wir bei Getränken eher an Milch als an farbloses Wasser. Der *Prime*, also der Reiz, kann dabei sehr unterschiedliche Formen annehmen.

Einfache Gesten und Mimik können ebenfalls Gefühle und Gedanken beeinflussen.[278] Versuchsteilnehmer hatten die Aufgabe, die Qualität von Audiogeräten zu testen, indem sie ihre Köpfe wiederholt bewegen sollten, um mögliche Klangverzerrungen festzustellen. Bei den vorgespielten Nachrichten handelte es sich um Radiokommentare. Die eine Hälfte der Teilnehmer sollte nicken, während die andere Hälfte den Kopf schütteln sollte. Bei der ersten Gruppe war die Zustimmung gegenüber den Nachrichten wesentlich höher. Die zweite Gruppe hingegen lehnte diese tendenziell eher ab.[279] Hier bestand eine gewohnheitsmäßige Beziehung zwischen einer ablehnenden oder zustimmenden Einstellung und einem mimischen Ausdruck, ohne dass sich die Versuchsteilnehmer dieses Effekts bewusst gewesen wären.

Bei einer anderen Studie nahm ein Teil der Versuchspersonen einen Stift zwischen die Zähne. Dies hatte zur Folge, dass ihr Gesichtsausdruck zu einem Lächeln wurde. Diese Gruppe fand im Anschluss daran Comics lustiger, als eine Vergleichsgruppe, bei der die Teilnehmenden den Stift lediglich in der Hand hielten. Folglich kann die Anpassung der Gesichtsmuskulatur als *Prime* für bestimmte Reaktionen wirken.

An dieser Stelle wird deutlich, weshalb das Kredo „*sich ruhig und freundlich zu verhalten, egal wie man sich fühlt*", ein guter Ratschlag sein kann. Wenn Sie diesen Rat im Umgang mit Patienten, Angehörigen und Kollegen befolgen, werden Sie wahrscheinlich damit belohnt, dass Sie sich tatsächlich ruhig und gelassen fühlen. Wenn man eine bestimmte Reaktion erzielen möchte, hilft es, ihr einen Weg in das Hirn zu bahnen, indem man *Primes* vorausschickt. Das können bestimmte Worte oder auch ein Lächeln sein.

---

[278] Vgl. Strack, Martin & Stepper (1988)
[279] Vgl. Wells & Petty (1980)

12.3 „ ...denn Sie wissen nicht, was Sie tun": Einflüsse auf das Verhalten

Priming-Effekte sind nicht nur auf Wörter und Konzepte beschränkt. Es besteht ebenso die Möglichkeit, dass Verhalten, Emotionen, soziale Urteile oder auch Motivation geprimt werden können.[280] Ein *Priming* mit dem Stereotyp *Buchhalter* führt zu mehr Konformität, während der aktivierte Stereotyp *Punk* zu weniger Konformität im Vergleich zu einer Kontrollgruppe führt.[281] Versuchspersonen fallen ihrem Gesprächspartner nach der Lösung feindseligkeitsbezogener Grammatikaufgaben eher ins Wort als jene die vorher freundlichkeitsbezogene Grammatikaufgaben gelöst haben.[282] Außerdem können Hilfsbereitschaft und Konsumverhalten von Menschen durch die Aktivierung entsprechender Vorstellungen aktiv beeinflusst werden.[283]

Eine Gruppe von Studenten an der Universität von New York wurde darum gebeten, aus einer Menge von fünf Wörtern (Beispiel: findet – er – es – gelb – sofort) Vier-Wort-Sätze zu bilden. Bei der Hälfte der Studenten enthielten die untergeordneten Sätze Wörter, die in den USA mit älteren Menschen assoziiert werden. Hierzu zählten Wörter wie *Florida*, *vergesslich*, *grau* oder *Falte*. Im Anschluss an diese Aufgabe wurden die Versuchspersonen gebeten, für ein weiteres Experiment den Raum zu wechseln. Die Forscher maßen hierbei unauffällig die Zeit, die der jeweilige Proband benötigte, um vom Ende des Flurs in den anderen Raum zu gelangen. Versuchspersonen, die einen Satz aus altersbezogenen Wörtern gebildet hatten, gingen dabei erheblich langsamer den Flur entlang.[284] Anschließende Befragungen der Versuchsteilnehmer ergaben, dass diese keinen Zusammenhang zwischen den ihnen dargebotenen Wörtern und ihrem Verhalten nach dem Experiment erkennen konnten. Die Vorstellung *Alter* war ihnen nicht bewusst geworden, obwohl sie ihr Verhalten entsprechend verändert hatten. Zunächst *primte* die Menge der Wörter Gedanken an hohes Alter, obwohl das Wort *Alter* nicht erwähnt wurde. Anschließend

---

[280] Vgl. Mussweiler & Damisch (2008), vgl. Galinsky, Gruenfeld & Magee (2003)
[281] Vgl. Pendry & Carrick (2001)
[282] Vgl. Bargh, Chen & Burrows (1996)
[283] Vgl. Griskevicius et al. (2007)
[284] Vgl. Bargh, Chen &Burrows (1996)

bewirkten diese Gedanken ein Verhalten in Form von langsamerem Gehen. Das *Priming* mit positiven Attributen älterer Menschen (Weisheit, Erfahrung) führt darüber hinaus zu besseren Ergebnissen bei Gedächtnistests als das Priming mit negativen Attributen (Demenz, Senilität).[285]

Diese Beeinflussung einer Handlung durch eine Vorstellung wird als *ideomotorischer Effekt* bezeichnet.[286] Je mehr man über ein bestimmtes Verhalten nachdenkt (bewusst oder unbewusst), desto höher ist die Wahrscheinlichkeit, dass dieses Verhalten auch tatsächlich gezeigt wird. Die Wirkungsweise einer ideomotorischen Verknüpfung konnte ebenfalls andersherum in einer spiegelbildlichen Studie zu *Bargh, Chen & Burrows* nachgewiesen werden. Studenten einer deutschen Universität wurden darum gebeten, fünf Minuten lang mit einer Geschwindigkeit von circa 30 Schritten pro Minute (ungefähr ein Drittel ihrer normalen Gehgeschwindigkeit) in einem Raum umherzugehen. Danach erkannten die Versuchsteilnehmer Wörter, die sich auf hohes Alter bezogen, deutlich schneller als andere Wörter.[287] Folglich zeigen wechselseitige *Priming-Effekte* eine kohärente Reaktion: Wenn man auf Gedanken an hohes Alter *geprimt* wird, neigt man zu seniorentypischem Verhalten. Wenn man sich hingegen wie ein älterer Mensch verhält, verstärkt dies Gedanken an ein hohes Alter.

Diese Befunde beschränken sich nicht ausschließlich auf das Labor. In einer englischen Universität zahlten die Mitglieder eines Büros ihren Kaffee stets, indem sie Münzen in eine Vertrauenskasse warfen.[288] Als Orientierungshilfe diente dabei eine Liste mit Preisvorschlägen an der Wand. In einer Versuchsreihe wurden ohne weitere Erklärung wöchentlich verschiedene neue Bilder über der Preisliste aufgehangen – entweder Blumen oder Augen, die den Betrachter direkt anzublicken schienen. Die Beiträge zur Vertrauenskasse veränderten sich signifikant in Abhängigkeit des jeweiligen Bildes. In der ersten Woche wurden bei einem Bild mit weit aufgerissenen Augen durchschnittlich 70 Pence pro Liter Milch bezahlt. Bei einem Poster mit Blumen wurden in der zweiten Woche hingegen lediglich 15 Pence bezahlt. In den folgenden Wochen zeigte sich, dass die Benutzer der Kaffeeküche in den „Augenwochen" dreimal so viel zahlten wie in den

---

[285] Vgl. Levy (1996)
[286] Vgl. Bargh & Chartrand (1999)
[287] Vgl. Mussweiler (2006)
[288] Vgl. Bateson, Nettle & Roberts (2006)

„Blumenwochen". Die rein symbolische Mahnung unter Beobachtung zu stehen, führte dazu, dass sich die Konsumenten sozialer verhielten. *Dijksterhuis & van Knippenberg* ließen ein Drittel ihrer Versuchsteilnehmer Attribute von Professoren niederschreiben. Das zweite Drittel schrieb hingegen die typischen Attribute einer Sekretärin auf. Die dritte Gruppe hatte keine entsprechende Aufgabe.[289] Anschließend sollten die Versuchsteilnehmer 42 Trivial Pursuit Aufgaben lösen (Wie heißt die Hauptstadt von Bangladesh? A) Dhaka B) Bangkog C) Hanoi D) Dehli). Die mit dem Stereotyp Professor *geprimte* Versuchsgruppe schnitt hierbei deutlich besser ab als die anderen beiden Gruppen. Die Wahrnehmung einer Person oder einer Personengruppe triggert folglich einen Mechanismus, der eine Tendenz zu korrespondierendem Verhalten auslöst. Dieses Ergebnis wurde repliziert, indem Versuchspersonen einer zweiten Versuchsreihe mit den Merkmalen *intelligent* oder *dumm* geprimt wurden. Das *Priming* mit einem Merkmal führte ebenfalls zu korrespondierendem Verhalten zu dem aktivierten Konstrukt. Es wurden keine Stereotype durch die Präsentation tatsächlicher Objekte aktiviert. Stattdessen wurden Priming-Manipulationen genutzt, die diese Wahrnehmungsrepräsentationen aktivieren. Ein *Prime* kann somit als funktional equivalent mit der tatsächlichen Wahrnehmung verstanden werden.

12.4 Die Kehrseite der Medaille

„Nur schlechte Nachrichten sind gute Nachrichten" heißt ein Leitsatz, nach dem sich viele Journalisten scheinbar richten. Die erste Meldung in der Nachrichtensendung der ARD vom 08.07.2016 drehte sich um die Attentate eines Scharfschützen auf Polizisten bei einer Demonstration in Dallas, USA. Anschließend wurde die verstärkte Militärpräsenz der NATO an der Ostgrenze zu Russland sowie ein Raketenabwehrsystem der USA gegen Nordkorea thematisiert. Weitere Nachrichten zu einer Terrorserie in Bagdad, hohen Bußgeldzahlungen von VW aufgrund des Abgasskandals sowie einem Streit um die Erbschaftssteuer in Deutschland folgten.

Hier wird exemplarisch deutlich, dass wir täglich mit einem Trommelfeuer negativer Nachrichten aus aller Welt konfrontiert werden: Krieg,

---

[289] Vgl. Dijksterhuis & van Knippenberg (1998)

Hungersnöte, Naturkatastrophen, politische Fehlentscheidungen, Krankheiten und Terroranschläge bestimmen scheinbar das Tagesgeschehen. Wie bereits in Kapitel 7 beschrieben, ist das jedoch nur die halbe Wahrheit. Dennoch berichtet keine Zeitung und kein Nachrichtensender über Flugzeuge, die nicht mit einem Absturz enden oder über Ernten, die nicht fehlschlagen. Welches Bild wird uns dadurch suggeriert?

Die Ergebnisse vieler Studien deuten darauf hin, dass das Leben in einer Kultur, in der die Menschen ständig an Krisen, Probleme und Fehler erinnert werden, ihr Verhalten und ihre Einstellungen womöglich in Weisen beeinflusst, von denen sie nichts wissen. Sie schaden dann in vielen Fällen sogar der geistigen Gesundheit.[290] Wir werden nicht zuletzt aufgrund des technologischen Fortschritts permanent mit scheinbar unlösbaren Konflikten konfrontiert; religiös motivierte Terroranschläge, Wirtschaftskrisen oder die Probleme bei der Aufnahme und Integration von Flüchtlingen seien hier beispielhaft genannt. Im Berufsalltag werden Mitarbeiter häufig von ihren Vorgesetzten mit der Frage konfrontiert, worin die Ursache für ihre Fehler gelegen hat. Dies wird jedoch vermeintlich unkritisch hingenommen, da bereits Schulkinder ihre Noten aufgrund entdeckter Fehler in der Klassenarbeit erhalten. All diese Beispiele vermitteln nicht nur das Gefühl von Verzweiflung, sondern hemmen auch positives, lösungsorientiertes Denken, Sprechen und Handeln. Folglich scheint es kaum verwunderlich, wenn nicht gar logisch, dass auch Patienten und Angehörige sich teilweise schwer damit tun, in Lösungen zu denken und zu sprechen. Der berühmte Psychologe und Nobelpreisträger *Daniel Kahnemann* schreibt hierzu in seinem Bestseller *Schnelles Denken, langsames Denken*:

„Sie wurden geprimt, Fehler zu finden, und genau das fanden Sie."[291]

„Schwer ist leicht etwas", da uns das Konzept einer Problemorientierung in vielen Alltagssituationen anscheinend leicht zugänglich gemacht wird. Eine weitere Betrachtung der Gründe für dieses Problem ist hier jedoch vollkommen unerheblich und im Sinne einer Lösungsfokussierung auch nicht zielführend. Ein deutlich spannenderer und gleichzeitig konstrukti-

---

[290] Vgl. Johnston & Davey (1997)
[291] Vgl. Kahnemann (2014)

verer Denkansatz besteht in der Überlegung, wie sich Mediziner diese dargestellten Phänomene mit Hilfe der *Kraft der Sprache* zunutze machen können.

12.5 Die Kraft der Sprache im Krankenhaus 2.0

Der in diesem Kapitel beschriebene *Priming-Effekt,* bei dem die Verarbeitung eines Reizes durch vorangegangene, im Gedächtnis verankerte Reize beeinflusst wird, demonstriert wie Worte die Wahrnehmung, das Verhalten und somit die Realität eines Menschen beeinflussen können. Wenn Studenten mit einer Liste positiver Worte (gründlich – nett – Geduld – gewissenhaft) konfrontiert werden, bearbeiten sie eine anschließende Aufgabe nachweislich sorgsamer als eine Vergleichsgruppe ohne dieses Priming, d.h. ihr Verhalten wurde durch die Wortinhalte *geprimt.*

Erkenntnisse der Neurowissenschaften bestätigen die positive Wirkung von Worten auf den gesamten menschlichen Organismus. Untersuchungen belegen, dass gute Gespräche zwischen Patienten und Medizinern Heilungsverläufe deutlich beschleunigen können.[292] In einer Studie mit 850 chronisch kranken Reizdarmpatienten ging es 62% der Patienten laut eigener Aussage alleine dadurch besser, dass die Ärzte ihnen aktiv zuhörten, positive Suggestion benutzten, Verständnis zeigten, sich danach erkundigten, was ihnen guttun würde und eine Struktur über die nächsten Schritte gaben, also Transparenz über Abläufe schafften. Hier hatte keine medizinische Intervention stattgefunden. Die Art, wie Ärzte anderen Menschen begegnen, heilt bereits.[293] Die vorgestellten Experimente und Formulierungshilfen in diesem Buch geben Hinweise darauf, wie wir durch eine bewusste Wortwahl sowohl bei Patienten, Angehörigen, Kollegen als auch bei uns selbst positive Energien und Gedanken erzeugen können. Ein Satz wie *„Sie dürfen nicht alleine aufstehen"* wird bei Patienten Gedanken an eine *Beschränkung* auslösen. Bei der Alternativformulierung *„Rufen Sie bitte eine Pflegekraft, wenn Sie das erste Mal aufstehen möchten"* stehen stattdessen *Hilfebereitschaft* und *Fürsorge* im Vordergrund – der Patient wird sozusagen darauf *geprimt.* Durch eine Formulierung à la *„Wenn Sie möchten ... "* werden Assoziationen der Selbstbestimmung geweckt, wohin-

---

[292] Vgl. Von Hirschhausen (2017)
[293] Vgl. Di Blasi et al. (2001)

gegen „*Sie müssen ...*" an eine Kaserne bei der Bundeswehr erinnert. Die Aussage, ein Patient sei schwierig, führt zu einer Lawine negativer Emotionen und Gedanken. Sie bestimmt damit die Realität des Adressaten dieser Nachricht. Ebenso gilt es darauf zu achten, welche Worte von Dritten bei uns selbst die Bahnen für ungewünschte Reaktionen freilegen (siehe Kapitel 5 – Du hast Vorfahrt / Die Schwiegermutter). Alleine das Wissen um diese kommunikationspsychologischen Prozesse ist dabei bereits überaus hilfreich.

In einem Experiment wurden Studenten darum gebeten, sich an eine Situation zu erinnern, in der sie sich einsam oder ausgegrenzt gefühlt haben. Eine weitere Versuchsgruppe sollte hingegen an eine Lebensphase denken, in der sie sich akzeptiert und wohl gefühlt haben. Anschließend sollten die Teilnehmer der Studie die Temperatur im Laborraum schätzen. Raten Sie mal, wie die Ergebnisse ausgesehen haben. Die Gruppe, die sich an positive Erfahrungen erinnerte, schätzte die Temperatur im Raum höher ein als die Gruppe mit negativen Erinnerungen.[294] Dieses Experiment stellt sozusagen die Quintessenz dieses Buches dar. Unsere Gedanken haben eine spürbare Auswirkung darauf, wie wir unsere Umwelt wahrnehmen. Gedanken haben viel Macht über uns und unsere Wirklichkeit. Durch die *Kraft der Sprache* können wir die Gedanken unserer Mitmenschen oft stärker beeinflussen als uns bewusst ist. Anhand einer Vielzahl von Beispielen wurde erläutert, wie die richtige Wortwahl positive Gedanken bei unserem Gegenüber erzeugen kann.

Ich hoffe, dass Sie NICHT vergessen haben, an den blauen Elefanten zu denken?! Andernfalls MÜSSEN Sie noch einmal zu Seite 166 zurückspringen.

Eine stimmige Kommunikation, die klar, freundlich, transparent, empathisch, verbindlich und lösungsorientiert ist, hat positiven Einfluss auf die Beziehungen zu Patienten und Angehörigen sowie innerhalb des Kollegiums. Das erleichtert die Arbeit im Krankenhaus nachhaltig. Eingangs wurde beschrieben, wie ich unsere Hebamme zu Beginn der Anamnese unter-

---

[294] Vgl. Zhou et al. (2012)

brochen und in Stellvertretung für meine Frau geantwortet habe. Sie kann die Situation entschärfen, indem sie mir freundlich erklärt: *„Es ist gut, dass Sie hier sind.* **(positive Beziehungsbotschaft)** *Ich kann nachempfinden, dass Sie gerne mithelfen möchten.* **(Empathie)** *Im Moment ist es wichtig, dass Ihre Frau meine Fragen selbst beantwortet, damit ich überprüfen kann, wie adäquat sie dazu in der Lage ist.* **(transparenter Ablauf, Begründung)** *Wenn ich eine Frage an Sie habe, wende ich mich durch direkte Ansprache an Sie, Herr Sieper.* **(Ansprache mit Namen)** *Ist dieses Vorgehen für Sie okay?"* **(Selbstbestimmung statt Kontrollverlust)**

Dieses Beispiel zeigt, wie Mediziner mithilfe der richtigen Wortwahl den zentralen Punkt ihrer Arbeit – die Fürsorge für den Patienten – gelassener und erfolgreicher erfüllen können. Eine Vielzahl von Forschungsberichten bestätigt, was die meisten aus eigener Erfahrung wissen. Es ist die Art und Weise, wie Mediziner mit uns reden und wie gut wir uns verstanden fühlen, die den Grad der Überzeugung bestimmt, *„in guten Händen zu sein"* – *Sprache formt diese Realität.*

In Kapitel 11 wurde beschrieben, wie Gedanken unsere Realität erschaffen. Da Sprache wiederum unsere Gedanken, Gefühle und unser Verhalten beeinflusst, formt auch Sprache Realität. Wenn wir hilfsbereit, freundlich und empathisch kommunizieren, werden wir auch dementsprechend wahrgenommen und wirken dadurch kompetent. Wenn wir kompetent wirken, entsteht für Patienten eine entsprechende Realität.

12.5.1 Wie Du mir, so ich Dir

„Wie man in den Wald hineinruft so schallt es heraus."

(Deutsche Redensart)

Hinter dieser bekannten Redensart steckt die Idee, dass mein Gesprächspartner sich mir gegenüber auf die gleiche Art verhält, wie ich ihm gegenübertrete; wer höflich ist, wird selbst auch höflich behandelt. Man spricht in diesem Zusammenhang von der *Reziprozität* menschlichen Handelns. *„Wie Du mir, so ich Dir"* ist eine Norm, die Gesellschaften zusammenhält.[295] Die Ausführungen zu dem Grundprinzip der Gegenseitigkeit menschlichen Handelns (siehe Kapitel 8.5) finden in der Kommunikation und den daraus resultierenden Beziehungen ihre Anwendung. Hinsichtlich zwischenmenschlicher Beziehungen konnte nachgewiesen werden, dass *Reziprozität* bei der Bildung von Sympathie eine wichtige Rolle spielt. Es wurde experimentell belegt, dass eine Person A einer anderen Person B gegenüber auf Dauer mehr Sympathie entgegenbringt, wenn Person B zuvor Person A ebenfalls Sympathie gezeigt hat.[296]

Ich habe bereits viele Male ein sehr einfaches und zugleich spannendes Experiment mit Seminargruppen durchgeführt. Bei der Verteilung der ersten Arbeitsunterlage überreiche ich jedem Seminarteilnehmer persönlich das Arbeitsblatt und sage ganz beiläufig: *„Bitte schön!"* Die Reaktion darauf ist bis auf wenige Ausnahmefälle bei allen die gleiche: *„Danke schön!"* Bei der nächsten Unterlage lasse ich das *„Bitte schön!"* jedoch bewusst weg. Was glauben Sie, wie die Reaktionen der Seminarteilnehmer darauf ausfallen? Die Anzahl derer, die sich wieder für die Unterlagen bedanken, nimmt drastisch ab. Es ist bereits unzählige Male vorgekommen, dass sich in der ersten Runde 14 von 14 Teilnehmern bedankt haben, wohingegen in der zweiten Runde kein Einziger mehr seinen Dank zum Ausdruck gebracht hat. Interessanterweise verhält es sich anschließend so, dass ein erneutes *„Bitte schön"* in der dritten Runde wieder dazu führt, dass die Leute sich reihenweise bedanken. Glauben Sie hier an Zufall?

Dieses Experiment verdeutlicht ein sehr einfaches Prinzip. Wir neigen dazu Verhalten zu imitieren, das uns vorgemacht wird. Das trifft insbesondere dann zu, wenn wir mit Situationen konfrontiert werden, die neu und ungewohnt sind. Die Teilnahme an einer Fortbildung stellt für die meisten Menschen keine Alltagssituation dar. Dieser Effekt ist bei Patienten und Angehörigen umso größer, da sie in der Regel in eine völlig neue ungewohnte Situation mit vielen Fragezeichen und Sorgen kommen. Folglich ist es wenig verwunderlich, dass Patienten laut und hektisch werden, wenn Mediziner ihnen gegenüber laut und hektisch auftreten. Ich brauche mich nicht zu wundern, falls mir mein Gegenüber ins Wort fällt, wenn ich ihn zuvor ebenfalls unterbrochen habe. Gelingt es Medizinern hingegen, ruhig und verständnisvoll mit Patienten zu sprechen, erhöht sich dadurch ganz

---

[295] Vgl. Gouldner (1984)
[296] Vgl. Backman & Secord (1959)

sicher die Wahrscheinlichkeit, dass Patienten ebenfalls ruhig und gelassen bleiben. Die Aggressionsforschung zeigt, dass Verhaltensweisen wie Schlagen oder tätlicher Angriff ganz selten demgegenüber auftreten, der gerade ruhig mit der erregten Person spricht.[297] Umgekehrt gilt natürlich das gleiche. Wenn Patienten cholerisch sind und schreien, erlebt man zumindest in manchen Fällen den Impuls, zurückzuschreien. Wer zynisch zu mir ist, provoziert eine zynische Antwort. Ich will aber gar nicht zynisch antworten. Ich möchte den Zyniker dazu bringen, sachlich zu antworten. Dementsprechend ist es besser, selbst freundlich und sachlich zu bleiben. Es ist absurd, das gleiche zu tun, wofür ich jemand anders kritisiere. In solchen Fällen ist es sinnvoller, mit dem Verhalten gegenzuhalten, das ich mir von dem anderen wünsche und sein Spiel nicht mitzuspielen. Hierbei handelt es sich nicht um das Allheilmittel, aber es ist ein sehr wichtiger Grundsatz:

Treat others like Ladies and Gentleman.
Not because they are, but because you are!

Wenn man nicht dazu in der Lage ist, weil man gerade selbst vor Wut platzt, genervt oder gestresst ist, ist es nicht der richtige Zeitpunkt zu sprechen. Dann kann es je nach Möglichkeit durchaus hilfreich sein, die Situation für einige Minuten zu verlassen, damit die Gemüter sich beruhigen.

Vor einigen Jahren liefen mehrere meiner Schulungen noch unter dem Titel *„Optimale Patientenkommunikation"*. Genau wie damals sage ich auch heute, dass ich keine Patentlösung liefern kann. Sie erhalten allerdings eine Orientierungshilfe, wenn wir auf die Fragestellung in Kapitel 2 (Meine Erwartungen als Patient: *„ Was wünsche ich mir?"*) zurückblicken. Ich vertrete die Auffassung, dass die dort genannten Aspekte, sofern Sie sich diese selbst als Patient wünschen, umgekehrt von Ihren Patienten auch als Wunsch an Sie gerichtet werden können?!

Wenn wir an einem Empfangstresen einer Arztpraxis stehen – möchten wir uns als „Intermezzo" zwischen zwei Telefonaten fühlen? Als jemand, den man in den Terminplan „quetschen" muss? Als jemand, dessen Anliegen lästig sind, dessen Fragen aufhalten? Oder der gar den Dialog zweier

---

[297] Vgl. Kowarowsky (2011)

Mitarbeiter über das letzte Wochenende stört? Wahrscheinlich wünschen wir uns etwas anderes. Diesen Anspruch, den wir als Patienten oft selbst formulieren, gilt es im eigenen Handeln in die Tat umzusetzen. Es gibt Tage, an denen all diese Dinge reibungslos funktionieren. Auf der anderen Seite gibt es ebenso Tage oder Momente, in denen all das nicht zu 100% funktioniert. Das ist menschlich, da wir keine Maschinen sind, und selbst die arbeiten nicht immer fehlerfrei. Sofern Sie sich jedoch die genannten Punkte (*Freundlichkeit, Empathie* etc.) als Marschroute auf die Fahne schreiben, machen Sie einen optimalen Job. Machen Sie Patienten und Angehörigen genau das vor, was sie selbst auch gerne hätten – das ist optimale Patientenkommunikation.

Praxistransfer

Wie Du mir, so ich Dir – Gewünschtes Verhalten vormachen

In ungewohnter Umgebung neigen verunsicherte Menschen dazu, das Verhalten Ihres Gegenübers zu „spiegeln".

Man wird lauter, wenn der Andere laut spricht. Wer dem Anderen ins Wort fällt, wird häufiger selbst unterbrochen. Freche Menschen bekommen öfter freche Antworten usw...
Imitieren Sie das unangenehme Verhalten nicht.

Machen Sie stattdessen das von Ihnen gewünschte Verhalten selbst vor.

12.5.2 Ein Geiger in der U-Bahn

Am Morgen des 12. Januar 2007 stand ein Mann zur Rush Hour an einer U-Bahnstation in Washington D.C und begann, für insgesamt 45 Minuten auf seiner Violine zu spielen. Während dieser Zeit sind ungefähr 1.000 Menschen auf dem Weg zur Arbeit an ihm vorbeigegangen. Es dauerte ungefähr drei Minuten, bevor ein erster Passant für wenige Sekunden stehen blieb und kurz zuhörte. Nach insgesamt fünf Minuten warf eine vorbeigehende Frau den ersten Ein-Dollarschein in die Mütze des Geigers, allerdings ohne dabei anzuhalten. Kurze Zeit später blieb ein weiterer Passant für etwas mehr als eine Minute stehen, um dem Geiger bei seinem Spiel zu lauschen. Jedoch ging auch dieser nach einem hastigen Blick auf seine Uhr plötzlich und unvermittelt weiter. Die meiste Aufmerksamkeit bekam der Geiger schließlich von einem dreijährigen Jungen. Dieser wurde allerdings nach ebenfalls kürzester Zeit ruckartig von seiner Mutter zum Weitergehen aufgefordert. Die gleiche Beobachtung konnte anschließend bei vielen weiteren vorbeigehenden Kindern gemacht werden. Sie interessierten sich sehr für den Geiger, bekamen jedoch von ihren Eltern keine Gelegenheit dazu, ihm genauer zuzuhören. In den 45 Minuten hielten insgesamt lediglich sechs Personen für längere Zeit bei dem Geiger an. 20 Passanten gaben ihm Geld, ohne dabei stehen zu bleiben, sodass er auf eine Gesamtsumme von insgesamt 27 Dollar kam. Als er aufhörte zu spielen, wurde dies von niemandem registriert und er bekam weder Anerkennung noch Applaus.

Die Passanten wussten nicht, dass es sich bei dem Geiger um *Joshua Bell* handelte. Joshua Bell gilt als einer der besten Musiker der Welt. Er spielte an der U-Bahnstation eine der schwierigsten und schönsten jemals geschriebenen Symphonien von *Vivaldi* auf einer Stradivari-Geige im Wert von drei Millionen Euro. Zwei Tage zuvor hatte er noch in einer ausverkauften Konzerthalle in Boston gespielt. Der durchschnittliche Ticketpreis für diese Veranstaltung lag bei 100 US-Dollar.

Dieses Experiment einer großen Washingtoner Zeitung verdeutlicht auf beeindruckende Art und Weise, wie die Wahrnehmung von Menschen durch ihre Erwartungen beeinflusst wird. Da man an einer U-Bahnstation niemals einen derart talentierten Musiker erwarten würde, wird dieser auch nicht als solcher wahrgenommen. Bei dem Besuch des Konzertes ist die Erwartungshaltung der Besucher eine andere und dementsprechend nehmen Sie das Geigenspiel ganz anders wahr und sind bereit, eine große Summe Geld dafür zu bezahlen. Hier ist das Sprichwort passend: *„Kleider* (bzw. in diesem Fall Namen und Erwartungen) *machen Leute."* Wir haben bereits an anderer Stelle gesehen, welche Wirkung Titel und Statussymbole auf die Wahrnehmung, das Verhalten und somit die Realität von Menschen haben. Provokativ lässt sich daraus die These ableiten, dass die tatsächliche Kompetenz eines Musikers, eines Politikers, eines Arztes oder auch einer Krankenschwester lediglich von zweitrangiger Bedeutung ist. Entscheidender scheint zunächst ihre wahrgenommene Kompetenz zu sein. Es nützt sicherlich wenig, wenn ein Krankenhaus im Vergleich zu anderen Kliniken die objektiv beste Versorgung bieten kann, wenn Patienten das nicht auch entsprechend wahrnehmen. Selbstverständlich ist es wichtig, dass Mediziner über entsprechendes Fachwissen verfügen und nicht aus Versehen das falsche Bein behandeln. Dieser Aspekt wird jedoch von Patienten ohnehin vorausgesetzt.

Einerseits beeinflussen unsere Erwartungen diese Wahrnehmung, weshalb sowohl der generelle Ruf des Hauses als auch der erste Eindruck, wie dargestellt, eine wesentliche Rolle spielen. Andererseits hat sich gezeigt, dass die Interaktion mit dem betreuenden Fachpersonal und deren Kommunikationsverhalten den größten Einfluss auf die Erfahrung und Zufriedenheit von Patienten haben.[298] Die Fähigkeit zu einer effektiven und wertschätzenden Kommunikation gehört zu den Kernkompetenzen eines jeden Mediziners. Sie ist die Voraussetzung für eine positive Interaktion und zentraler Erfolgsfaktor für eine qualitativ hochwertige und sichere Gesundheitsversorgung. Eine stimmige Kommunikation bildet die Grundlage für die Verbindung von Professionalität und Menschlichkeit. Bei der Arbeit wird die Beziehung zu jedem Einzelnen durch das „Miteinandersprechen" gestaltet. Aufgrund von Störungen in der Kommunikation kann es dabei jedoch immer wieder zu (unnötigen) Konflikten kommen.

Auf der einen Seite gilt es, einen einheitlichen und professionellen Kommunikationsstil nach außen zu tragen. Auf der anderen Seite ist es wichtig, diesen Stil intern engmaschig zu beobachten und zu reflektieren. Die sich daraus ergebende Kommunikationskultur beeinflusst die Beziehungen zwischen Medizinern und Patienten als auch zwischen Kolleginnen und Kollegen (darüber hinaus auch manchmal in den eigenen vier Wänden) und somit die gesamte Atmosphäre in der Klinik.

Eine qualitativ hochwertige Behandlung bemisst sich nicht ausschließlich an medizinisch-wissenschaftlichen Kriterien zur Beurteilung der körperlichen und seelischen Situation des Patienten und sinnvoll strukturierten Behandlungsabläufen, sondern auch daran, wie Patienten die Betreuung aus ihrer Sicht erleben. Das Gelingen der Kommunikation zwischen Medizinern und Patienten ist für die Erfüllung dieser Kriterien von entscheidender

---

[298] Vgl. Stahl et al. (2012)

Bedeutung. Entsprechend ist die Kommunikationskompetenz eine Schlüsselkompetenz aller Heilberufe. Untersuchungen aus der Gehirnforschung zeigen, dass beruhigende oder Zuversicht vermittelnde Worte oder auch ein empathischer Umgang mit Patienten neurophysiologische Reaktionen im Körper auslösen, die zu einer Schmerz- oder Stresslinderung führen können.[299] Umgekehrt können Worte Stress verursachen, wenn Patienten in einer kalten, unfreundlichen Art behandelt werden und sich missverstanden fühlen. Im Zusammenhang mit Wundheilung konnte beispielsweise gezeigt werden, dass der auf diese Weise gesteigerte Stress zu einem Anstieg des Cortisol-Spiegels führt und so den Heilungsprozess negativ beeinflusst.[300]

Mithilfe der hier vorgestellten Methoden und Gesprächstechniken kann es gelingen, die Wahrnehmung von Patienten in Bezug auf Ihr Können im Gesundheitsbereich positiv zu beeinflussen. Die Außenwirkung Ihres Hauses verbessert sich, da Sie gezielter, reflektierter und professioneller mit Patienten und Angehörigen umgehen. Gleichzeitig werden Sie entlastet, da sie Methoden und Werkzeuge erhalten haben, mit deren Hilfe sie reibungsloser arbeiten können. Die Patienten sind zufriedener und entspannter, wodurch auch Sie, Ihre Kollegen sowie andere Berufsgruppen besser und konstruktiver miteinander umgehen und arbeiten können. Hierdurch entsteht eine angenehmere Atmosphäre in der Klinik. Diese wird neben den Patienten auch von Angehörigen wahrgenommen. Angehörige sind Menschen, die zum Patienten in einem besonderen sozialen oder rechtlichen Verhältnis stehen. Dazu gehören nicht nur Familienmitglieder, sondern auch enge Freunde und Bekannte, die in das Lebensumfeld des Patienten gehören. Es ist darum selbstverständlich, nicht nur Patienten, sondern auch Angehörigen gegenüber wertschätzend aufzutreten. Bauen Sie eine gute Beziehung zu ihnen auf und integrieren Sie sie als hilfreiche Ressource. Entsprechend der *Systemtheorie* (Jeder Teil des Systems beeinflusst das gesamte System.) gibt es folglich positive Auswirkungen auf allen Ebenen, die alle Beteiligten betreffen und für jeden spürbar sind. *Hüllermann* betont, dass die Arbeit in der Medizin einfach mehr Spaß macht, wenn die Kommunikation mit Patienten und Angehörigen gut ist. Gute Beziehungen machen Freude.[301]

---

[299] Vgl. Benedetti (2013), vgl. Roter et al. (1995)
[300] Vgl. Benedetti et al. (2007)
[301] Vgl. Hüllermann (2013)

Entscheidend ist nicht, wie Sie sind, sondern wie Sie *wirken*. Mithilfe einfacher Techniken kann es Ihnen gelingen, die Wahrnehmung durch Patienten und Angehörige positiv zu beeinflussen. Durch eine reflektierte Wortwahl und die damit verbundene Haltung lassen sich die Erwartungen von anderen besser erfüllen. Freundlichkeit, Empathie, Lösungsorientierung, Hilfsbereitschaft, transparente Informationen, Verbindlichkeit, Klarheit sowie Verständlichkeit sind einige der hier vorgestellten Bausteine, mit deren Hilfe Sie von Patienten als Profis wahrgenommen werden, um genau diese Erwartungen zu erfüllen. Die tatsächliche Qualität Ihrer Arbeit wird hierdurch verbessert. Die Zusammenarbeit mit Patienten, Angehörigen und anderen Berufsgruppen gelingt entspannter. Infolgedessen wird man Sie nicht wie einen Geiger in der U-Bahn, sondern wie Joshua Bell in einem großen Konzertsaal erleben.[302] Eine bessere und schnellere Genesung der Patienten sind die Folge.

Der Glaube versetzt (manchmal) Berge heißt es in Kapitel 8. Manchmal genügt jedoch ein einziges Wort, um ganze Gebirgsketten in Bewegung zu bringen.

ı

---

[302] Wenn Sie aus Eigeninteresse dieses Buch gekauft und gelesen haben, ist die Wahrscheinlichkeit hoch, dass Sie ohnehin zu den Joshua Bells des Gesundheitswesens gehören. Es geht dann lediglich darum, ggf. blinde Flecken aufzudecken.

Schlußwort

„Nicht die Größe eines Schrittes ist entscheidend, sondern die richtige Richtung. "

(Unbekannt)

Dabei gilt, dass der erste Schritt meistens der wichtigste ist. Probieren Sie sich bei Formulierungsübungen zunächst an einzelnen Sätzen aus, bis Sie eine Möglichkeit gefunden haben, die zu Ihnen passt. Reflektieren Sie mit Kolleginnen und Kollegen, ob Ihnen limitierende und destruktive Aussagen in Ihrem Krankenhausalltag regelmäßig begegnen und welche das sind. Im Kontext von Anordnungen können Sie dann beispielsweise gemeinsam überlegen, mit welchem Ziel für den Patienten diese ausgesprochen werden und wie Sie ihm den Nutzen Ihrer Handlung verdeutlichen können (siehe Kapitel 3). Es ist dabei stets zu berücksichtigen, dass die neuen Formulierungen für Sie persönlich *stimmig*[303] sind, d.h. sie sollten zum Kontext, Ihrer inneren Verfassung und Zielsetzung sowie Ihrem persönlichen Wesen passen. Andernfalls tragen wir lediglich einen *kommunikativen Sonntagsanzug*[304], den wir als Musterschüler brav zu verwirklichen suchen, ohne den Besonderheiten der Situation, der Beziehung und uns selbst gerecht zu werden. Die hier vorgestellten Inhalte sind keine Verhaltensschablone, sondern lediglich ein *Wegweiser*, der viel Raum für individuelle und situative Originalität lässt. Auf diese Weise bleiben Sie authentisch und natürlich, da die Sprechsprache an Ihren eigenen Sprachstil und den des Patienten sowie der Situation angepasst ist.

Das Ausmaß an Authentizität bzw. Echtheit, mit dem wir anderen gegenübertreten, trägt viel dazu bei, dass eine Interaktion harmonisch und für beide Seiten befriedigend verläuft. Um authentisch zu sein, gilt es einerseits, selbstreflektiert zu sein und sich möglichst klar über die eigenen Gefühle, Motivationen und Gedanken zu werden. Gleichzeitig ist es wichtig das, was ich sagen möchte, klar auszusprechen. Zur Klarheit gehört, es so zu sagen, dass die Botschaft bei dem anderen ankommt. Der andere hat

---

[303] Schulz von Thun beschreibt Stimmigkeit als das Ideal der Kommunikation.
[304] Vgl. Schulz von Thun, Zach & Zoller (2012)

schließlich ein *„Empfangsgerät"* (*4 Ohren*), das möglicherweise nicht auf mich eingestellt ist. Folglich sollte man sich vorstellen, wie das, was in uns vorgeht, von dem anderen gehört wird. Wir sollten nicht unbedingt alles sagen, was wahr ist, doch das, was wir sagen, sollte wahr sein (selektive Authentizität).[305] Die vorgestellten Ansätze in diesem Buch dienen als Ideengeber, wie Sie das Gesagte bzw. Ihre Wahrheit *„empfängergerecht"* kommunizieren können. Dabei ist es jedoch ebenso wichtig, dass Sie dies auch als *„sendergerecht"* empfinden. Probieren Sie eine Redewendung zunächst im Freundeskreis und/oder bei Kollegen aus. Holen Sie sich ehrliches Feedback zu der Wirkungsweise der Formulierung ein und achten Sie gleichzeitig darauf, wie es Ihnen persönlich bei der Verwendung dieser Redewendung ergeht. Wenn beides passt, prägen Sie sich die Aussage ein und wenden Sie sie an. Sie werden merken, wie Sie mehr Gelassenheit vermitteln. Und vielleicht bedankt sich der Patient sogar dafür.

Unter Umständen haben Sie Ideen oder Inhalte gelesen, die Ihnen widerstreben und unpassend erscheinen. Es besteht die Möglichkeit, dass Sie andere Erfahrungen gemacht oder unterschiedliche Herangehensweisen gewählt haben, die gut für Sie funktionieren. In diesem Fall gilt: Bleiben Sie dabei!

Wenn das, was man tut, jedoch nicht funktioniert, verdoppeln viele Menschen häufig ihre Anstrengungen, um mit der ihnen selbstverständlich erscheinenden Methode ans Ziel zu kommen. Wenn gewohnte Verhaltens- oder Kommunikationsmuster nicht den gewünschten Erfolg haben, kann eine Intensivierung dieser Muster das Problem allerdings nicht lösen, sondern es im Gegenteil verschlimmern. Gemäß einem Leitsatz aus dem Coaching lautet daher ein Tipp:

Wenn etwas gut funktioniert, mache noch viel mehr davon.
Wenn aber etwas nicht funktioniert, dann probiere etwas anderes.

Eine gute Daumenregel zur Anwendung einer Methode besteht darin, die entsprechende Methode in drei Stufen für sich selbst zu überprüfen:

---

[305] Vgl. Schulz von Thun (2013)

1. Funktioniert die Methode?
2. Ist sie stimmig, d.h. passt die Methode zu mir und meiner Persönlichkeit?
3. Würde ich mir das Gleiche auch von anderen im Umgang mit mir wünschen?

Sofern ich mir gegenüber alle drei Fragen mit einem eindeutigen Ja beantworten kann, spricht alles für die Anwendung der Methode. Es ist dabei wichtig, dass wir mit der eigenen Weiterentwicklung ein Ziel verbinden, das uns Freude macht und inspiriert. Solange wir auf dem Level sind *„Ich muss an mir arbeiten, ich muss ein besserer Mensch werden!"* (innerer Zwang – Druck erzeugt Gegendruck), handelt es sich um reinste Kosmetik. Es kann jedoch durchaus etwas Positives sein, eine bestimmte Kommunikationstechnik auszuprobieren, obwohl sie im ersten Moment augenscheinlich nicht zu dem eigenen Wesen passt (selbst das ist ja nur eine Vermutung – denken Sie an die *blinden Flecken*), weil man es als schön erachtet, wenn diese Technik ebenfalls ein Teil des eigenen Wesens wäre.

Sämtliche Inhalte dieses Buches sind lediglich Angebote und Sie bestimmen, welche Sie davon annehmen möchten und welche nicht. Man kann sich bei dem Umgang mit anderen Menschen darüber ärgern, warum der Andere sich so verhält, wie er es tut oder ihn sogar für die Entstehung einer schwierigen Situation verantwortlich machen. Ich bin jedoch der Meinung, dass wir durch eine solche Haltung in eine passive Opferrolle gedrängt werden, die den eigenen Handlungsspielraum stark einschränkt. Stattdessen kann man sich auch darauf fokussieren, was der eigene Beitrag für ein besseres Miteinander sein soll – hierauf hat man Einfluss! Schließlich gilt:

Auf Veränderungen zu hoffen, ohne selbst etwas dafür zu tun,
ist wie am Bahnhof zu stehen und auf ein Schiff zu warten.

Ohne der Danksagung vorgreifen zu wollen, möchte ich mich bereits an dieser Stelle bei Ihnen für den Kauf und das Lesen dieses Buches bedanken. Ich hoffe sehr, dass Sie für sich den ein oder anderen anregenden Gedanken mitgenommen haben.

Auf Wiedersehen sagt man übrigens nur in einer Augenklinik. Im Kranken-haus ist die Aussage *Alles Gute* sicherlich treffender, da Patienten und Angehörige einen Mediziner selbst bei großer persönlicher Verbundenheit nach Möglichkeit sicherlich nicht so schnell „wiedersehen" möchten.

Abschließend möchte ich Sie gerne zu der Beantwortung folgender Frage einladen: Angenommen, Sie hätten dieses Buch nicht gelesen – um welche Erkenntnis wäre es dann besonders schade gewesen?

Bonuskapitel – Entfallene Szenen

Ich gehe sehr gerne ins Kino und kaufe mir anschließend meine Lieblingsfilme auch noch einmal auf DVD. Dabei gefällt mir insbesondere das Bonusmaterial, bei dem man häufig zusätzliche aus der Kinoversion des Films herausgeschnittene Szenen nachträglich angucken kann. Die gleiche Idee verbirgt sich hinter dem nachfolgenden Kapitel zu dem Thema Umgang mit Beschwerden. Da ich dieses Thema aus meiner Sicht nicht gut in den bisherigen Erzählstrang integrieren konnte, habe ich es – ähnlich wie entfallene Szenen bei einer DVD – in diesem Bonuskapitel niedergeschrieben.

Kommunikationsmängel führen die Liste der Patientenbeschwerden über das betreuende Fachpersonal seit langem an.[306] Mit den vorgestellten Techniken lässt sich die Anzahl an Beschwerden ganz sicher reduzieren, dennoch werden Beschwerden von Patienten und Angehörigen (aber auch von Kolleginnen und Kollegen) weiterhin Bestandteil der täglichen Arbeit sein. Beschwerden kommen meist unerwartet, kosten Zeit und oftmals auch Nerven. Hier finden Sie ein erprobtes Rezept, mit dessen Hilfe Sie viele Beschwerden schnell und einfach lösen können. Eine Vielzahl der bereits beschriebenen Techniken wird dabei noch einmal auf neue Art und Weise miteinander verknüpft.

---

[306] Vgl. Coulter (2002)

13 Umgang mit Beschwerden leicht(er) gemacht

„Wenn Du hinfällst, ist das eine gute Gelegenheit, etwas aufzuheben. "

(Chinesisches Sprichwort)

Bei der Arbeit mit Patienten, Angehörigen, Mitarbeitern und Kollegen kann es immer wieder zu Beschwerden kommen. Zugegeben, niemand hört gerne Beschwerden über sich. Je nach Art und Weise der Beschwerde kratzt sie am persönlichen Stolz, am eigenen Selbstverständnis oder der Arbeitsethik und Professionalität. Vielleicht erzeugt sie auch Unsicherheit. Man möchte ja möglichst fehlerfrei und perfekt arbeiten. Eine Beschwerde macht jedoch deutlich, dass dieses Ziel unter Umständen nicht erreicht wurde. Auch wenn es aus unserer Sicht oft anders aussieht, aus der Sicht der Beschwerdeführer sind ihre Anliegen sicherlich gerechtfertigt. Daher gilt es, auch scheinbar unangemessene Beschwerden ernst zu nehmen und professionell zu reagieren. Es gibt schließlich keinen besseren Gradmesser für die Zufriedenheit eines Patienten als eine produktive Beschwerde. Der richtige Umgang mit Beschwerden dient nicht nur dem Ruf des Krankenhauses, er schont auch die Nerven der Mitarbeiter und verbessert das Betriebsklima.

13.1 Vor- und Nachteile von Beschwerden (A+K=E)

„Unsere Fehlschläge sind oft erfolgreicher als unsere Erfolge. "

(Henry Ford)

Beschwerden sind Konflikte und rufen bei den meisten Menschen eine Vielzahl negativer Assoziationen hervor. Wenn man sich umhört, welche Wörter im Zusammenhang mit Konflikten und Beschwerden am ehesten auftauchen, sind es: Streit, Auseinandersetzung, Krach, Diskussion und Konfrontation. All diese Ausdrücke haben mit Kampf zu tun. Mit Kampf verbinden wir üblicherweise Unannehmlichkeiten und schwerwiegende Probleme bzw. Situationen, die wir gerne vermeiden möchten.

Beschwerden kosten Zeit und Nerven, vergiften das Arbeitsklima, treten teilweise sehr unerwartet auf und werden zudem nicht selten in einem unsachlichen Tonfall „vorgetragen". Man fühlt sich dabei oft ohnmächtig und hilflos, da die Verantwortung für die Lösung der Beschwerde bei anderen zu liegen scheint. Die Zuständigkeit für das Beschwerdemanagement liegt in der Regel ganz woanders. Außerdem hat man allzu oft selbst keinerlei Ideen, wie man dem anderen weiterhelfen könnte.

Des Weiteren wird unser Selbstbild angegriffen. Wie bereits beschrieben, hat jeder von uns ein Selbst- und ein Fremdbild, also ein Bild davon, wie wir uns selbst wahrnehmen und wie andere uns sehen. In den meisten Fällen liegen Selbst- und Fremdbild nicht passgenau übereinander. Bei vielen Menschen besteht die Tendenz, dass das Selbstbild die geschönte Variante des Fremdbildes ist (siehe Kapitel 11 – *Better-than-Average-Effekt)*.

Meine Frau arbeitet in der Modebranche. Folglich ist ein gutes Outfit bei der Arbeit für sie von großer Bedeutung. Es kommt daher regelmäßig vor, dass sie sich kurz vor Arbeitsbeginn noch schnell bei mir erkundigt, was ich von ihrer Kleiderwahl halte. Marie hat in modischen Belangen einen wesentlich besseren Geschmack als ich und ein gutes Händchen für die Zusammenstellung verschiedener Accessoires. Man kann daher klipp und klar sagen, dass sie deutlich stylischer ist als ich. Wenn ich morgens nach meiner Meinung zu ihrer Kleidung gefragt werde, ist das Outfit in neun von zehn Fällen absolut top. In einem der zehn Fälle trifft es jedoch weniger meinen Geschmack. Auf die Frage *„Wie gefällt dir das?"* antworte ich jedoch in zehn von zehn Fällen: *„Sieht super aus, du kannst los."* Nach meinem Selbstbild zu urteilen finde ich diese Antwort extrem clever, da ich ihr ein gutes Gefühl vermittle, ein mögliches Streitgespräch vermeide und Marie ohnehin keine Zeit mehr hätte, sich noch umzuziehen. Das Fremdbild, also das, was Sie gerade beim Lesen dieser Zeilen über mich denken, geht vermutlich eher in die Richtung: *„Lügner! Das geht gar nicht."*[307] Selbst- und Fremdbild klaffen also weit auseinander. Wenn ich jetzt Feedback bekomme, so könne man nicht auf die Frage nach dem Outfit antworten, muss ich mich mit diesem Fremdbild auseinandersetzen.

Dieser Abgleich zwischen Selbst- und Fremdbild wird häufig als anstrengend empfunden, zum Beispiel in einem Streitgespräch. Das gleiche pas-

---

[307] Dieses Beispiel erzähle ich bewusst mit einem Augenzwinkern. Die meisten Männer dieser Welt wissen, dass wir bei der Beantwortung der Frage nach dem Outfit ohnehin niemals die richtige Antwort geben können. Wir verlieren so oder so.

siert bei Beschwerden. In der Regel kommen Patienten oder Angehörige nicht auf uns zu und erklären in einer freundlichen und differenzierten Tonlage, was ihnen missfällt:

„Ich weiß, dass Sie persönlich keine Schuld daran haben.
Ich wollte Ihnen nur eine kurze Rückmeldung geben, dass ... "

Man kann sich nicht darauf verlassen, dass ein Beschwerdeführer seinen Ärger im Griff hat, sich liebevoll dem Krankenhaus nähert, dort liebenswürdig um einen Termin bittet und sich dann sachlich und fundiert seine Sorgen von der Seele redet. Oft wird man stattdessen persönlich angegangen und es werden pauschale Aussagen über uns und das gesamte Haus getroffen:

„Was Sie hier wieder ALLES falsch machen – das ist echt das Allerletzte.
Hier funktioniert wirklich gar nichts. Wo haben Sie eigentlich ... "

Bei Beschwerden sind grundsätzlich zwei Szenarien denkbar. Der Ursprung oder der Grund der Beschwerde liegt überhaupt nicht in unserem Verantwortungsbereich. Dennoch wird uns die Schuld sozusagen zugeschoben. Ferner gibt es Beschwerden, bei denen der Grund für die Beschwerde tatsächlich in den eigenen Verantwortungsbereich fällt. In beiden Fällen wird unser Selbstbild, also der eigene Qualitätsanspruch, unsere Professionalität und Arbeitsethik infrage gestellt.

Es erscheint daher eher ungewöhnlich, eine Beschwerde als ein positives Ereignis anzusehen. Beschwerden bringen aber auch Chancen mit sich. Schließlich sind sie der Gradmesser für die Patientenzufriedenheit, fördern unsere Selbstreflektion, beugen weiteren Problemen vor und führen zu Verbesserungen von Prozessen. Beschwerden fördern unser Beobachtungsvermögen, unseren Einfallsreichtum und wecken unsere Kreativität. Zudem können wir Beschwerden als Denkanstöße betrachten, die konstruktive Entwicklungen und Veränderungen in menschlichen Beziehungen und Organisationen herbeiführen, mehr Nähe zwischen Menschen herstellen und sogar dazu führen können, dass Beziehungen zwischen Medizinern und Patienten interessanter und anregender werden. Wo würden alle Krankenhäuser dieser Welt heute stehen, wenn sie in den letzten 50 Jahren keine einzige Beschwerde bekommen hätten? Vermutlich genau dort, wo sie bereits vor 50 Jahren standen. Je mehr Konflikte ausgetragen werden, desto mehr Veränderungen werden angestoßen. Außerdem können *blinde Flecken* aufgedeckt werden (siehe Kapitel 11). Ohne kritisches Feedback von außen kommt es zu Betriebsblindheit, sodass wir nicht mehr erkennen, wenn Handlungsbedarf besteht. Eine in diesem Zusammenhang aus der Entwicklungspsychologie[308] stammende Formel lautet:

$$A + K = E$$

Akzeptanz + Konfrontation = Entwicklung

Eine Voraussetzung zur Weiterentwicklung eines Individuums oder einer Institution besteht in der *Akzeptanz* und Wertschätzung positiver Eigenschaften, Merkmale und Verhaltensweisen. Gleichzeitig gilt es, diese immer wieder durch eine kritische *Konfrontation* zu hinterfragen, um Verbesserungspotenziale zu entdecken. Wenn Feedback lediglich auf Lob und positive Aspekte ausgerichtet ist, kann keine Entwicklung stattfinden, weil das zu einseitig ist. Umgekehrt bedeutet es, dass ein rein auf Konfrontation ausgerichtetes Feedback ebenfalls nicht zu Weiterentwicklung führen kann. Wenn wir ausschließlich kritisiert werden, sind wir in der Regel nicht bereit, uns mit dieser Kritik konstruktiv auseinanderzusetzen. Demzufolge ist es wichtig, dass man immer wieder eine Rückmeldung von Patienten dazu einholt, welche Aspekte des Krankenhausaufenthaltes aus ihrer Sicht gut gewesen sind (siehe Kapitel 7). Auf der anderen Seite ist die Konfrontation durch eine Beschwerde notwendig, um vermeintliche „Baustellen" aufzudecken und ausbessern zu können. Diese Kombination gewährleistet Entwicklung.

13.2 Ein Anruf beim Pizzabäcker

Losgelöst von den Vor- und Nachteilen einer Beschwerde beeinflusst der Umgang mit Beschwerden immer die Beziehung der beteiligten Personen. Meine Frau und ich haben vor einiger Zeit für ein paar Jahre in Wuppertal

---

[308] Vgl. Schulz on Thun (2013)

gelebt. Da es bei uns Tradition ist, freitagabends Pizza zu bestellen, haben wir uns direkt nach unserem Umzug dorthin auf die Suche nach einem guten Pizzaservice gemacht. Nach einer Vielzahl von Fehltritten haben wir nach ungefähr einem halben Jahr den aus unserer Sicht mit Abstand besten Lieferservice entdeckt. An meinem 33. Geburtstag war Sebastian, einer meiner besten Freunde, zum Abendessen bei uns zu Gast. Da wir keine Lust zum Kochen hatten, haben wir bei unserer Lieblingspizzeria bestellt. Wir hatten alle drei eine Pizza Mista, also eine Pizza mit Schinken, Salami und Pilzen. Beim Essen wurde es zunächst recht still, was normalerweise als gutes Zeichen zu deuten ist. Nach ungefähr einer halben Pizza ergriff Sebastian unvermittelt das Wort und meinte, der Schinken auf seiner Pizza sei ungenießbar. Marie stimmte sofort zu und erklärte, dass sie das genauso empfände. Da wurde auch mir klar, woher dieser komische Beigeschmack kam. Dementsprechend beschlossen wir, bei dem Pizzabäcker anzurufen. Sebastian griff zum Telefon und es ergab sich folgender Dialog:

Sebastian: *„Hallo, Sieper mein Name. Wir haben eben drei Pizza Mista bestellt. Wir bestellen regelmäßig bei euch und es ist immer sehr lecker. Allerdings schmeckt heute bei allen drei Pizzen der Schinken etwas komisch."*

(Sebastian gibt sich also als Stammkunde zu erkennen und lobt in diesem Zusammenhang das Essen)

Pizzabäcker: *„Wollt ihr uns etwa unterstellen, dass wir euch absichtlich vergammeltes Fleisch auf die Pizza packen?"*

Sebastian: *„Nein, ganz und gar nicht. Wir bestellen regelmäßig bei euch und es ist immer sehr gut. Bei allen drei Pizzen hat der Schinken heute aber einen komischen Beigeschmack."*

Pizzabäcker: *„Da kann ich nichts machen.*
                     Mein Chef meldet sich morgen bei euch."

Dann hat er aufgelegt.

Die Tatsache, dass die Pizza ungenießbar war, konnte er nicht mehr ändern – das war bereits passiert und lag in der Vergangenheit. Die Art und Weise wie er mit der Beschwerde umgegangen ist, beeinflusste allerdings maßgeblich unsere weitere Beziehung. Der Chef der Pizzeria hat bis heute nicht zurückgerufen. Was glauben Sie, wie oft wir seitdem dort bestellt haben? Nie mehr!

Aus welchem Grund haben wir uns beschwert? Ganz sicher nicht, um am nächsten Tag einen Rückruf des Chefs zu erhalten. Die Tatsache, dass dieser Rückruf nie stattgefunden hat, ist nur das Tüpfelchen auf dem I. Der Pizzabäcker tat unsere Beschwerde direkt mit dem Verweis auf seinen Chef ab. Diese Lösung entsprach aber nicht im Geringsten dem Grund unseres Anrufs. Es hätte uns genügt eine Pizza ohne Schinken nachgeliefert zu bekommen, damit wir satt werden. Ein Gutschein für die nächste Bestellung wäre auch vollkommen in Ordnung gewesen. Beide Varianten hätten ihn vielleicht 2,50 Euro gekostet. Da wir jedes zweite Wochenende dort bestellt haben und nach diesem Telefonat noch zwei weitere Jahre in Wuppertal gelebt haben, bedeutete das: 26 Wochenenden/Jahr x 2 Jahre x 20 Euro Bestellwert/Bestellung, dass er soeben ungefähr 1.040 Euro Umsatz in den Sand gesetzt hatte.

Seine Reaktion und die damit verbundene Unfähigkeit für einen konstruktiven Umgang mit unserer Beschwerde lässt sich mithilfe des *Kommunikationsquadrates* (siehe Kapitel 5) erklären. Er hörte hinter der Aussage „*Bei allen drei Pizzen schmeckt der Schinken komisch"* überwiegend auf dem *gelben Ohr*, also die *Beziehungsbotschaft* bzw. den Vorwurf heraus: „*Ihr jubelt euren Kunden absichtlich alten Schinken unter."* Und das, obwohl Sebastian zu Beginn des Telefonats betont hat, wie gut das Essen normalerweise schmeckt. Dementsprechend ging er sofort in eine Abwehrhaltung und war nicht mehr in der Lage, ein vernünftiges Gespräch zu führen. Das Denken ist in einem emotional aufgewühlten Zustand beeinträchtigt. Die eigene Kreativität und Problemlösungskompetenz bleiben hierbei häufig auf der Strecke. Bei vielen Beschwerden ist der Beginn des Gespräches davon überschattet. Von Sebastians Seite steckten hinter dem Anruf völlig andere Botschaften:

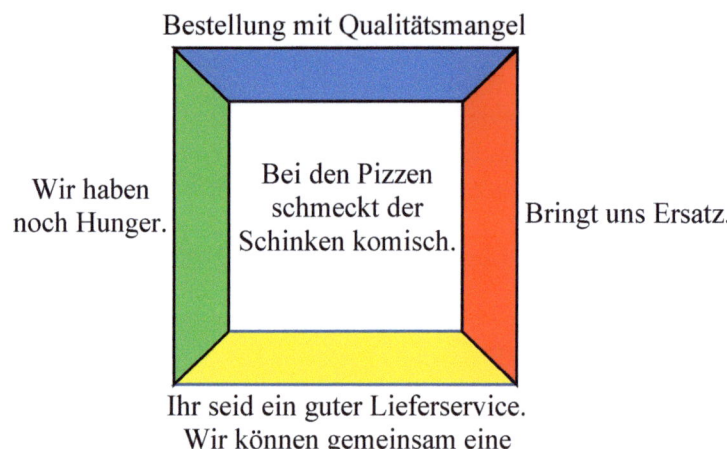

Bestellung mit Qualitätsmangel

Wir haben noch Hunger.

Bei den Pizzen schmeckt der Schinken komisch.

Bringt uns Ersatz.

Ihr seid ein guter Lieferservice.
Wir können gemeinsam eine
partnerschaftliche Lösung finden.

Hätte der Pizzabäcker „zugehört", wäre das Telefonat sicherlich anders verlaufen. Sein Verhalten steht sinnbildhaft für ein Reaktionsmuster, dass sich allzu oft als ideale Ausgangsbasis für ein Streitgespräch erweist, bei dem keiner gewinnt. Zur Verdeutlichung hierzu machen wir einen kurzen Ausflug auf den Schulhof.

13.3 Der Schulhof: André versus Urs

André   Urs

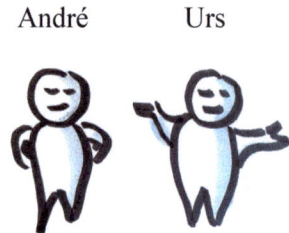

Wir sehen auf dem oberen Bild André und Urs. Die beiden sind zwei Schulkinder und treffen sich zufällig in der Pause auf dem Schulhof. André findet den Namen Urs blöd und sagt daher: *„Urs ist ein blöder Name und du bist*

auch blöd!" Diese aggressive Haltung von André drückt sich in der roten Umrandung aus.

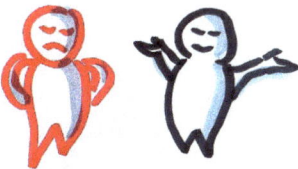

Wie wird Urs auf diesen verbalen Angriff reagieren? Da es in der Natur des Menschen liegt, andere übertrumpfen zu wollen (schneller, besser, klüger, witziger etc.), wird er vermutlich noch eins draufsetzen, indem er antwortet: *„Und du bist noch viel doofer."*

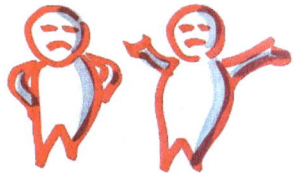

Für Urs steht es damit eins zu eins. Er dreht sich um und möchte die Situation verlassen. Für André ist der Punktestand jedoch keineswegs ausgeglichen. Aus seiner Sicht steht es nicht eins zu eins, sondern 1: 1,2. Schließlich ist er ja noch viel doofer. Dementsprechend wird Andre richtig wütend und verpasst Urs von hinten einen Tritt in den Allerwertesten – er wird gewalttägig. Diese Gewaltbereitschaft wird durch die Vergrößerung deutlich gemacht.

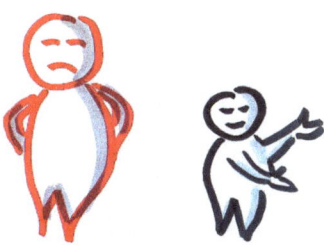

Urs dreht sich wieder um, da er das nicht einfach auf sich sitzen lassen kann. Jedoch steht er jetzt im wahrsten Sinne des Wortes vor einem großen Problem – er sieht sich mit einem gewaltbereiten „Riesen" konfrontiert. Was macht Urs jetzt? Er holt seine Brüder.

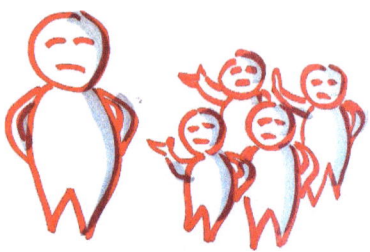

Der Name Urs kommt aus der Schweiz. Eine Familie in der Schweiz hat durchschnittlich 1,44 Kinder. Folglich hat Urs auf jeden Fall Geschwister, die er sich als Hilfe dazu holen kann.

Bei diesem Schema handelt es sich um die Eskalation eines Konfliktes. Die entscheidende Frage lautet: Warum eskaliert die Situation?

Beide Parteien versuchen, den Konflikt zu gewinnen. Wenn eine Partei gewinnt, bedeutet das jedoch gleichzeitig, dass die andere Seite verliert. Das können die wenigsten Menschen einfach so hinnehmen. Kaum jemand stellt sich hin und sagt: „Juhu, dann habe ich den Konflikt halt verloren." Der „Sieger" kann zwar seinen Willen durchsetzen, jedoch bekommt er es mit mehreren unerwünschten Reaktionen des Unterlegenen zu tun, der mit seinen unbefriedigten Bedürfnissen und der demütigenden Niederlage dasteht:

- Er hat Angst vor dem „Sieger".
- Er kritisiert ihn hinter seinem Rücken.
- Er sucht Verbündete, um sich gegen die Übermacht zur Wehr zu setzen.
- Er fängt an, ihm aus dem Weg zu gehen.

Man geht entweder gleich als Verlierer hervor oder man kann sich nur mit dem Scheinerfolg brüsten, sich gerächt oder es dem anderen „so richtig gegeben" zu haben. Angenommen, man streitet sich morgens beim Frühstück mit den Kindern und weist sie so richtig in ihre Schranken. Die Kinder ziehen beleidigt von dannen. Im ersten Moment fühlt sich das wie ein Sieg des Erwachsenen an, der soeben seine Autorität unter Beweis gestellt hat (*„Ich lasse mir von meinen Kindern nicht auf der Nase herumtanzen!"*). Abends kommen die Kinder von Freunden nach Hause, während man bereits seit einer Stunde in der Küche steht und ihr Lieblingsessen gekocht hat. Dann kommt die Retourkutsche und die Kinder sagen: *„Nee danke, wir haben schon gegessen!"*

Bei einem Streitgespräch mit Patienten kann genau das gleiche passieren. Sie fühlen sich im Recht und zeigen dem Patienten seine Grenzen auf. Einen Tag später werden Sie in das Büro der Pflegedienstleitung zitiert und darum gebeten, sich zu Ihrem Verhalten vom Vortag zu äußern. Der Patient habe sich massiv beschwert und in der Zwischenzeit an die Geschäftsführung und an ein Lokalblatt gewandt. Er ist bildlich gesprochen die nächste Eskalationsstufe emporgeklettert und hat sich Verbündete gesucht. Nicht umsonst lautet ein deutsches Sprichwort: *„Man sieht sich immer zweimal im Leben."*

Während eines Konfliktes möchte man natürlich gerne gewinnen oder das letzte Wort behalten. Diese Bestrebung ist menschlich, aber nicht unbedingt sinnvoll. Es ist klüger, auch im aktuellen Konfliktgeschehen an die Zeit danach zu denken. Man sollte nie unterschätzen, wozu ein Beschwerdeführer in der Lage ist, der aus einem Konflikt als Verlierer hervorgegangen ist. Daher ist es essentiell zu erkennen:

Man kann Konflikte nicht gewinnen, sondern nur lösen![309]

Im Folgenden wird erläutert, wie wir (und auch der Pizzabäcker) mit Hilfe des *Kommunikationsquadrates* Beschwerden lösen können, ohne dass eine Partei dabei als Verlierer hervorgeht.

13.4 Die Schritte eines erfolgreichen Beschwerdegespräches

Der Rahmen spielt eine entscheidende Rolle, ob ein Gespräch ein gutes Gespräch werden kann. Je heikler der Gesprächsinhalt, desto wichtiger ist

---

[309] Ein schönes Zitat aus dem Verkaufstraining lautet:
„Es hat noch kein Verkäufer einen Machtkampf gegen einen Kunden gewonnen."

eine möglichst ungestörte Umgebung. Zur Lösung eines Beschwerde-gespräches ist es daher grundsätzlich sinnvoll, nach Möglichkeit nicht aus der Situation heraus zu reagieren. Im Idealfall sucht man sich einen ruhigen Raum für das Gespräch indem man sagt: *„Lassen Sie uns das nebenan in Ruhe besprechen"* (vorschlagen, nicht fragen!). Und dann gehen Sie bereits dorthin. Es reicht schon, wenn Sie 1,5 bis 2 Meter zur Seite gehen, bestenfalls jedoch in einen anderen Raum. Der andere muss Ihnen nun folgen, um mit Ihnen sprechen zu können. Dadurch haben Sie in dem Gespräch bereits die Führung übernommen, für den anderen unbewusst, doch spürbar. Hierdurch entstehen mehrere Vorteile:

1. Sie erhalten noch einmal kurz Zeit zum Durchatmen und Nachdenken.
2. Das Konfliktgespräch findet nicht vor anderen Personen statt, die sich dadurch gestört oder ebenfalls angestachelt fühlen.
3. Außerdem wurde in dem anderen Raum noch nicht getobt. Somit hängt der Konflikt noch nicht an der neuen Umgebung.

Ausreden lassen

Ob wir ausreden dürfen, ist sicherlich einer der ersten Punkte, an denen wir festmachen, ob man uns ernstnimmt. Unterbrochen zu werden wirkt sich grundsätzlich negativ auf die Beziehung der Gesprächspartner aus. Wir fühlen uns frustriert, zurückgestoßen und oftmals auch verärgert. Wer uns nicht ausreden lässt, gibt uns zu verstehen, dass er uns nicht respektiert – scheinbar sind unsere Gefühle und Gedanken in diesem Moment nicht wichtig?!

Diesem Punkt wird jedoch im Umgang mit Patienten und Angehörigen nicht immer genügend Beachtung geschenkt. In einer Studie des *Focus* kam heraus, dass 84% der Befragten die Qualität eines Arztes anhand der Zeit beurteilen, die sie den Patienten sprechen lassen. Interessanterweise zeigten die amerikanischen Soziologen *Beckmann & Frankel* bei der Analyse von 74 Videoaufzeichnungen in Arztpraxen, dass jeder Patient im Durchschnitt nach bereits 18 Sekunden unterbrochen wird. Lediglich 23% aller Patienten konnten ihre gesundheitlichen Beschwerden bis zum Ende äußern.[310]

---

[310] Vgl. Beckmann & Frankel (1984)

Weitere Studien bestätigen dies und zeigen, dass Patientenmonologe nach 11 bis spätestens 24 Sekunden unterbrochen werden.[311] Das hat mit *Zuhören* und *ausreden lassen* wenig zu tun. Insbesondere in der Gynäkologie fallen Patienten nicht unbedingt sofort mit der Tür ins Haus. Bereits nach 18 Sekunden wird der Patient jedoch unterbrochen: *„Stopp. Da machen wir erstmal ein Blutbild."* Die daraus resultierenden Fehldiagnosen sind vorprogrammiert.

In der Notaufnahme haben Patienten noch weniger Zeit, bis sie mit der Frage nach der Versicherungskarte das erste Mal unterbrochen werden. Die Frage, ob der Unfall bei oder auf dem Weg zur Arbeit geschah, braucht ebenfalls nur wenige Sekunden. Der entsprechende Dialog läuft dann in etwa wie folgt:

Patient: *„Ich bin gestürzt als ..."*
Pfleger: *„Moment! Versichertenkarte dabei?"*
Patient: *„Ja, und zwar bin ich die Treppe runtergefallen ..."*
Pfleger: *„Bei der Arbeit?"*

Das sind nicht einmal 18 Sekunden, sondern lediglich 5! Die Botschaft auf der *Beziehungsebene* (siehe Kapitel 5) lautet: *„Mir ist völlig egal was Sie haben. Hauptsache, man kann das abrechnen."* Ein in diesem Zusammenhang noch drastischeres Beispiel stammt aus dem Erfahrungsbericht einer Seminarteilnehmerin. Sie erzählte, dass sie ihren Vater im Garten mit Verdacht auf einen Herzinfarkt gefunden hat. Daraufhin lief sie direkt in die benachbarte Arztpraxis und kam dort völlig aufgewühlt an. Sie erzählte der Arzthelferin, was passiert war. Die Antwort ließ nicht lange auf sich warten: *„Haben Sie eine Versichertenkarte dabei?"* Eine empathische, hilfsbereite Reaktion sieht sicherlich anders aus.

Der erste Schritt jedes Beschwerdegespräches besteht darin, den Beschwerdeführer möglichst aussprechen zu lassen. Wer sich beschwert, hat sich in aller Regel darauf vorbereitet. Der Beschwerdeführer hat einen gedanklichen Regieplan entworfen und weiß ganz genau was er uns sagen möchte. Wenn er jedoch unterbrochen wird und somit seinen Text nicht *„aufsagen"* kann, wird er sich darüber nur zusätzlich ärgern. Wut wird bei

---

[311] Vgl. Bartens (2013), vgl. Bucka-Lassen (2005)

Patienten sehr oft von der inneren Überzeugung ausgelöst, dass ihnen niemand zuhört und sie nicht ernstgenommen werden. Folglich wird er mit hoher Wahrscheinlichkeit durch die Decke gehen und wieder von vorne beginnen, da sein Regieplan soeben zunichte gemacht wurde. Durch das Unterbrechen des Beschwerdeführers wird der gesamte Prozess der Beschwerdeannahme nicht beschleunigt, sondern verlangsamt. *Langewitz* konnte zeigen, dass Patienten oftmals sehr schnell auf den Punkt kommen, wenn man sie nach einer guten Eingangsfrage erstmal ausreden lässt: 90% unter 90 Sekunden und fast 80% innerhalb einer Minute[312]. Häufig fühlen sich Beschwerdegespräche länger an. Objektiv gesehen kostet es allerdings weniger Zeit, den anderen einmal ausreden zu lassen. Je häufiger Patienten hingegen unterbrochen werden, desto länger dauert das Gespräch.[313] Zeitknappheit sollte daher kein Hinderungsgrund, sondern eher Anlass sein, noch besser zuzuhören und den anderen ausreden zu lassen.[314]

Wir haben zwei Ohren (auch wenn in Kapitel 5 das *4-Ohren-Modell* vorgestellt wurde). Bei Beschwerden ist häufig ein Ohr besonders scharf gestellt: Das Ohr für die Suche nach dem Fehler. Ein Patient beschwert sich zum Beispiel über eine Wartezeit von angeblich drei Stunden, obwohl die Aufnahme erst seit 30 Minuten geöffnet ist. Selbst in diesem Fall gilt es, sich zurückzuhalten und den Beschwerdeführer erst einmal ausreden zu lassen – Halten Sie das aus! In Kapitel 11 wurde bereits darauf hingewiesen, dass eine Beschwerde aus Sicht des Beschwerdeführers immer eine Daseinsberechtigung hat. Wenn er das Gefühl hat, es laufe etwas falsch, können wir ihm dieses Gefühl nicht absprechen. Andernfalls sind wir nicht empathisch. Insofern gilt es an dieser Stelle zunächst, nur zuzuhören.

Alleine durch das *Ausreden lassen* kann der Beschwerdeführer Dampf ablassen, sodass viel negative Energie bereits an dieser Stelle verloren geht. Wir bekommen die nötigen Informationen und der emotionale Druck kann entweichen. Achten Sie dabei insbesondere auf das, was der Beschwerdeführer als Allererstes sagt. Das ist häufig der wichtigste Punkt. Wenn dieser gelöst wird, sind die anderen Punkte zumeist auch erledigt. Viele Menschen glauben, ihre Beschwerde sei nicht wichtig genug. Das hat zur Folge, dass sie sog. Stützpfeiler, also weitere Beschwerdepunkte nennen, um ihrem

---

[312] Vgl. Langewitz (2002)
[313] Vgl. Bechmann (2014)
[314] Vgl. Emmerling (2014)

Anliegen mehr Gewicht zu verleihen. In den meisten Fällen sind diese Punkte jedoch von nachrangiger Bedeutung. Überlegen Sie beim Zuhören möglichst noch nicht, was Sie gleich antworten werden, sonst können Sie sich nicht mehr auf Ihr Gegenüber konzentrieren. Versuchen Sie stattdessen zu erkennen, was dem Beschwerdeführer besonders wichtig ist. Ein Mensch kann nicht darüber sprechen, was ihn bedrückt, wenn der Andere das Sprechen übernimmt.[315] Darüber hinaus ist dieser Schritt noch aus einem anderen Grund wichtig. Damit man selbst aussprechen kann, gilt es den anderen aussprechen zu lassen (*Gewünschtes Verhalten vormachen*).

Verständnis für Gefühle zeigen

"Wir hören nicht zu, um zu verstehen. Wir hören zu, um zu antworten."

(Unbekannt)

Bei der Bearbeitung einer Beschwerde werden Pflegekräfte oder auch Mitarbeiter am Empfang häufig als Blitzableiter benutzt. In dieser „Funktion" gilt es, nicht nur die konkrete Beanstandung zu bearbeiten, sondern sich auch den Gefühlen des Beschwerdeführers zuzuwenden. Beschwerden werden in der Regel von negativen Emotionen wie Ärger oder Sorgen begleitet. Bekommt ein Beschwerdeführer den Eindruck, man hätte nicht erkannt, wie ärgerlich dieser Punkt für ihn ist, wird er „deutlicher", ärgerlicher, lauter oder aggressiver werden. Hierzu ein kurzes Beispiel:

Angenommen, Sie stehen im Pausenraum und möchten einen Kaffee trinken. Vor der Kaffeemaschine steht allerdings eine Gruppe von Kollegen, sodass Sie keinen direkten Zugriff auf die Kaffeemaschine haben. Was würden Sie unternehmen, um einen Kaffee zu bekommen? Die meisten fragen einmal in die Runde: „*Darf ich bitte kurz an die Kaffeemaschine?"* Was passiert jedoch, wenn niemand auf die Frage reagiert? Was würden Sie jetzt tun? Vermutlich würden Sie sich noch einmal melden, allerdings mit etwas mehr Nachdruck.

Dieses kleine Gedankenspiel verdeutlicht ein einfaches Prinzip: Wenn Menschen sich nicht verstanden fühlen, neigen sie dazu, sich zu wieder-

---

[315] Vgl. Gordon (1977)

holen. Wir fragen nach dem Kaffee. Da niemand reagiert, wiederholen wir unser Anliegen noch einmal mit mehr Nachdruck. Diesen Gedanken greifen wir gleich wieder auf.

Konflikte haben immer zwei Ebenen. Einerseits geht es um einen bestimmten Sachverhalt, andererseits liegen dem Konflikt Gefühle zugrunde.

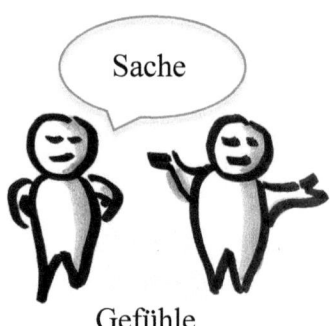

Auf welcher der beiden Ebenen kann ein Konflikt eher gelöst werden? Sachlich oder emotional? Intuitiv würde man davon ausgehen, dass sich Konflikte am besten sachlich lösen lassen. Das ist ein Trugschluss. Konflikte werden nie sachlich erlebt. Sie verursachen immer Gefühle von Zorn, Angst, Rachsucht, Über- oder Unterlegenheit.[316]

Angenommen, ein Mann kommt von einer Dienstreise nach Hause und öffnet die Tür zu seiner Wohnung. Seine Frau steht bereits mit leicht errötetem Kopf im Flur und brüllt ihn an:

„Ich habe dir bereits 1.000 Mal gesagt,
dass du die Wäsche wegräumen sollst.
Ist bei dir da oben keiner zu Hause oder was?! Du sollst die Sachen in die
Tonne werfen. Nicht daneben, nicht oben drauf. In die Tonne! TONNE!!!
Ich bin doch nicht deine Putzfrau."

In diesem Fall könnte der Mann ruhig und <u>sachlich</u> antworten:

---

[316] Vgl. Kellner (2000)

„Schatz, bisher hast du mich nicht 1.000,
sondern dreimal darauf hingewiesen.
Letztes Jahr an Weihnachten, vor zwei Monaten und letzte Woche."

Ist der Konflikt damit gelöst? Es bedarf wenig Phantasie um sich auszumalen, wie diese Unterhaltung weitergehen könnte. Die Frau ärgert sich nicht
über die Wäsche. Der eigentlich Ärger kommt durch das Gefühl, nicht als
gleichberechtigter Partner angesehen zu werden. Sie fühlt sich zur Putzfrau
degradiert. Die Ursache des Konflikts ist in diesem Gefühl begründet, nicht
in der Wäsche auf dem Boden. Bei dem Konflikt geht es nicht um die Sache,
sondern was diese Sache für sie als Frau bedeutet. Gespräche scheitern
nicht, weil Menschen unterschiedlicher Meinung sind. Gespräche scheitern,
weil Menschen sich nicht verstanden fühlen. Menschen, die sich nicht
verstanden fühlen, neigen dazu, sehr viel ausführlicher zu reden und sich zu
erklären. Die Reaktion des Mannes auf der Sachebene bringt zum Ausdruck, dass er dieses Gefühl (Degradierung zur Putzfrau) nicht verstanden
hat. Dementsprechend wird seine Frau noch wütender. Sie wird ihm dieses
Gefühl erneut um die Ohren hauen. Denken Sie an das Beispiel mit dem
Kaffee: Wir wiederholen uns, wenn wir uns nicht verstanden fühlen. Wenn
er hingegen auf dieses Gefühl eingeht, indem er sagt: *„Es tut mir leid. Ich*
wollte nicht, dass du das Gefühl bekommst, lediglich eine Putzfrau zu sein",
erhöht sich die Wahrscheinlichkeit, dass sie sich verstanden fühlt und sich
nicht wiederholen wird.

Das gleiche Prinzip gilt beispielsweise auch bei Wartezeiten in der
Ambulanz. Die Leute sind nicht erbost wegen einer Wartezeit von 60
Minuten. Wenn ich am Flughafen in Köln sitze und nach Spanien fliegen
möchte, warte ich dort mitunter bis zu über drei Stunden. In dieser Situation
beschweren sich Fluggäste jedoch nicht. Die Beschwerden über Wartezeiten sind häufig in dem damit verbundenen Gefühl begründet. Die Patienten haben Schmerzen, können nicht mehr sitzen und fühlen sich vergessen.
Quittieren Sie daher zunächst dieses Gefühl:

„Es tut mir leid, dass Sie schon so lange warten. Sie haben sich den Tag
bestimmt anders vorgestellt. Wir haben Sie nicht vergessen. Es ist zu einem
Notfall gekommen. Ich schaue mal nach und gebe Ihnen dann noch einmal
Bescheid, wie lange Ihre voraussichtliche Wartezeit noch sein wird."

Hier zeigen wir zuerst *Verständnis für das Gefühl* und gehen dann auf die Sachebene ein. Wenn wir uns tatsächlich Mühe geben, den anderen zu verstehen, fühlt er sich abgeholt und wird sich im Anschluss auch mehr Mühe geben.

In Kapitel 5 hat das Beispiel mit dem Angehörigen der Palliativpatientin (*"Warum sind Sie so böse?"*) verdeutlicht, welche enorme Wirkung *Verständnis* und *Empathie* auf Menschen haben kann. Wenn wir uns auf der Gefühlsebene verstanden fühlen, ist das für den weiteren Gesprächsverlauf die halbe Miete. Folgende Sätze können in diesem Zusammenhang zur Deeskalation einer Situation beitragen:

> *"Das war bestimmt sehr ärgerlich für Sie."*
> *"Ich habe den Eindruck, dass Sie ..."*
> *"Es tut mir leid, dass Sie solche Probleme damit hatten."*
> *"Da machen Sie aber gerade wirklich etwas durch."*

Beschwerden fußen in der Regel nicht auf einer objektiven Einschätzung der Sachlage, sondern auf einem Gefühl, schlecht behandelt worden zu sein. Wer sich ungerecht behandelt fühlt, neigt auch zu ungerechtem Verhalten und dazu, entstandene Schwierigkeiten zu dramatisieren. Es gilt daher zu erkennen: Je stärker die emotionale Betroffenheit, umso weniger erfolgreich ist die rein sachliche, auf Fakten bezogene Lösung![317] Aus Patientensicht gestaltet sich der Idealfall als sachlicher und emotionaler Erfolg. Patienten und Angehörige wollen mit Hilfe einer Beschwerde ein Ziel erreichen und sich dabei ernstgenommen und verstanden fühlen. Das bedeutet nicht, einem Beschwerdeführer in jeder Situation nach dem Mund zu reden und unbesehen recht zu geben. Wir können jedoch die Gesprächsatmosphäre positiv beeinflussen, indem wir unseren Gesprächspartner von Beginn an spüren lassen, dass wir seinen Unmut nachvollziehen können.

"Es tut mir leid" ist übrigens keine Entschuldigung (kein Schuldeingeständnis), sondern Ausdruck von Einfühlsamkeit, Mitgefühl und Empathie. Es geht dabei nicht um Schuldzuweisungen. Wenn ein Patient schon seit drei Stunden unter Schmerzen auf einen Arzt wartet, kann mir das von Herzen leidtun und das darf ich ihm dann auch ruhig sagen. Ein

---

[317] Vgl. Weisbach & Sonne-Neubacher (2013)

Beschwerdeführer wird seine Unzufriedenheit nicht weiter betonen, wenn ihm klar wird, dass wir seinen Ärger nachvollziehen können. Wenn stattdessen lediglich erwidert wird, drei Stunden Wartezeit seien völlig normal, kann dies das Fass zum Überlaufen bringen. *Kowarowsky*[318] leitet hieraus ein technisch kommunikatives Grundgesetz ab: *„Bevor ich nicht empathisch reagiert habe, kommt keine fachliche Information wirklich an."* Die Aufnahmefähigkeit für Informationen ist bei Patienten ohne vorausgehende Empathie für ihre Situation deutlich eingeschränkt.[319] Er definiert empathisches Antworten als das Erkennen und Benennen von Gefühlen wie Sorgen oder Ängsten. Durch eine empathische Reaktion werden Gesprächspartner gerade im Krankenhaus deutlich offener. Anschließend lässt sich die Sache um die es geht, deutlich leichter besprechen. Bei Kindern machen wir dies oft instinktiv richtig: *„Zeig mal her, wo hast du Aua – oh, das ist aber auch schlimm..."*

In der Praxis wird jedoch häufig aufgrund von Zeitmangel, fehlender Geduld oder professioneller Distanz darauf verzichtet, auf die Emotionen des Gesprächspartners einzugehen. Ähnlich wie der Pizzabäcker neigen wir zu vorschnellen Lösungsvorschlägen, getreu dem Motto: *„Problem erkannt – Lösung genannt"*. Aufgrund dieses voreiligen Reagierens kann allerdings der Eindruck entstehen, dass wir den anderen möglichst schnell wieder loswerden möchten. Geduld ist jedoch alleine schon deshalb wichtig, weil der Beschwerde in den meisten Fällen eine größere Zeitspanne vorausgegangen ist, die für den Beschwerdeführer unangenehm gewesen ist. Die Geduld, sich mit seiner Gefühlslage auseinanderzusetzen, stellt gewissermaßen einen Ausgleich für die erduldete Enttäuschung dar. Erst wenn der Beschwerdeführer wirklich das Gefühl hat, ernstgenommen zu werden, kann ein besseres Gesprächsklima entstehen, bei dem das gestörte Vertrauensverhältnis wieder aufgebaut werden kann. Dann erst entsteht Kompromiss- und Kooperationsbereitschaft. Folglich wird sich die hier investierte Zeit in der Endabrechnung auszahlen (denken Sie an die Geschichten von Till Eulenspiegel und die Geschichte mit der Säge).

Emotionen, die gehört *und* verstanden werden, können eher wieder in den Hintergrund rücken. Mitgeteiltes Leid ist nicht immer unbedingt direkt halbes Leid, aber spürbar kleiner als einsames Leid. Dieser Punkt ist beim

---

[318] Vgl. Kowarowsky (2011)
[319] Vgl. Gottschlich (2007)

Umgang mit Beschwerden eine Schlüsselstelle. Wenn wir eine Beschwerde zunächst auf der Gefühlsebene bearbeiten, können wir die Regulierung schon dadurch verkürzen, dass wir bei unserem Gesprächspartner das bis dahin durch negative Stimmung reduzierte Denken wieder voll zum Einsatz kommen lassen und er bei einer möglichen Lösung selbst aktiv mitarbeiten kann. Dies ist allerdings erst der übernächste Schritt. Es folgt zunächst noch ein Zwischenschritt.

Sachlage klären

Klären Sie anschließend, was genau passiert ist, um den sachlichen Grund des Problems zu erkennen. Wir haben bereits in Kapitel 9 anhand des *Trichterprinzips* gesehen, wie wenig Informationen tatsächlich bei uns ankommen und hängen bleiben. Stellen Sie daher Verständnisfragen und fassen Sie zusammen, was Sie gehört haben. Je genauer Sie nachfragen, desto besser. Machen Sie sich ein umfassendes Bild, indem Sie Zusammenhänge hinterfragen: *„Was genau?"*, *„Wann?"*, *„Wo?"*, *„Wer war beteiligt?"*, *„Was ist genau passiert?"*, *„Alle oder nur einzelne Personen?"* usw. Versuchen Sie wirklich die Situation und die Sicht Ihres Gegenübers zu verstehen. Ein Missverständnis, das Überhören oder das Fehlen einer einzigen, kleinen Information kann unter Umständen das gesamte Geschehen in ein völlig anderes Licht rücken. Hierzu ein kleines Experiment:

Romeo und Julia liegen auf dem Boden und sind tot. Neben den beiden liegt ein zerbrochenes Glas und der Boden ist feucht. Was ist passiert?

Denken Sie bitte eine Minute nach, bevor Sie weiterlesen.

Möglicherweise haben Sie gerade an das berühmte Stück von *William Shakespeare* gedacht. Die beiden haben durch die Einnahme von Gift Suizid begangen. Ich habe Ihnen jedoch eine kleine, aber nicht unbedeutende Information vorenthalten: Romeo und Julia sind Fische. Wahrscheinlich entsteht bei Ihnen sofort ein vollkommen anderes Bild davon, was passiert sein könnte. Hier wird deutlich, wie eine einzige Information das Gesamtbild vollständig verändert. Folglich ist es wichtig, bei jeder Beschwerde ein möglichst umfassendes Bild von der Situation zu bekommen, die zu der Beschwerde geführt hat. Das gelingt am besten durch gezieltes Nachfragen und Zusammenfassen des Gehörten.

Mithilfe von Pauschalaussagen werden wie bereits angesprochen „Nebenkriegsschauplätze" eröffnet, um die Wichtigkeit der Beschwerde zu untermauern. Anstelle eines kalten Mittagessens ist dann jedes Essen schlecht. Anstatt einer unfreundlichen Begegnung ist das gesamte Klinikpersonal unverschämt usw. Mithilfe der in Kapitel 6 vorgestellten Fragetechnik (*„Was genau meinen Sie?"* oder *„Worauf beziehen Sie sich?"*) lassen sich pauschale Aussagen auf konkrete Sachverhalte herunterbrechen.

Vor ein paar Jahren stand ich bei der Hochzeit meines Schwagers beim Sektempfang, als einer der Gäste hinter mir sagte, das Krankenhaus in Wuppertal sei das allerletzte. Da ich zu dieser Zeit in Wuppertal lebte und die Aussage ziemlich drastisch fand, wurde ich hellhörig. Ich drehte mich um und fragte nach, was dort nicht in Ordnung sei. Daraufhin erhielt ich die Antwort, der Kaffee dort sei ungenießbar. Ich fragte erneut nach, was genau an dem Kaffee nicht in Ordnung sei. Die Antwort war verblüffend: *„Am Tag meiner Entlassung war der Kaffee kalt. Der Kaffee meiner Frau war okay, aber meiner war kalt."* Hier wurde aus der Pauschalisierung, das gesamte Krankenhaus sei das Allerletzte, ein kalter Kaffee am Tag der Entlassung. Es lohnt sich daher immer, bei Pauschalisierungen nachzufragen, damit aus einer Mücke kein Elefant wird. Das gleiche gilt, wenn wir mit Klischees konfrontiert werden. Eine Seminarteilnehmerin erzählte mir, dass sich ein Patient darüber beschwert habe, er sei bereits in vielen Rehakliniken gewesen und im Westen sei alles besser als hier im Osten. Fragen Sie nach, was genau er damit meint. In der Regel sind es nur wenige, einzelne Aspekte, mit denen man anschließend konstruktiver umgehen kann.

Wiederholen oder fassen Sie die wichtigsten Punkte noch einmal zusammen. So zeigen Sie, dass Sie zugehört haben und es Ihnen wichtig ist, den Beschwerdeführer verstanden zu haben. Etwaige Missverständnisse können auf diesem Weg beseitigt werden. Eine weitere Eskalation wird durch diesen Schritt unwahrscheinlicher.[320]

---

[320] Vgl. Kowarowsky (2011)

In aller Regel bieten wir Menschen an dieser Stelle eine Lösung für ihre Beschwerde an. Der absurdeste Vorschlag dabei lautet häufig: *„Wir haben ein Beschwerdemanagement. Sie können dort einen Zettel ausfüllen.“* Ich wage zu behaupten, dass kein Beschwerdeführer mit seiner Beschwerde das Ziel verfolgt, einen Zettel ausfüllen zu dürfen. Demzufolge empfiehlt sich eine andere Herangehensweise, die im ersten Moment etwas gewöhnungsbedürftig erscheinen mag.

Nach einer Lösung fragen

Das ist der Punkt, der vielen am schwersten fällt. Doch wer sich beschwert, hat meist auch einen Lösungsvorschlag im Kopf. Anstatt selbst eine Lösung anzubieten ist es deutlich effektiver, wenn wir den Anderen nach seiner Lösung fragen. Menschen sind eher geneigt, eine Entscheidung zu akzeptieren und auch stärker motiviert, sie auszuführen, wenn sie an dem Entscheidungsprozess mitgewirkt haben (siehe Kapitel 4). In dem Beispiel der Mutter mit dem verschütteten Kaffee auf dem Kopfkissenbezug und dem Angehörigen, der die Bettwäsche selbst wechseln möchte, wurde deutlich, dass unsere Bereitschaft zur Umsetzung einer Idee wesentlich höher ist, wenn die Idee von uns selbst stammt. Mögliche Fragestellungen lauten:

„Was brauchen Sie jetzt?“
„Was würde Ihnen guttun?“
„Wie könnte eine Lösung aussehen?“
„Was kann ich für Sie tun, damit es Ihnen besser geht?“
„Ich frage mich, wie wir das gemeinsam lösen können?“

Mithilfe dieser Fragetechnik geben wir dem Beschwerdeführer die Möglichkeit, seinen *Appell*, also das Ziel seiner Beschwerde, klarer zu kommunizieren. Wenn wir uns beschweren und trotz aller Bemühungen nicht in der Lage sind, unserem Anliegen Geltung zu verschaffen, verlassen wir die „Arena“ als Verlierer und bewahren uns das entsprechend negative Gefühl (siehe André versus Urs).

An dieser Stelle entstehen drei mögliche Szenarien.

Manchmal steckt hinter einer Beschwerde gar kein Auftrag, sondern lediglich eine Information. Die Information, dass die Toiletten in Gebäudetrakt B altmodisch sind, wird sicherlich nicht zur Folge haben, dass wir mit einem Vorschlaghammer eine Renovierung des betreffenden Gebäudes vornehmen lassen.

Sie werden mindestens ebenso häufig erleben, dass viele der Vorschläge nachvollziehbar und einfach umzusetzen sind. Oft schlagen Beschwerdeführer sogar genau das vor, was Sie selbst vorgeschlagen hätten. Da die meisten Menschen ihre eigenen Ideen besser finden und ihnen mehr vertrauen, ist es vorteilhaft, wenn sie selbst auf die Idee gekommen sind. In diesem Fall ist der Lösungsvorschlag Gold wert.

Manchmal kann es auch passieren, dass die Idee des anderen schlichtweg nicht umsetzbar ist. Hören Sie sich in solchen Fällen den Vorschlag in Ruhe an, zeigen Sie *Verständnis* dafür und erklären Sie anschließend, *warum* der Vorschlag leider nicht umsetzbar ist (siehe Kapitel 3). Zum Beispiel:

„Es tut mir leid, wenn Sie ...

- *... Ihren Bruder länger besuchen möchten. "*
- *... die Maske als unangenehm und störend empfinden. "*
- *... nicht länger warten können. "*

„Es tut mir leid" bedeutet, dass Sie erkannt haben, wie es dem anderen geht. Es heißt nicht zwangsläufig, dass Sie der gleichen Meinung sind. Wie im Abschnitt *„Verständnis für Gefühle zeigen"* beschrieben, ist *aktives Zuhören* zumeist der Feenzauber der Deeskalation – wer sich verstanden fühlt, braucht sich nicht zu wiederholen!

„Doch ...

- *... die Besuchszeiten sind im Haus folgendermaßen geregelt ... "*
- *... die Regierung verpflichtet uns alle zum Tragen der Masken. "*
- *... momentan entstehen Wartezeiten, weil viele ... "*

Beginnen Sie diesen Punkt nie mit einem Aber. Denn ein Aber würde das Verständnis zurücknehmen (siehe Kapitel 7.3 zum *Aber-Glauben*). Machen

Sie deutlich, dass Sie die Ursache der Beschwerde nicht abstellen können. Sie sind weder für die Besuchszeiten verantwortlich, noch für die Bundesbeschlüsse zur Corona-Pandemie oder das Patientenaufkommen. Anschließend können Sie den Beschwerdeführer ein weiteres Mal fragen, ob er noch eine andere Idee hat.

Gemeinsam eine Lösung finden

In diesem Fall kann es passieren, dass Sie mit folgender Aussage konfrontiert werden:

> *„Das müssen Sie doch wissen.*
> *Schließlich arbeiten Sie hier und nicht ich."*

Mit dieser Aussage hat der Andere uns soeben die Legitimation erteilt, einen eigenen Vorschlag zu machen. Selbst jetzt besteht weiterhin die Möglichkeit, die Selbstbestimmung des anderen zu betonen und dadurch eine Kommunikation auf Augenhöhe zu vermitteln. Betonen Sie weiterhin:

- *„Wenn Sie möchten, können Sie inzwischen Ihren Bruder anrufen."*
- *„Wäre es für Sie okay, wenn Sie eine von den Papiermasken nehmen? Die empfinden viele als angenehmer."*
- *„Was halten Sie davon, zwischendurch an die frische Luft zu gehen?"*

Anstelle einer Anordnung tritt hier weiterhin ein Angebot. Forderungen erzeugen Widerstand, wohingegen Angebote eher angenommen werden.[321] Auf diese Weise hat der Andere noch immer einen Anteil an der Entscheidung. Sie finden gemeinsam eine Lösung für sein Anliegen. Psychologen sind sich einig, dass für beide Seiten befriedigende und dauerhafte Beziehungen solche sind, in der die Parteien gemeinsam an der Lösung ihrer Probleme arbeiten.[322]

---

[321] Vgl. Hüllemann (2013)
[322] Vgl. Gordon & Edwards (1997)

In den seltenen Fällen, wo Sie selbst ebenfalls keine Idee für eine mögliche Lösung der Situation haben, können Sie trotzdem weiterhin zeigen, dass Sie an einer gemeinsamen Lösungsfindung interessiert sind:

„Ich möchte Ihnen gerne helfen. Ich weiß gerade leider nicht, was wir da machen können. Wenn Sie noch andere Ideen haben, setze ich mich damit gerne konstruktiv auseinander."

Ergebnis zusammenfassen

Halten Sie zum Ende des Gespräches fest, was Sie miteinander besprochen haben und wie der weitere Verlauf der Beschwerde aussieht. Das gibt beiden Seiten Sicherheit und leitet gleichzeitig das Gesprächsende ein.

Für den Hinweis bedanken

Zum Abschluss des Gespräches ist es (zumindest in einigen Fällen) angemessen, sich für den Hinweis zu bedanken. Immerhin beschweren sich nur 7% der unzufriedenen Patienten. Beschwerden sind oftmals wertvolle Hinweise auf mögliche Probleme und Fehler. Denken Sie an den Pizzabäcker, der es mithilfe der Beschwerde meines Freundes vermeiden konnte, am gleichen Abend noch eine Vielzahl weiterer Pizzen mit dem alten Schinken auszuliefern. *„Danke für Ihr Verständnis"* oder *„Danke, dass Sie Bescheid gesagt haben"* sind mehr als eine Floskel, wenn man den Wert der Beschwerde und das damit verbundene Verbesserungspotenzial erkannt hat. Auf diese Weise traut sich der Andere auch beim nächsten Mal, Bescheid zu geben falls ihm etwas auffällt. Außerdem ist diese Reaktion ein probates Mittel, um Querulanten den Wind aus den Segeln zu nehmen. Bei persönlichen Beschimpfungen und einem hohen Maß an Aggression hat dieser Ansatz allerdings auch seine Grenzen.

Praxistransfer

Schritte des Beschwerdegespräches
1. Aussprechen lassen (*Das Wichtigste wird meist zuerst genannt*)
2. Verständnis zeigen (*„Das tut mir leid." / „Wie ärgerlich ..."*)
3. Sachlage klären (*Was ist passiert?*)
   Wiederholen & zusammenfassen
4. Nach einer Lösung fragen (*Wie ist sein Vorschlag? Was braucht er?*)
5. Gemeinsam eine Lösung finden (*Vorschlag als Frage*)
6. Ergebnis zusammenfassen (*Das gibt beiden Sicherheit*)
7. Danke für ... (*... den Hinweis, ... Ihre Geduld, ...*)
8. Ergebnis kontrollieren (*Fragen Sie nach, ob jetzt alles okay ist*)
Suchen Sie nicht nach Schuldigen!

Bei Betrachtung dieses Leitfadens wird der Bezug zum Kommunikationsquadrat deutlich.

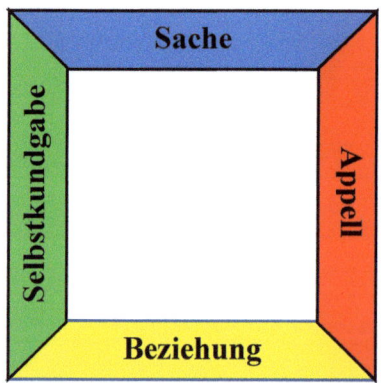

Bei Schritt 1 (*Ausreden lassen*) fokussieren wir uns auf die blaue Seite, also die *Sachbotschaft*. Im zweiten Schritt (*Verständnis zeigen*) steht die *Selbstkundgabe* des Beschwerdeführers im Vordergrund, wohingegen bei Schritt 3 (*Sachlage klären)* wieder die *Sachbotschaft* des Senders „explizit gemacht" wird. In den Schritten vier und fünf gehen wir der roten Seite, also dem *Appell* nach einer Veränderung nach. Durch die Danksagung am Ende

370

wird außerdem die *Beziehung* (gelbe Seite) zum Gesprächspartner bestärkt. Es werden alle vier Ebenen bewusst „herausgehört" – dieses Vorgehen bezeichnet man als *Integrales Hören.*[323]

Das Gespräch mit dem Pizzabäcker wäre bei dieser Vorgehensweise in etwa wie folgt verlaufen:

Sebastian: *„Guten Tag, Sieper mein Name. Wir haben vorhin drei Pizza Mista bestellt. Wir bestellen regelmäßig bei euch und es ist immer sehr lecker. Allerdings schmeckt heute bei allen drei Pizzen der Schinken etwas komisch."*
(Ausreden lassen)

Pizzabäcker: *„Das tut mir sehr leid. Da ist euch wahrscheinlich der Appetit vergangen?"* **(Verständnis)**

Sebastian: *„Ein bisschen. Aber wir sind schon noch hungrig."*

Pizzabäcker: *„Sie hatten dreimal Mista?"* **(Sachlage klären)**

Sebastian: *„Ja, genau."*

Pizzabäcker: *„Ist der Schinken ungenießbar oder auch noch andere Zutaten?"*
(Sachlage klären)

Sebastian: *„Nur der Schinken, die anderen Sachen sind ok."*

Pizzabäcker: *„Was kann ich für euch tun?"* **(Lösung erfragen)**

Sebastian: *„Können wir bitte eine neue Pizza bekommen?"*

Pizzabäcker: *„Ich kann euch für die nächste Bestellung einen Rabatt anbieten oder ich schicke euch eine neue Pizza. Wie ihr möchtet"?* **(Gemeinsam eine Lösung finden)**

Sebastian: *„Dann gerne noch eine Margherita zum Sattwerden."*

Pizzabäcker: *„Sehr gerne, mache ich für euch fertig – eine Margaritha.*
(Zusammenfassen)
Und danke, dass ihr Bescheid gegeben habt."
(Danke für den Hinweis)

Wie empfänden Sie es, wenn in einer x-beliebigen Alltagssituation so mit Ihrer Beschwerde umgegangen würde? Ich für meinen Teil bin mir sicher,

---

[323] Vgl. Schulz von Thun (2013)

dass ich bei diesem Vorgehen weiterhin bei der Pizzeria bestellt hätte. Ein Leitfaden dieser Art hat sicherlich dahingehend seine Grenzen, dass nicht jedes Gespräch nach Schema F verläuft. Es ist jedoch meine feste Überzeugung, dass es sich hierbei um eine gute Struktur handelt, an der man sich „entlanghangeln" kann, insbesondere dann, wenn es aus eigener Sicht schwierig wird. Es ist sinnvoll, einen idealtypischen Gesprächsablauf als Wegweiser vor Augen zu haben – wir beginnen die Erkundung eines neuen Gebietes sozusagen mit einer Landkarte in der Hand. Sofern sich neue Wege auftun, sollte man flexibel mit der Landkarte umgehen.

Weiterhin landet bei dieser Vorgehensweise eine Vielzahl von Beschwerden nicht mehr unnötigerweise beim Beschwerdemanagement. Sehen Sie Beschwerden von Patienten, Angehörigen und Kollegen nicht als störend an, sondern als Herausforderung für eine besonders bewusste Kommunikation. Insbesondere die Frage nach der Lösung des Gegenübers ist hierfür sehr hilfreich. Wir meinen immer zu wissen, was der andere haben möchte, dabei sind *Appelle* zumeist eher implizit formuliert (siehe Kapitel 5.6).

Was möchten 20 Menschen im Wartebereich? Vermutlich wollen alle bestenfalls sofort drankommen. Das würde jedoch bedeuten, dass 19 Personen vordrängeln möchten. Ich habe die Vermutung, dass die Frage *„Was möchten Sie jetzt?"* in dieser Situation zu einer Vielzahl völlig unterschiedlicher Anliegen führt. Der erste möchte wissen, ob er sein Auto umparken kann, ohne dadurch seinen Platz in der Warteschlange zu verlieren. Der zweite hätte gerne ein Glas Wasser, wohingegen ein anderer nicht mehr neben dem schlecht gelaunten Griesgram sitzen möchte.

Außerdem wird die Klärung einer Schuldfrage völlig außen vorgelassen (siehe Kapitel 7). Die Schuldfrage ändert nichts an der Situation – sie ist unerheblich und hat nichts mit der Lösung zu tun. Wenn wir aus einem Konflikt den Dampf herausnehmen wollen, ist es wichtig, immer in die Zukunft zu formulieren. Solange man über die Vergangenheit spricht, bleibt der Konflikt bestehen, da sich die Vergangenheit nicht ändern lässt. Es gilt stattdessen zu hinterfragen, wie man mit dem Geschehenen umgeht. Die Vergangenheit können wir nicht mehr ändern, die Zukunft und damit die Beziehungen zu anderen hingegen schon.

13.5 Der Tempel der tausend Spiegel

Es gab in Indien den Tempel der tausend Spiegel. Er lag hoch oben auf einem Berg und sein Anblick war gewaltig. Eines Tages kam ein Hund und erklomm den Berg. Er stieg die Stufen des Tempels hinauf und betrat den Tempel der tausend Spiegel.

Als er in den Saal der tausend Spiegel kam, sah er tausend Hunde. Er bekam Angst, sträubte das Nackenfell, klemmte den Schwanz zwischen die Beine, knurrte furchtbar und fletschte die Zähne. Und tausend Hunde sträubten das Nackenfell, klemmten die Schwänze zwischen die Beine, knurrten furchtbar und fletschten die Zähne.

Voller Panik rannte der Hund aus dem Tempel und glaubte von nun an, dass die ganze Welt aus knurrenden, gefährlichen und bedrohlichen Hunden bestehe.

Einige Zeit später kam ein anderer Hund, der den Berg erklomm. Auch er stieg die Stufen hinauf und betrat den Tempel der tausend Spiegel.

Als er in den Saal mit den tausend Spiegeln kam, sah auch er tausend andere Hunde. Er aber freute sich. Er wedelte mit dem Schwanz, sprang fröhlich hin und her und forderte die Hunde zum Spielen auf.

Dieser Hund verließ den Tempel mit der Überzeugung, dass die ganze Welt aus netten, freundlichen Hunden bestehe, die ihm wohlgesonnen sind.

(Unbekannt)

Danksagung

Im Frühling 2020 hatte ich plötzlich aufgrund der Corona-Krise deutlich mehr Zeit als normalerweise. Ich wollte diese Zeit unbedingt nutzen, um etwas zu tun, wodurch die Welt vielleicht ein kleines Stückchen besser wird. Die Idee, ein Buch zu schreiben, hatte ich bereits lange Zeit zuvor. Aufgrund des durch die Krise bedingten ersten Schocks fehlte mir jedoch anfangs die Energie und die dafür notwendige Kreativität.

Es gibt viele Menschen, denen ich für ihre Liebe, Freundschaft und Unterstützung (nicht nur in dieser Zeit) sehr dankbar bin. Ohne sie wäre ich heute nicht, wer ich bin. Losgelöst von diesem Buch, vorab Dank an euch alle – Ihr wisst wer gemeint ist. Bei der nachfolgenden Danksagung werde ich mich auf all jene beschränken, die, in welcher Form auch immer, einen direkten Anteil an diesem Buch hatten.

Ich danke meiner Frau Marie. Es gibt so viele Dinge, die nur durch dich möglich geworden sind – es würde mehr als ein ganzes Buch füllen, all das aufzuzählen. An dieser Stelle vor allem Danke für die tägliche Inspiration durch dich und unser gemeinsames Miteinander. Danke, dass Du mir die Zeit zum Schreiben ermöglicht hast. Danke für den Austausch zu meinen Buchideen, dein geduldiges Lektorieren und dein Feedback. Und sei mir bitte nicht böse wegen der ein oder anderen Geschichte auf den letzten 370 Seiten. Ich liebe Dich!

Ich danke unserem Sohn Moritz. Du bist mein Sonnenschein. Deine positive Ausstrahlung gibt mir mehr Kraft, als Du es dir jemals vorstellen kannst. Außerdem hast Du dich für meine Seminargeschichten als sehr gute Ergänzung zu deiner Mutter erwiesen.

Ich danke meiner Mutter Eleonore. Du hast mich darin bestärkt und es möglich gemacht, als Trainer für Kommunikationspsychologie arbeiten zu können.

Ein großes Dankeschön an meine Lektoren.

Ich danke Thorben Loeppke. Du hast mir in dem letzten Jahr viele Denkanstöße und positive Energie gegeben. Wie Du immer so schön gesagt hast: Man braucht Ziele. Du hast durch dein Lektorat weitere Gesichtspunkte einfließen lassen, die mir ohne dich verborgen geblieben wären. Dein Scharfsinn und deine Genauigkeit sind einzigartig.

Ein großes Dankeschön an meine Schwiegermutter Wilma für das Lektorieren meiner gewöhnungsbedürftigen Grammatik. Das 4-Ohren-Modell aus Kapitel 5 lässt das Gegenteil vermuten, aber wir haben zum Glück ein sehr gutes Verhältnis zueinander. Dafür bin ich ebenfalls dankbar.

Großen Dank an André Kolodzeike für die technische Unterstützung und das Editieren beim Buchcover. Ich wäre ohne deine Hilfe vollkommen verloren gewesen.

Ich danke Martin Barth für die Illustrationen in diesem Buch. Darüber hinaus führt der kontinuierliche fachliche Austausch mit dir immer wieder dazu, dass mir andere Blickwinkel und Betrachtungsweisen aufgezeigt werden.

Ich danke Stephan Wagner. Deine Zielstrebigkeit, Beharrlichkeit, Disziplin und Willensstärke sind mir jeden Tag ein Vorbild. Du beweist immer wieder, dass wirklich alles möglich ist, wenn man es auch tatsächlich möchte.

Ich danke Dreini – einfach nur weil Du bist, wie Du bist. In deiner Gegenwart ist es immer sehr einfach, Probleme außen vor zu lassen. Es ist sicher kein Zufall, dass ausgerechnet Du bei dem Pizzabäcker angerufen hast.

Ich danke Sebastian Schmitz – mein „Joker" für besondere Formulierungen. Deine Aussage, dieses Buch unbedingt lesen zu wollen, war zudem ein enormer Ansporn.

Vielen Dank an Max Esser. Du bist der beste Zuhörer, den es gibt.

Ich danke meinem Kollegen Matthias Winter, der mir mithilfe seines Coachings in einem einzigen Telefonat den letzten Kick gegeben hat, den ich benötigt habe, um mit dem Schreiben wirklich loszulegen und der Überzeugung sein zu können, dass ich tatsächlich ein komplettes Buch schreiben kann und möchte.

Vielen Dank an Gianni Fazia. Du sprichst mir auf deine besondere Art immer wieder aufrichtig Mut zu. Das motiviert ungemein.

Ich danke meinen „Mentoren" Prof. Dr. Detlef Fetchenhauer, Dr. Klaus Biedermann, Friedemann Schulz von Thun, Roswitha Stratmann und Michael Wachholz für ihr Fachwissen und ihre Inspirationen. Ihr seid die Menschen, die mich fachlich am meisten geprägt und begeistert haben. Ich versuche jeden Tag, einzelne Elemente von euch in meine Schulungen einfließen zu lassen. Sie sind zudem wesentlicher Bestandteil dieses Buches. In diesem Zusammenhang auch noch einmal ein besonderes Dankeschön an Friedemann Schulz von Thun für die Erlaubnis, sein Gedicht für dieses Buch verwenden zu dürfen.

Vielen Dank an die Autoren der zitierten Texte. Jede Quelle war ein wichtiges Puzzleteil für dieses Buch und hat zu weiteren Gedanken angeregt. Sollte ich eine Quelle versehentlich vergessen haben, korrigiere ich dies bei der nächsten Auflage gerne.

Ein großes Dankschön geht zudem an die Kunden, alle Personalentwickler und Fortbildungsbeauftragten, mit denen ich seit vielen Jahren eng zusammenarbeite. Ich freue mich immer wieder über das mir entgegengebrachte Vertrauen und die regelmäßige Möglichkeit, durch neue herausfordernde Projekte wachsen zu können. Viele von Ihnen haben mir zu Beginn meines Berufslebens eine Chance gegeben und von Anfang an, an mich geglaubt.

Zuletzt möchte ich allen Seminarteilnehmern der letzten 11 Jahre danken. Sie haben mich im Laufe der Jahre immer wieder angesprochen, die Inhalte meiner Schulungen in Buchform zu Papier zu bringen. Insbesondere die Geschichten meiner Frau sollten einem breiteren Publikum zugänglich gemacht werden. Hierin lag sicherlich ein wesentlicher Anstoß zum Schreiben. Ebenso möchte ich mich auf inhaltlicher Ebene bei allen Schulungsteilnehmern bedanken, da ich viele praktische Tipps und Geschichten von Ihnen gelernt habe und für das Verfassen verwenden konnte.

Literaturverzeichnis

Adloff, F. / Mau, S. (2005). *Vom Geben und Nehmen. Zur Soziologie der Reziprozität.* Campus Verlag.

Albright, L. / Kenny, D. A. / Malloy, T. E. (1988). Consensus in Personality judgement at zero acquaintance. *Journal of Personality and Social Psychology, 55* (3), S. 387 – 395.

Allport, G. (1945), The psychology of participation. *Psychological Review 53,* S. 117 – 132.

Ambady, N. / Skowronski, J. J. (2008). *First impressions.* The Guilford Press.

Ambady, N., / Bernieri, F. J. / Richeson, J. A. (2000). Toward a histology of social behavior. Judgemental accuracy from thin slices of the behavioural stream. *Advances in Experimental Social Psychology, 32,* S. 201 – 271.

Ambady, N. / Hallahan, M. / Conner, B. (1999). Accuracy of judgement of sexual orientation from thin slices of behavior. *Journal of Personality and Social Psychology, 77* (3), S. 538 – 547.

Ambady, N. / Koo, J. / Rosenthal, R. / Winograd, C. H. (2002). Thin slice judgements of physical therapists predict physical outcomes of geriatric patients. *Psychology and Aging, 17,* S. 443 – 452.

Aronson, E. / Wilson, T. D. / Akert, R. M. / Sommers, S. R. (2015). *Social Psychology* (9th ed.). Pearson Education.

Asch, S. (1946). Forming impressions of personality. *Journal of Abnormal and Social Psychology, 41,* S. 258 – 290.

Babad, E. / Avni-Badad, D. / Rosenthal, R. (2004). Prediction of students` evaluations from brief instances of professors`s nonverbal behavior in defined instructional situations. *Social Psychology of Education, 7,* S. 3 – 33.

Backman, C. W. / Secord, P. F. (1959). The effect of perceived liking on interpersonal attraction. *Human Relations, 12,* 4, S. 379 – 384.

Bargh, J. A. / Chartrand, T. L. (1999). The unbearable Automaticity of Being. *American Psychologist, 54* (7), S. 462 – 479.

Bargh, J. A. / Chen, M. / Burrows, L. (1996). Automaticity of Social Behavior: Direct Effects of Trait Construct and Stereotype Activation on Action. *Journal of Personality and Social Psychology,71,* S. 230 – 244.

Barkow, J. H. / Cosmides, L. / Tooby, J. (1992). *The adapted mind: Evolutionary Psychology and the Generation of Culture.* Oxford University Press.

Bartens, W. (2013). *Das sieht aber gar nicht gut aus – Was wir von Ärzten nie wieder hören wollen.* Pantheon Verlag.

Bateson, G. (1985). *Ökologie des Geistes.* Frankfurt am Main: Suhrkamp.

Bateson, M. / Nettle, D. / Roberts, G. (2006). Cues of being watched enhance Cooperation in a Real-World-Setting, *Biology Letters 2,* S. 412 – 414.

Bechmann, S. (2014). *Medizinische Kommunikation. Grundlagen der ärztlichen Gesprächsführung.* Tübingen: Narr Francke Attempto.

Beckmann, H. B. / Frankel, R. M. (1984). The effect of physician behavior on the collection of data. *Annals of Intern Medicine, 101,* S. 692 – 696.

Beecher, H. K. (1955). The powerful placebo. *JAMA, 159,* S. 1602 – 1606.

Bellet, P. / Maloney, M. (1991). The importance of empathy as an interviewing skill in medicine. *JAMA, 266,* S. 1831 – 1832.

Benedetti, F. (2013). Placebo and the new physiology of the doctor-patient relationship. *Physiol Rev 93,* S. 1207 – 1246.

Benedetti, F. / Lanotte, M. / Loplano, L. / Colloca, L. (2007). When words are painful: Unraveling the mechanisms of the noncebo effect. *Neuroscience, 147,* S. 260 – 271.

Bernardin, H. J. (2003). *Human resource management: An experimental approach.* Third Edition, New York: McGraw-Hill.

Berne, E. (1994). *Transaktionsanalyse der Intuition.* Junfermann.

Bertalanffy, L. v. (1976). *General System Theory: Foundations, Development, Applications.* George Braziller Inc.

Bickman, L. (1974). The social power of a uniform. *Journal of Applied Social Psychology, 4,* S. 47 – 61.

Biedermann, K. D. (2011). *Die Kunst des Seins – Coaching für Erwachsen-DE.* EchnAton Verlag, 2. Auflage.

Biedermann, K. D. (2013). *Interview zur Vorschau auf das ADG-Forum Coaching.* https://www.youtube.com/watch?v=XSoviuEjWQc.

Birkenbihl, V. (2011). *Kommunikationstraining – Zwischenmenschliche Beziehungen erfolgreich gestalten.* mvg Verlag, 32. Auflage.

Borkenau, P. / Mauer, N. / Riemann, R. / Spinath, F. M. / Angleitner, A. (2004). Thin slices of behavior as cues of personality and intelligence. *Journal of Personality and Social Psychology*, *86*, S. 599 – 614.

Braun, B. / Marstedt, C. (2014). Partizipative Entscheidungsfindung beim Arzt: Anspruch und Wirklichkeit. In: Böcken, J. / Braun, B./ Meier-jürgen, R.: *Gesundheitsmonitor 2014*. Bertelsmann Stiftung, Gütersloh. S. 107 – 131.

Bregman. R. (2024). *Im Grunde Gut – Eine neue Geschichte der Mensch-heit*. Rowohlt Verlag, 16. Auflage.

Brehm, S. S. / Brehm, J. W. (1981). *Psychological reactance*. New York: Academic Press.

Bucay, J. (2007). *Komm, ich erzähle dir eine Geschichte*. Frankfurt: Fischer.

Bucka-Lassen, E. (2005). *Das schwere Gespräch. Einschneidende Diagno-sen menschlich vermitteln*. Köln: Deutscher Ärzteverlag.

Bundesgesetzblatt: *Gesetz zur Verbesserung der Rechte von Patientinnen und Patienten vom 20.02.2013*. Bundesgesetzblatt (BGB), Jahrgang 2013 Teil I Nr. 9, 2013.

Burström, L. / Starrin, B. / Engström, M. L. / Thulesius, H. (2013). Waiting management at the Emergency department - a grounded theory stud. *BMC Health Serv Res, 13*, S. 1 -10.

Bushman, B. J. (1988). The effects of apparel on compliance. *Personality and Social Psychology Bulletin, 14*, S. 459 – 467.

Buss, D. M. (2004). *Evolutionäre Psychologie*. Pearson Studium, 2. Edition.

Chabris, C. / Simons, D. (2011). *Der unsichtbare Gorilla*. Piper Verlag.

Chelune, G. (1979). *Self-disclosurer*. San Francisco: Jossey-Bass.

Cialdini, R. B. (2002). *Die Psychologie des Überzeugens*. Verlag Hans Huber, 2. Auflage.

Comstock, L. / Hooper, E. / Goodwin, J. M. / Goodwin, J. S. (1982). Physician behaviors that correlate with patient satisfaction. *Journal of Medical Education, 57*, S. 105 – 112.

Cordes, L. (2001). Ohne Titel. *Unveröffentlichte Hausarbeit*. Hamburg.

Costanzo, M. / Archer, D. (1989). Interpreting the expressive behavior of others: The interpersonal perception task. *Journal of nonverbal behavior 13* (4), S. 225 – 245.

Coulter, V. (2002). Patient safety – what about the patient? *Quality and Safety in Health Care, 11* (1), S. 76 – 80.

Covey, S. (2018). *Die 7 Wege zur Effektivität – Prinzipien für persönlichen und beruflichen Erfolg.* 56. Auflage, GABAL.

Cross, K. P. (1977). "Not can but will college teachers be improved?" *New Directions for Higher Education, 17,* S. 1-15.

Crusco, A. H. / Wetzel, C. G. (1984). The Midas Touch: The effects of interpersonal   touch on restaurant tipping. *Personality and Social Psychology Bulletin, 10(4),* S. 512 – 517.

Csíkszentmihályi, M. (2000). *Beyond Boredom and Anxiety. The Experience of Play in Work and Games.* 8. Auflage. Klett-Cotta, Stuttgart.

D-lernen Wortschatz – Die 100 wichtigsten deutschen Verben (o.D.) http://d-lernen.blogspot.de/2010/03/d-lernen-wortschatz-die-500-wichtigsten_08.html

De Groot, T. / Motowidlo, S. J. (1999). Why visual and vocal interview cues can affect interviewers` judgements and predict job performance. *Journal of Applied Psychology, 84* (6), S. 986 – 993.

De Jong, P. / Kim Berg, I. (2014). *Lösungen (er-)finden.* Verlag Modernes Lernen, 6.Auflage.

de Shazer, S. (1993). *Der Dreh; Überraschende Wendungen und Lösungen in der Kurzzeittherapie.* Carl-Auer-Systeme, Heidelberg.

Di Blasi, Z. / Harkness, E. / Ernst, E. / Georgiou, A. / Kleijnen, J. (2001). *Influence of context effects on health outcomes: A systematic review. The Lancet, 357,* S. 757 – 762.

Diehl, Jörg (2019, 11.03). Bilanz der Kölner Silvesternacht – Hunderte Opfer, fast keine Täter. *Der Spiegel.* Unter: https://www.spiegel.de/panorama/justiz/koelner-silvesternacht-ernuechternde-bilanz-der-justiz-a-1257182.html (abgerufen am 11.06.2020)

Dijksterhuis, A. / van Knippenberg, A. (1998). The Relation between perception and behavior, or How to Win a Game of Trivial Pursuit. *Journal of Personality and Social Psychology, 74* (4), S. 865 – 877.

Dilts, R. B. (2005). *Professionelles Coaching mit NLP.* Junfermann Verlag.

Doob, A. N. / Gross, A. E. (1968). Status of frustrator as an inhibitor of horn-honking response. *Journal of Social Psychology, 76,* S. 213 – 218.

Driscoll, R. / Davis, K. E. / Lipetz, M. E. (1972). Parental interference and romantic love: The Romeo and Juliet effect. *Journal of Personality and Social Psychology*, *24*, S. 1 -10.

Eagly, A. H. / Ashmore, R. D. / Makhijani, M. G. / Longo, L. C. (1991). What is beautiful is good, but ...: A meta-analytic review of research on the physical attractiveness stereotype. *Psychological Bulletin*, *110* (1), S. 109 – 128.

Eakins, B. W. / Eakins, R. G. (1978). *Sex Differences in Communication*. Boston: Houghton Mifflin.

Eden, D. (2016). Self-fulfilling prophecy and the Pygmalion Effect in Management. *Oxford Bibliographies*.

El Ouassil, S. / Karig, F. (2023). *Erzählende Affen – Mythen, Lügen, Utopien*. Ullstein, 3. Auflage.

Ellison, K. (2015). Being honest about the Pygmalion Effect. *Discover Magazine* (Dezember 2015).

Emmerling, P. (2014). *Ärztliche Kommunikation. Als Erstes heile ich mit dem Wort...*. Stuttgart: Schattauer.

Emoto, M. (2008). *Die Botschaft des Wassers*. KOHA-Verlag.

Feingold, A. (1992). Good-looking people are not what we think. *Psychological Bulletin*, *111* (2), S. 304 – 341.

Fisch, R. / Weakland, J. H. / Segal, L. (1987). *Strategien der Veränderung*. Klett-Cotta, Stuttgart.

Fischer, L. / Wiswede G. (2002). *Grundlagen der Sozialpsychologie*. R. Oldenbourg Verlag, 2. Auflage.

Galinsky, A. D. / Gruenfeld, D. H. / Magee, J. C. (2003). From power to action. *Journal of Personality and Social Psychology*, *85* (3), S. 453 - 466.

Goodwin, M. H. / Goodwin, C. (1987). Children`s Arguing. In: S. U. Philips, S. Steele & C. Tanz (Hrsg.) *Language, Gender, and Sex in Comparative Pespective*. Cambridge: Cambridge University Press, S. 200 – 248.

Gordon, T. (1977). *Lehrer-Schüler-Konferenz*. Hoffmann und Campe Verlag.

Gordon, T. / Edwards, W. S. (1997). *Patienten-Konferenz*. Heyne Verlag.

Gouldner, A. W. (1984). *Reziprozität und Autonomie*. Frankfurt am Main: Suhrkamp.

Gottschlich, M. (2007). *Medizin und Mitgefühl: Die heilsame Kraft empathischer Kommunikation.* Wien: Böhlau.

Grawe, K. (1998). *Psychologische Therapie.* Göttingen, Hofgrefe.

Griskevicius, V. / Sundie, J. M. / Miller, G. F. / Tybur, J. M. / Cialdini, R. B. / Kenrick, D. T. (2007). Blatant Benevolence and Conspicuous Consumption: When romantic motives elicit strategic costly signals. *Journal of Personality and Social Psychology, 93* (1), S. 85 -102.

Groehe, H. (2016). *Die Lebenserwartung von Krebspatienten steigt.* Unter: https://www.zeit.de/gesellschaft/2016-11/bericht-zum-krebsgeschehen-hermann-groehe-lebenserwartung (abgerufen am 09.09.20)

Gruenfeld, D. H. / Keltner, D. / Anderson, C. (2003). The effects of power upon those who possess it: An interpersonal perspective on social cognition. In G. Bodenhausen & A. Lambert (Eds.), *Foundations of social cognition: A festschrift in honor of Robert S. Weyer, Jr.* (S. 237 – 262). Hilldale, NJ: Erlbaum.

Ha, J. F. / Longnecker, N. (2010). Doctor-patient communications: A review. *The Ochsner Journal, 10*, S. 38 – 43.

Hadlow, J. / Pitts, M. (1991). The understanding of common health terms by doctors. *Soc Sci Med, 32* (2), S. 193 – 196.

Harlow, H. F. (1978). *Learning to Love.* Jason Aronson Inc. Publishers.

Havener, T. / Spitzbart, M. (2010). *Denken Sie nicht an einen blauen Ele-Elefanten!* Rowohlt Taschenbuchverlag GmbH, 9. Auflage.

Häuser, W. E. / Hansen, E. / Enck, P. (2012). Nocebophänomene in der Medizin, Bedeutung im klinischen Alltag. *Deutsches Ärzteblatt, 109*, S. 459 – 465.

Heier, M. (2013). *Nocebo: Wer´s glaubt wird krank. Gesund trotz Gentests, Beipackzetteln und Röntgenbildern.* Stuttgart: Hirzel.

Heier, M. (2009). Ich werden schaden. *FAZ* vom 21.09.2009.

Heiland, R. (2018). *Weil Worte wirken.* Verlag W. Kohlhammer.

Hermann, C. / Hohmeister, J. (2012). Schmerzkatastrophisieren bei Kindern und Jugendlichen. Konzepte, Messinstrumente und klinische Relevanz. *Zeitschrift für Gesundheitspsychologie, 20*, S. 39 – 50.

Herzog, M. (2010). *Spitze sein, wenn`s drauf ankommt.* Haufe Lexware.

Hofling, C. K. / Brotzman, E. / Dalrymple, S. / Graves, S. / Pierce, C. M. (1966). An experimental study of nurse-physician relationships. *Journal of Nervous and Mental Disease, 143*, S. 171 – 180.

Hurrelmann, K. / Albrecht, E. (2014). *Die heimlichen Revolutionäre – Wie die Generation Y unsere Welt verändert.* Beltz Verlag.

Hüllemann, K.-D. (2013). *Patientengespräche besser gestalten.* Carl-Auer Verlag GmbH, 1. Auflage.

Johnson, D. D. / Fowler, J. H. (2011). The evolution of overconvidence. *Nature, 477*, S. 317 – 320.

Johnston, W. M. / Davey, G. (1997). The psychological impact of negative tv news bulletins: The catastrophizing of personal worries. *British Journal of Psychology*, Vol. 88, Issue 1.

Jussim, L. (1991). Social perception and social reality: A reflection-construction model. *Psychological Review, 98* (1), S. 54 – 73.

Kahnemann, D. (2014). *Schnelles Denken, Langsames Denken.* Pantheon Verlag.

Kahnemann, D. / Tversky, A. (1979). Prospect Theory: An Analysis of Decision under Risk. *Econometrica, 47*, S. 263 – 291.

Kanten, A. B. / Teigen, K. H. (2008). Better than average and better with time: Relative Evaluations of self and others in the past, present, and future. *European Journal of Social Psychology, 38*, S. 343 – 353.

Kellner, H. (2000). *Konflikte verstehen, verhindern, lösen – Konfliktmanagement für Führungskräfte.* Carl Hanser Verlag München.

Kindl-Beilfuß, C. (2015). *Fragen könne wie Küsse schmecken: Systemische Fragetechniken für Anfänger und Fortgeschrittene.* Carl-Auer Verlag GmbH, 10. Edition.

Klemperer, D. (2003). *Wie Ärzte und Patienten Entscheidungen treffen – Konzept der Arzt-Patienten-Kommunikation.* Wissenschaftsforum für Sozialforschung, Berlin.

Koch, K. / Gehrmann, U. / Sawicki, P. T. (2007). Primärärztliche Versorgung in Deutschland im internationalen Vergleich: Ergebnisse einer strukturvalidierten Ärztebefragung. *Deutsches Ärzteblatt, 104*, A2584.

Korsch, B. / Negrete, V. (1972). Doctor-patient communication. *Scientific American, 227* (2), S. 66 – 74.

Kowarowsky, G. (2011). *Der schwierige Patient – Kommunikation und Patienteninteraktion im Praxisalltag.* Verlag W. Kohlhammer, 2. Auflage.

Kranz, B. (2016). Viele Deutsche verstehen ihre Ärzte nicht. *Berliner Morgenpost*, 131:5

Krusche, H. (1993). *NLP: Die Grundlagen des Neuro-Linguistischen Programmierens*. Düsseldorf: ECON.

Kühne de Haan, L (2016). *Ja, aber ... Die heimliche Kraft alltäglicher Worte und wie man durch bewusstes Sprechen selbstbewusster wird.* Nymphenburger, 21. Auflage.

Lally, P. / van Jaarsveld, D. H. / Potts, H. W. / Wardle, J. (2010). How are habits formed: Modelling habit formation in the real world. *European Journal of Social Pschology, 40*, S. 998 – 1009.

Langer, E. / Blank, A. / Chanowitz, B. (1978). The mindlessness of Ostensibly Thoughtful Action: The Role of "Placebic" Information in Interpersonal Interaction. *Journal of Personality and Social Psychology, 36* (6), S. 635 – 642.

Langewitz, W. (2002). Spontaneous talking time at start of consultation in outpatient clinic: cohort study. *Bmj, 325*, S. 682 – 683.

Langlois, J. H. / Kalakanis, L. / Rubenstein, A. J. / Larson, A. / Hallam, M./ Smoot, M. (2000). Maxims or myths of beauty? A meta-analytic and theoretical review. *Psychological Bulletin, 126*, S. 390 – 423.

Levy, B. R. (1996). Improving memory in old age by implicit self-stereotyping. *Journal of Personality and Social Psychology, 71*, S. 1092 – 1107.

Luft, J. / Ingham, H. (1955). *The JoHari Window, a graphic model for interpersonal relations.* Western Training Laboratory in Group Development. University of California at Los Angeles, Extension Office.

Mangelsdorf, M. (2015). *30 Minuten – Generation Y.* Gabal Verlag GmbH, 2. Auflage.

Maurer, M. (2011). *Warteschlangen und ihre Behandlung als Phänomen des Marketings.* München: GRIN Verlag GmbH.

Mazis, M. B. (1975). Antipollution measures and psychological reactance theory: A field experiment. *Journal of Personality and Social Psychology, 31*, S. 654 – 666.

McCarthy, M. / Ding, R. / Zeger, S. et al. (2011). A randomized controlled trial of the effect of service delivery information on patient satisfaction in an emergency department fast track. *Academic Emergency Medicine, 18* (7), S. 674 – 685.

Mc Neil, B. / Pauker, S. G. / Sox, H. S. / Sox jr., C. / Tversky, A. (1982). On the Elicitation of Preferences for Alternative Therapies. *New Eng-*

land Journal of Medicine, 306, S. 1259 – 1262.

Mehrabian, A. (1972). *Silent messages: Implicit communication of emotions and attitudes.* Wadsworth Publishing Company.

Meier, D. / Szabo, P. (2008). *Coaching – Erfrischend einfach.* Solutionsurfers GmbH.

Mikich, S. (2013). *Warum uns der Medizinbetrieb krank macht.* München, C. Bertelsmann Verlag.

Milgram, S. (2002). *Das Milgram-Experiment. Zur Gehorsamsbereitschaft gegenüber Autorität.* Rowohlt Taschenbuch Verlag, 17. Auflage.

Mussweiler, T. (2006). Doing is for Thinking! Stereotype Activation by Stereotypic Movements. *Psychological Science, 17*, S. 17 – 21.

Mussweiler, T. / Damisch, L. (2008). Going back to Donald: How Comparisons shape Judgmental Priming Effects. *Journal of Personality and Social Psychology, 95* (6), S. 1295 – 1315.

Nasher, J. (2019). *Überzeugt! Wie Sie Kompetenz zeigen und Menschen für sich gewinnen.* Goldmann Verlag.

Nasher-Awakemian, J. G. (2004). *Die Kunst, Kompetenz zu zeigen.* MVG.

Nie, W. (2000). Waiting – integrating social and psychological perspectives in operations Management. *Omega, 28*, S. 611 – 629.

Noelle-Neumann, E. (1983). *Spiegel-Dokumentation: Persönlichkeitsstärke. Ein neuer Maßstab zur Bestimmung von Zielgruppenpotentialen.* Hamburg, Spiegel-Verlag.

Oppenheimer, D. M. (2006). Consequences of Erudite Vernacular Utilized Irrespective of Necessity: Problems with Using Long Words Needlessly. *Applied Cognitive Psychology, 20*, S. 139 – 156.

Pease, A. / Pease, B. (2017). *Warum Männer nicht zuhören und Frauen schlecht einparken: Ganz natürliche Erklärungen für eigentlich unerklärliche Schwächen.* Ullstein Taschenbuch, 4. Auflage.

Pendry, L. / Carrick R. (2001). Doing what the mob do: priming effects on conformity. *European Journal of Social Psychology*, 31 (1), S. 83 – 92.

Pollo, A. / Carlino, E. / Benedetti, F. (2008). The top-down influence of ergogenic placebos on muscle work and fatigue. *European Journal of Neuroscience (28)*, S. 379.

Pöhm, M. (2007). *Das NonPlusUltra der Schlagfertigkeit – Die besten Techniken aller Zeiten.* Goldmann, 7. Auflage.

Quernheim, G. (2017). *Warten, aber richtig! Ein Praxishandbuch zum*

Management Wartender Patienten. Bern: Hofgrefe.

Reeves, R. R. (2007). Nocebo effects with antidepressant clinical drug trial placebos. *General Hospital Psychiatry, 3,* S. 275 – 277.

Regan, D. (1971). Effects of a Favor and Liking on Compliance. *Journal of Experimental Social Psychology, 7,* S. 627 – 639.

Rief, W. (2017). Just in mind? Wie Erwartungen und Erfahrungen den Be-Handlungserfolg beeinflussen können. *KVH aktuell Pharmakotherapie 02,* S. 29- 31.

Rixen, D. / Hax, P.-M. / Wachholz, M. (2015). *Das Arzt-Patienten-Gespräch.* De Gruyter.

Robinson, D. (1973). Ten noted doctors answer ten tough questions. *Parade,* July 15.

Rosenberg, M. B. (2013). *Gewaltfreie Kommunikation.* Junfermann Verlag, 11. Auflage.

Rosling, H. (2020). *Factfulness – Wie wir lernen, die Welt so zu sehen, wie sie wirklich ist.* Ullstein, 7. Auflage.

Roter, D. L. / Hall, J. A. / Kem, D. E. / Barker, L. R. / Cole, K. A. / Roca, R. P. (1995). Improving physicians interviewing skills and reducing patients emotional distress. A randomized clinical trial. *Arch Intern Med, 155,* S. 1877 – 1884.

Rothman, A. J. / Salovey, P. (1997). Shaping perceptions to motivate healthy behavior: The Role of message framing. *Psychological Bulletin, 121,* S. 3 – 19.

Rückerl, T. / Rückerl T. (2008). *Coaching mit NLP-Werkzeugen.* WILEY-VCH Verlag.

Schillinger, D. (2003). Closing the loop. Physician communication with diabetic patients who have low health literacy. *Arch. Intern. Med. 163,* S. 83-90.

Schmidt, N. (2018). *artgerecht – Das andere Kleinkinderbuch.* Kösel-Verlag München, 3. Auflage.

Schuler, H. (2002). *Das Einstellungsinterview.* Göttingen, Hofgrefe.

Schuler, H. / Hell, B. / Trapmann, S. / Schaar, H. / Boramir, I. (2007). Die Nutzung psychologischer Verfahren der externen Personalauswahl in deutschen Unternehmen: Ein Vergleich über 20 Jahre. *Zeitschrift für Psychologie, 6* (2), S. 60 – 70.

Schulz von Thun, F. (2013). *Miteinander reden: Band 1. Allgemeine Psy-*

chologie der Kommunikation. Rowohlt Taschenbuch Verlag GmbH, 50. Auflage.

Schulz von Thun, F. (2013a). *Miteinander reden: Band 2. Stile, Werte und Persönlichkeitsentwicklung: Differentielle Psychologie der Kommunikation*. Rowohlt Taschenbuch Verlag GmbH, 33. Auflage.

Schulz von Thun, F. / Ruppel, J. / Stratmann, R. (2003). *Miteinander reden: Kommunikationspsychologie für Führungskräfte*. Rowohlt Taschenbuch Verlag GmbH.

Schulz von Thun, F. / Zach, K. / Zoller, K. (2012). *Miteinander reden von A bis Z. Lexikon der Kommunikationspsychologie*. Rowohlt Taschenbuch Verlag GmbH.

Schwarzenegger, A. (2023). *Be useful – Sieben einfache Regeln für ein besseres Leben*. Lübbe Life.

Sedikides, C. / Meek, R. / Alicke, M. / Taylor, S. (2014). Behind bars but above the bar: Prisoners consider themselves more prosocial than non-prisoners. *Journal of Social Psychology, 53*, S. 396 – 403.

Seemann, M. / Zech, N. / Hansen, E. (2014). „Worte wie Medizin" bei Schmerz. *Zeitschrift für Komplementärmedizin, 2*, S. 42 – 47.

Seiwert, L. J. (2012). *Wenn Du es eilig hast, gehe langsam: Mehr Zeit in einer beschleunigten Welt*. Campus Verlag, 16. Auflage.

Seiwert, L. J. (2001). *Das 1x1 des Zeitmanagement*. Mvg-Verlag, 21. Auflage.

Seiwert, L. J. / Gay, F. (2016). *Das 1 x 1 der Persönlichkeit*. Gräfe und Unzer Verlag GmbH.

Seligman, M. (2012). *Flourish – Wie Menschen aufblühen: Die positive Psychologie des gelingenden Lebens*. Kösel-Verlag, 4. Auflage.

Siegel, B. (1991). *Liebe, Medizin und Wunder*. Düsseldorf: Econ.

Sieper, C. / Barth, M. (2008). *Ein zweiter Blick auf den ersten Eindruck – Der Weg zur Führungskraft in 20 Sekunden?* Unveröffentlichte Diplomarbeit. Universität zu Köln: Seminar für Wirtschafts- und Sozialpsychologie.

Simon, F. B. (2015). *Einführung in Systemtheorie und Konstruktivismus*. Carl-Auer Verlag GmbH.

Simon, M. / Mehmecke, S. (2017). Nurse-to-Patient Ratios: Ein internationaler Überblick über staatliche Vorgaben zu einer

Mindestbesetzung im Pflegedienst der Krankenhäuser. *Working Paper der Forschungsförderung der Hans-Böckler-Stiftung Nr. 27.*

Simon, W. (2012). *GABALs großer Methodenkoffer – Grundlagen der Kommunikation.* GABAL Verlag GmbH, 7. Auflage.

Skinner, B. F. (1976). *About Behaviorism.* Vintage Books.

Snyder, M. / Tanke, E./ Berscheid, E. (1977). Social perception and inter-Personal behavior: On the self-fulfilling nature of social stereotypes. *Journal of Personality and Social Psychology, 35* (9), S. 656 – 666.

Sparrer, I. (2014). *Einführung in Lösungsfokussierung und Systemische Strukturaufstellungen.* Carl Auer Verlag GmbH, 3. Auflage.

Stahl, K. / Lietz, D. / Riechmann, M. / Günther, W. (2012). Patientener-fahrungen in der Krankenhausversorgung: Revalidierung eines Erhe-bungsinstruments. *Zeitschrift für Medizinische Psychologie, 21* (1), S. 12 -20.

Stahl, K. / Nadj-Kittler, M. (2016). *Picker Report 2016: Vertrauen braucht gute Verständigung – Erfolgreiche Kommunikation mit Kindern, Eltern und Erwachsenen Patienten.* Picker Institut GmbH Deutschland GmbH, 09/2016.

Strack, F. / Martin, L. L. / Stepper, S. (1988). Inhibiting and Facilitating Conditions of the Human Smile: A Nonobtrusive Test of the Facial Feedback Hypothesis. *Journal of Personality and Social Psychology, 54,* S. 768 – 777.

Straß, U. (2007). *Hilfreiches Fragen. Praxishandbuch für hilfreiche Gespräche in Lern- und Veränderungsprozessen.* Books on Demand.

Svarstad, B. L. (1974). *The Doctor – Patient encounter: an observational study of communication and outcome.* Madison, WI: University of Wisconsin.

Swacker, M. (1976). Women's verbal behavior at learned and professional conferences. In: Dubois, B. L. / Crouch, I. (Hrsg.) *The Sociology of the Languages of American Women.* San Antonio: Trinity University, S. 155 – 160.

Taleb, N. N. (2018). *Antifragilität.* Pantheon, 4. Auflage.

Taleb, N. N. (2018). *Der schwarze Schwan.* Pantheon, 6. Auflage.

Tannen, D. (1993). *Du kannst mich einfach nicht verstehen – Warum Männer und Frauen aneinander vorbeireden.* München: Wilhelm Gold-mann Verlag.

Tausch, R. / Tausch, A. M. (1990). *Gesprächspsychotherapie. Hilfreiche Gruppen- und Einzelgespräche in Psychotherapie und alltäglichen Leben.* Hofgrefe, Göttingen.

Taylor, C. / Benger, J. (2004). Patient satisfaction in emergency medicine. *Emergency Medicine Journal, 21*, S. 528 – 532.

Trivers, R. (1971). The evolution of reciprocal altruism. *Quarterly Review of Biology, 46*, S. 35 – 57.

Tversky, A. / Kahnemann, D. (1981). The framing of decisions and the psychology of choice. *Science, 211*, S. 453 – 458.

Varelmann, D. P. (2010). Nocebo-induced hyperalgesia during local anesthetic injection. *Anesth Analog, 110* (3), S. 868 – 870.

Von Hirschhausen, E. (2017). *Wunder wirken Wunder.* Rowohlt Verlag GmbH, 6. Auflage.

Von Lindmal, W. (2020). *Gehirnjogging für Erwachsene.* Independently Published.

Wachholz, M. (2020). *Den größten Einfluss auf die Patientenzufriedenheit hat ...* Unter: https://www.kompetenz-im-krankenhaus.de/patientenzufriedenheit (abgerufen am 23.05.2020).

Wagner, J. (2011). *Kommunikation zwischen Chirurgen und onkologischen Patienten.* Dissertation. München: Technische Universität München.

Wartolowska, K. (2014). Use of placebo controls in the Evaluation of Surgery: Systematic Review. *British Medical Journal, Vol 348.*

Wason, P. (1960). On the failure to eliminate hypotheses in a conceptual task. *Quarterly Journal of Experimental Psychology, 12*, S. 129 – 140.

Watzlawick, P. (2013). *Anleitung zum Unglücklichsein.* Piper Verlag GmbH, 24. Auflage.

Watzlawick, P. / Beavin, J. H. / Jackson, D. D. (1972). *Menschliche Kommunikation.* Bern: Huber.

Waxer, P. H. (1977). Nonverbal cues for anxiety: An examination of emotional leakage. *Journal of Abnormal Psychology, 86* (3), S. 306-314.

Weisbach, C.-R. / Sonne-Neubacher, P. (2013). *Professionelle Gesprächsführung.* Deutscher Taschenbuch Verlag GmbH & Co. KG.

Welch, S. (2009). Twenty years of patient satisfaction research applied to the Emergency department: A qualitative review. *Journal of Med Qual, 25*, S. 64 – 72.

Wells, G. L. / Petty, R. E. (1980). The Effects of Overt Head Movements on Persuasion: Compatibility and Incompatibility of Responses. *Basic and Applied Social Psychology I*, S. 219 – 230.

Wilson, D. K. / Purdon, S. E. / Wallston, K. A. (1988). Compliance to health recommendations: A theoretical overview of message framing. *Health Education Research, 3*, S. 161 – 171.

Windscheid, L. (2018). *Hey Hirn – Warum wir ticken, wie wir ticken.* Wilhelm Heyne Verlag München, 4. Auflage.

Yalom, I. D. (2002). *Der Panama-Hut: Oder was einen guten Therapeuten ausmacht.* Goldmann, München.

Zhou, X. / Wildschut, T. / Sedikides, C. / Chen, X. / Vingerhoets, J. J. (2012). Heartwarming memories: nostalgia maintains physiological comfort. *Emotion, 12* (4), S. 678 – 684.